河南省科技著作出版资助项目

烧伤康复治疗操作指南

Practice Guidelines for Burn Rehabilitation

名誉主编　Frank　Li　吴　军

主编　崔正军　易先锋

河南科学技术出版社

·郑州·

图书在版编目（CIP）数据

烧伤康复治疗操作指南/崔正军，易先锋主编 . —郑
州：河南科学技术出版社，2020.10
ISBN 978-7-5725-0047-3

Ⅰ . ①烧… Ⅱ . ①崔… ②易… Ⅲ . ①烧伤-康复-指
南 Ⅳ . ①R644.09-62

中国版本图书馆 CIP 数据核字（2020）第 121836 号

出版发行：河南科学技术出版社
 地址：郑州市郑东新区祥盛街 27 号　　邮编：450016
 电话：（0371）65788613　65788629
 网址：www. hnstp. cn
策划编辑：李喜婷　吴　沛
责任编辑：吴　沛
责任校对：邓　为
封面设计：张　伟
责任印制：朱　飞
印　　刷：河南瑞之光印刷股份有限公司
经　　销：全国新华书店
幅面尺寸：787 mm×1 092 mm　　印张：15　字数：300 千字
版　　次：2020 年 10 月第 1 版　　2020 年 10 月第 1 次印刷
定　　价：118.00 元

编者名单

名誉主编

Frank Li　澳大利亚悉尼协和医院

吴　军　中山大学附属第一医院

主　编

崔正军　郑州大学第一附属医院

易先锋　广东省工伤康复医院

副主编

刘　毅　解放军第 940 医院

王　杨　北部战区总医院

邹仕波　郑州大学第一附属医院

夏斯曼　郑州大学第一附属医院

编　委　（按姓氏笔画排序）

王常印　郑州大学第一附属医院

石梦娜　西安国际医学中心医院

冯兰芳　广东省工伤康复医院

刘欣健　郑州大学第一附属医院

孙　威　郑州大学第一附属医院

李　茜　郑州大学第一附属医院

杨晓姗　广东省工伤康复医院

张树堂　郑州大学第一附属医院

张胜岚　广东省工伤康复医院

欧阳亚涛　广东省工伤康复医院

周　健　郑州大学第一附属医院

孟庆楠　郑州大学第一附属医院

高　娅　郑州大学第一附属医院

郭鹏飞　郑州大学第一附属医院

曹小霞　广东省工伤康复医院

魏爱周　郑州大学第一附属医院

主编简介

崔正军，河南省新乡市人。现任郑州大学第一附属医院烧伤与修复重建外科主任，郑州大学烧伤研究所所长，主任医师，教授，硕士生和博士生导师，国际烧伤学会委员（ISBI），中华医学会烧伤外科分会委员，中国医师协会创伤科医师分会常务委员，中国医师协会烧伤科医师分会委员，中国医药教育协会烧伤分会副主任委员，中国中西医结合学会医学美容专业委员会华中专家委员会主任委员，河南省医学会烧伤专科分会名誉主任委员，河南省医师协会烧伤科医师分会副会长，国家自然科学基金评审专家，国家、河南省、郑州市三级医疗事故鉴定专家。河南省中青年科技创新人才，河南省科技领军人物，中华烧伤杂志编委。1988 年在第一军医大学获临床医学学士学位，1997 年在第四军医大学获烧伤整形专业硕士学位，2004 年在四川大学获烧伤整形专业博士学位。2008 年在韩国高丽大学 Guro 医院研修，2015 年在美国哈佛大学 Shriners 医院研修，2018 年在澳大利亚 Concord Hospital 医院研修。2009 年在医院领导的支持下创办烧伤与修复重建外科。

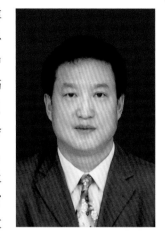

从事烧伤、整形、美容工作 30 年，擅长危重烧伤、成批烧伤、电烧伤、小儿烧伤、烧伤康复、复杂难愈性创面修复，瘢痕与畸形整复经验丰富。多次担任河南省重大突发烧伤事件救治专家。指导国内外硕士和博士研究生 20 余名，在研国家自然科学基金 1 项，省级和地厅级科研项目 4 项。获陕西省科技厅科技成果二等奖 1 项，河南省卫生厅科技成果二等奖 1 项，河南省医学新技术引进奖二等奖和三等奖各 1 项，国家实用新型专利 2 项。

主要科研方向是吸入性损伤的防治、瘢痕修复、烧伤康复、美容手术方式的改进和并发症的防治。

临床工作重点是将烧伤、整形、美容理论与实践有机结合，最大限度恢复和改善烧伤患者愈后的功能，使烧伤患者伤而不残，残而不废，生活自理，走向社会，像正常人一样有尊严地生活和工作。

易先锋，广东省工伤康复医院烧伤康复科主任，学科带头人，主任医师，硕士生导师。中国康复医学会烧伤治疗及康复分会常委、中国医师协会烧伤分会委员，中国整形美容学会瘢痕分会委员，广东医师协会烧伤分会副主任委员，广东医学会烧伤分会常委，《Acta Scientific Medical Sciences》杂志编委。

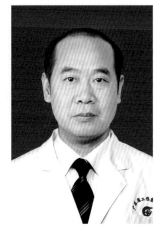

从事烧伤整形及烧伤康复工作33年，熟练掌握烧伤早期治疗及整形美容手术，在慢性创面的修复和瘢痕导致的复杂功能整复手术方面也积累一定的经验。依托医院作为全国工伤康复综合基地、中国康复医学会康复治疗师/康复护士培训中心及区域性康复示范基地这个平台，和团队成员一道在烧伤的职业康复、社会康复、烧伤儿童教育，烧伤矫形器制作及压力治疗方面积极探索，努力开拓烧伤康复行业的发展方向。同时，为全国多家三甲医院及康复机构培养大批的烧伤康复医生，治疗师及烧伤康复护士。

易先锋是广东、山东等五省科技咨询评审的专家，是国家医保药品评选及政策咨询专家。近几年主持及参与烧伤康复课题十余项，参与编写烧伤康复方面著作6部，发表烧伤康复方面的文章20余篇，参与中国烧伤康复指南的制订，为我国人力资源和社会保障部制订工伤烧伤康复的诊疗标准，率先在国内推行烧伤后期个性化的康复治疗，被羊城晚报评为"岭南名医"。

副主编简介

刘毅，医学博士，解放军第 940 医院（原兰州军区兰州总医院）全军烧伤整形外科中心主任、主任医师，第四军医大学、兰州大学、宁夏医科大学教授、研究生指导教师，国家科技部博士后科研工作站博士后合作导师。享受国务院政府特殊津贴。担任中华医学会整形外科学分会副主任委员、中国医师协会烧伤科医师分会副会长、国家卫健委整形美容质量控制中心副主任委员、中国康复医学会烧伤治疗与康复专业委员会常委等学术职务，以及《Burns and Trauma》《Military Medical Research》《PRS（中文版）》《ASJ（中文版）》《中华整形外科杂志》《中华烧伤杂志》《中华医学美学美容杂志》《中华卫生应急杂志》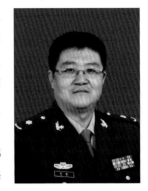《中华损伤与修复杂志》等 20 余本杂志编委、常务编委、副主编等学术职务。主要致力于创面愈合的基础与临床研究和脂肪组织工程与脂肪移植的研究。承担国家自然科学基金、军队"十五""十一五""十二五"攻关课题和重点课题 8 项。获得国家科技进步二等奖和军队及省部级科技进步二等奖 10 项。主编专著 5 部，副主编（译）2 部，参编 16 部，在国内外发表学术论文 350 余篇。培养各类研究生 40 余名，其中博士后 3 名。

王杨，辽宁省沈阳人。现任北部战区总医院烧伤整形科主任，主任医师，中国医科大学临床学院、沈阳医学院硕士研究生导师，从事烧伤、整形、美容工作34年。擅长危重烧伤、成批烧伤、化学烧伤、电接触烧伤等各类烧伤及慢性难愈创面的救治，在瘢痕畸形治疗和功能重建方面也积累了丰富的经验。多次担任辽宁省重大突发烧伤事件的救治专家。现任中华医学会烧伤外科分会委员、辽宁省及沈阳市医学会烧伤外科分会主任委员、中国研究型医院学会烧创伤修复重建与康复专业委员会副主任委员、中国女医师协会烧创伤专业委员会副主任委员、中国医师协会烧伤外科分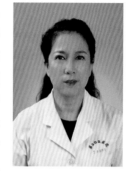
会常务委员、中国医药教育协会烧伤外科分会常务委员；《中华烧伤杂志》《中国整形美容外科杂志》《创伤与急危重病医学》编委，参编专著8部，发表论文60余篇，获军地科技进步奖8项，专利5项，辽宁省自然基金课题两项，获2014年辽宁省医学会烧伤外科分会优秀主任委员奖，2018年沈阳市医学会烧伤外科分会优秀主任委员奖。

邹仕波，主治医师，现任烧伤与修复重建外科烧伤康复组负责人。学术任职：中国老年医学学会烧创伤分会青年委员；河南省医学会烧伤外科分会委员兼秘书。2010年6月毕业于郑州大学第一临床医学院整形外科专业硕士学位。硕士学习期间赴韩国高丽大学九老医院以及翰林大学附属汉江医院进修学习整形、烧伤相关技术。先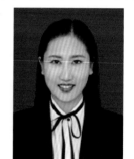
后去武汉第三人民医院烧伤科、第四军医大学西京医院烧伤与皮肤外科、第三军医大学西南医院烧伤科进修学习烧伤康复治疗技术。第一作者申请国家级实用性专利一项。发表SCI文章3篇，影响因子在1.0~2.3之间。在专业核心期刊发表文章多篇。擅长：烧伤康复功能锻炼、压力衣制作以及瘢痕的相关治疗。

夏斯曼，河南新乡市人，郑州大学康复医学系讲师，康复治疗师。硕士毕业于香港中文大学肌肉骨骼康复专业。研修与学习情况：曾于香港威尔斯亲王医院、香港九龙医院、浙江大学医学院附属邵逸夫医院实习，学习康复治疗技术。具有扎实的康复理论基础，能够熟练掌握理疗、言语、吞咽、作业、运动等相关操作技术。教学工作：郑州大学康复医学系讲师，担任郑州大学康复治疗专业OT方向本科生基础知识与临床实践教学工作。科研工作：曾参与《经颅磁治疗》等多部康复相关论著翻译工作，发表国家级省级论文3篇，参与国家自然科学基金项目、郑州大学重大协同创新项目、河南省科技厅科技攻关项目、河南省卫计委医学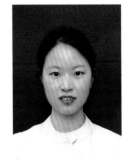科技攻关项目、河南省中医药管理局项目，获得国家实用新型专利2项，发明专利1项。职业专长：作为一名郑州大学第一附属医院烧伤科的康复治疗技师，致力于康复治疗的教学工作和临床治疗工作。

序一

让烧伤患者回归社会和有尊严地生活是我们烧伤界医生、护士、康复人员的共同心愿和目标。我对烧伤康复的关注始于 2011 年我与陈建博士对中国大陆烧伤科进行烧伤康复情况的调研，调研数据给我们指出了未来努力的方向。中国大陆烧伤康复的全面推动得益于中国康复医学会和澳大利亚国际友人 Frank Li 等的大力支持和积极参与。中国大陆烧伤康复近几年的突飞猛进也是基于河南省医学会烧伤外科学分会等多部门的支持及郑州大学第一附属医院崔正军教授等学者们的主动参与和实施。目前中国烧伤界的救治观念已从"救命"转向了"愈后生存质量"，这个转变是烧伤患者的福音，也是中国烧伤救治质量进一步提升的前提。

为了更好地推动中国大陆烧伤康复的健康发展，崔正军教授组织团队编撰了《烧伤康复治疗操作指南》一书。该书洋洋数十万字，共有十二个章节。其中特别值得一提的是该书的实用性和可操作性。在第六章中还专门有两节介绍个案管理和典型案例。这必将为中国大陆在烧伤康复领域增添有价值的参考书籍。

作为中国康复医学会烧伤治疗与康复专业委员会前任主委和该学会的发起人，我有责任和有义务进一步推进烧伤康复治疗工作的普及和发展。在学会的组织和带领下，中国康复医学会烧伤治疗与康复专业委员会积极成立烧伤慈善基金会，组织继续教育培训，出版多本烧伤康复治疗书籍和指南。相信在中国烧伤学者的共同努力下，在多学科的协作下，烧伤康复治疗理念会更加深入人心，烧伤治疗会造福更多患者。

受邀作序，感谢崔正军、易先锋等编者的辛勤付出，望该指南能够指导临床，有益于广大烧伤患者。

中山大学附属第一医院烧伤科

2019 年 5 月于广州

序二

China has a rapid growth in economy. However, the concept of injury prevention has not pushed forward. Thus, many people suffered from burns injury. Many severe burns would not survive in the past. With the fast development in burns care, many burned victims could be saved. As these burned victims survived, they faced hardship in their daily life. Without the early rehabilitation intervention, these survivors had muscle weakness, joints stiffness and the development of contractures. The combination of these factors restrict their daily mobility and functions. Very often, they need cares from their families. In addition to their physical limitations, burns survivors also experience psychological trauma and financial burden. To provide a complete care to these burned victims, life-saving does not satisfy their needs. There should be a holistic approach. The next phase of improvement in burns care is focused in rehabilitation which includes in scar management, regains in functions and self-caring, psychological consultation and occupational retraining.

Being a Senior Burns Physiotherapist, I have been working at Concord Hospital Burns Unit in Australia for 29 years. I was invited by Prof Wu Jun to give training about burns rehabilitation in China since 2011. From my observation, the surgical techniques of the surgeons in China are excellent. However, there was a lack of aftercare and rehabilitation. Hence, there was a delay in healing resulted in poor scarring and contractures. In order to deliver the best burns care, there is a need to develop a multiple disciplinary team. Although burns surgeons in China would like to promote burns rehabilitation, there is a lack of therapists and the in-depth understanding of burns rehabilitation. Currently, many burns centres in China have been setting up rehabilitation services and training staff to fulfil the needs.

In 2017, I met Professor Cui Zhengjun at the First Affiliated Hospital of Zhengzhou University. Prof Cui is a well-known burns surgeon in China as well as a leading supervisor in academic in burns care. He is the in-charge of the Burns Unit at the First Affiliated Hospital of Zhengzhou University. Even with his busy schedule, Prof Cui accepted the invitation to visit the Burns Unit at Concord Hospital (Australia) and the Graythwaite Rehabilitation Centre (Australia) for burns in 2018. Upon his return to Zhengzhou, he started to build the burns rehabilitation service at the Burns Unit in the First Affiliated Hospital of Zhengzhou University. Clearly there is a need to give guidance of burns rehabilitation to all heath care providers. With the support of the Health Commission of Henan Province and Henan Science and Technology Press, Prof Cui took the huge task in gathering the expertise advices and suggestions from burns caregivers in China preparing this *Guideline of Burns rehabilitation and Freatment*. This guideline outlines the fundamental and principles in burns rehabilitation covering physical, occupational and psychological impact and care. Base-d on this guideline, health care providers in burns care can further develop a holistic approach of burns care model in China. Ultimately the burns rehabilitation service in China will become the leading model in the world.

Dr Frank Li

Concord Hospital Australia

序二 （译文）

中国经济增长迅速的同时，由于人们缺乏预防伤害的理念，很多人仍遭受烧伤带来的痛苦。在过去有很多认为不可救治的严重烧伤患者，随着烧伤救治水平的提升，目前很多烧伤患者能够存活，但是存活后在日常生活中仍面临诸多困难。由于早期缺少康复干预，烧伤患者将面临肌力下降、关节僵硬、甚至关节挛缩等一系列问题。这些问题也严重限制了他们参与日常活动的能力，经常需要依赖家人的照顾。除了身体功能受限外，烧伤患者也会遭受心理创伤和承担较重的经济负担。为了给烧伤患者提供更好的关怀，救治生命不能满足患者的需求，应该给烧伤患者提供整体分析。进一步完善烧伤救助体系的工作主要集中于烧伤康复，包括瘢痕管理、功能恢复和自我照顾、心理咨询和就业再培训。

作为一名高级烧伤物理治疗师，我已经在澳大利亚协和医院烧伤科工作了 29 年。自 2011 年起，我应吴军教授的邀请，在中国进行烧伤康复培训。据我观察，中国外科医生的手术技术很先进，然而，由于缺乏照顾调养和康复，伤口愈合延迟导致瘢痕形成和挛缩。为了提供最佳烧伤救助服务，需要成立多学科团队。虽然中国烧伤医生努力促进烧伤康复的发展，但是仍然缺乏治疗专家和对烧伤康复知识的深入理解。目前中国已经成立很多烧伤中心，提供康复服务和培训人员以满足需求。

2017 年，我在郑州大学第一附属医院见到了崔正军教授。崔教授是中国著名的烧伤专家，也是烧伤学术领域的领军人物，是郑大一附院烧伤与修复重建外科主任。尽管工作繁忙，崔教授仍受邀在 2018 年参观了澳大利亚协和医院烧伤科和 Graythwaite 康复中心。回到郑州后，他开始在科室大力开展烧伤康复工作。显然，广大烧伤康复相关从业人员需要一本烧伤康复指南来指导临床工作。在河南省卫生健康委员会的项目支持和河南科学技术出版社的资金资助下，崔教授承担这项艰巨的任务。崔教授组织多名国内专业烧伤康复学者共同编写了《烧伤康复治疗操作指南》。该指南全面系统地介绍了烧伤康复基础知识和康复原则，涵盖烧伤物理治疗、作业治疗、心理治疗等内容。基于这个指南，烧伤从业人员可以在中国发展更进一步的全面的烧伤康复模式，最终使得中国烧伤康复模式成为在世界上的主要模式。

Frank Li 博士

澳大利亚协和医院

前　言

作为一名从业三十年的烧伤整形医生，既耳闻了上海瑞金医院成功抢救钢铁工人邱财康和北京积水潭医院发明的微粒皮救活了无数的大面积深度烧伤患者的伟大创举，也目睹了许多严重烧伤患者治愈后遗留终身残疾、生活不能自理的悲惨情形。

中国是个发展中国家，人口众多，我国每年约有 2 000 万人遭受不同程度的烧伤，发病率为 1.5%～2%。在几代烧伤专家和同仁的共同努力下，烧伤休克、脓毒症、营养代谢等烧伤难题逐渐被攻克，我国逐步形成较为完善的烧伤治疗体系，烧伤患者存活率逐年上升，临床救治能力已达国际领先水平。但是不可否认的是烧伤康复的重视程度、亚专业的建立、开展烧伤康复的医院数量、总体的康复水平等方面与西方发达国家仍然有很大的差距，我们必须迎头赶上。

习近平总书记在全国卫生与健康大会上特别指出：没有全民健康，就没有全面小康。烧伤患者的全面健康离不开烧伤康复。烧伤康复是集"烧伤外科学、烧伤护理学、物理治疗学、作业治疗学、言语治疗学、心理治疗学"等为一体的交叉学科，目标是最大限度地改善烧伤患者躯体功能、心理状况，满足患者治疗需求，促使烧伤患者回归家庭、回归社会，像普通人一样有尊严的活着。

烧伤患者对康复的强烈需求是促进烧伤康复发展的一个重要原因。作为一名烧伤专业临床医生，因烧伤导致的增生性瘢痕和瘢痕挛缩畸形患者约占门诊患者数的一半，科室收治的约三分之一患者均为烧伤导致的瘢痕患者。如果在烧伤后及时实施康复治疗，不但会减轻烧伤治愈后遗留的功能障碍，还能减轻患者的身心痛苦和经济负担。烧伤后会产生水肿、瘢痕增生、关节挛缩、肌力下降等一系列问题，严重影响患者生理和心理功能的恢复，降低烧伤患者的生活质量。

烧伤康复的发展离不开烧伤康复医务工作者的共同努力。我国烧伤康复起步于 20 世纪 70 年代，腾飞于 2011 年至目前。在老一辈的烧伤康复医务工作者的带领下，烧伤康复正在有条不紊地向前迈进。但对比国际烧伤康复的发展，我国烧伤康复还很落后，任重而道远。要弯道超车和快速前进，就必须促进烧伤康复多学科协作，培养烧伤康复治疗人才，普及烧伤康复理念。值得庆幸的是中华医学会烧伤外科学分会前任主任委员胡大海教授和现任主任委员吴军教授高度重视烧伤康复治疗，均出版了烧伤康复方面的专著，成立了相应学术组织，定期举行学术交流，既惠及了广大烧伤患者，也缩小了与国外烧伤康复领先单位的差距。

郑州大学第一附属医院烧伤与修复重建外科，自 2009 年建科以来，瞄准两个发展目标，一是烧伤重症的诊治，二是烧伤康复。工欲善其事，必先利其器。科室多次选派优秀医护人员前往国内外多地学习取经，积极参加各种烧伤康复培训班和学术会议，回来后学以致用。我曾于 2015 年在美国哈佛大学 Shriners 医院和 2018 年在澳大利亚悉尼皇家协和医院潜心研修烧伤康复知识和技能，科室其他医护人员曾前往空军军医大学西京医院烧伤与皮肤外科、武汉市三院、陆军军医大学西南医院烧伤研究所等单位进修学习烧伤康复专业，学成回科后立即成立烧伤康复亚专业，购买康复器械，设置烧伤康复专用房间。目前科室在压力衣和矫形器制作、瘢痕管理等方面已具备较成熟的康复技术，积累了大量的临床经验，逐步形成科教研一体的亚专科，处于河南省内领先地位。

科室参与申报《河南省医学会优秀医学学术著作出版项目》并获得批准。在此契机下，科室组织国内多名工作在临床第一线的知名烧伤康复专家共同编写《烧伤康复治疗操作指南》。该指南参考国内外最新文献和书籍，全面系统地概括了烧伤患者从急性期至出院后康复治疗的全过程，包括烧伤物理治疗、作业治疗、心理治疗等相关内容。该指南采用图文结合方法，通俗易懂，面向一线烧伤临床医生、护理工作者、康复治疗师、烧伤患者等群体。望该指南能够对读者起到指引作用，基于此但不限于此，举一反三，方能提高我国烧伤康复治疗水平，培养烧伤康复人才，全面改善烧伤患者身心健康。

在本书出版之际，感谢河南省卫生健康委员会立项，感谢河南省科学技术出版社有限公司资助，感谢全体作者辛苦撰写书稿，感谢澳大利亚烧伤康复专家 Frank Li 教授和中华医学会烧伤外科学分会主任委员、中山大学附属第一医院吴军教授为本书写序。

烧伤康复的发展方兴未艾，新知识和新技术如雨后春笋般出现，限于编者水平有限，撰写内容及深度恐难以充分展示烧伤康复操作的指南作用，书中难免存在不足之处，敬请读者批评指正，以便再版时改进。

崔正军

中华医学会烧伤外科分会委员
中国医师协会创伤科医师分会常务委员
中国医师协会烧伤科医师分会委员
中国医药教育协会烧伤分会副主任委员
河南省医学会烧伤专科分会名誉主任委员
河南省医师协会烧伤科医师分会副会长
2019 年 5 月 6 日于郑州

目　录

绪　论

20 世纪 90 年代，大样本统计显示我国半数治愈烧伤面积已达 96.99% 体表总面积（TBSA），总治愈率达 95% 左右，远高于欧美发达国家；与欧美国家相比，我国更加注重烧伤患者创面愈合，忽略了烧伤患者的功能障碍。随着社会经济水平和医疗技术水平的提高，烧伤医学任务已逐渐由"治病救命"向"预防疾病，功能康复，提高生存质量，回归社会"转变。

目前我国烧伤康复发展主要存在以下问题和难点：

一、烧伤康复意识淡薄

烧伤医护人员虽然专业知识水平较高，但是普遍缺乏系统的康复知识学习，烧伤康复意识淡薄，不能及时地传播烧伤康复理念，使得患者错失最佳康复介入时期，导致功能障碍。同时，多数患者及患者家属缺乏烧伤康复意识，相关概念淡薄，忽略了烧伤后关节活动受限、肌肉肌腱挛缩等功能障碍造成的影响。

二、缺乏专业烧伤康复治疗师

据中国康复医学会 2009 年统计，全国康复治疗技术从业人员总数不超过 1.4 万人，约为 1 人/10 万人口，而欧美等国家的治疗师平均为 60 人/10 万人口，我国治疗师缺口较大，而且治疗师中专门从事烧伤康复的治疗师人数不详。此外，我国目前康复治疗师的教育体系不完善，缺乏专业的硕士和博士教育体系，2011 年调查显示从业人员本科约为 44.88%，硕士约为 4.09%，博士仅约为 0.14%，治疗师学历水平普遍偏低，专业基础较为薄弱。

三、缺乏烧伤康复专业团队

烧伤康复需要烧伤外科医生、护理人员、物理治疗师、作业治疗师、心理治疗师、营养师等共同沟通和协作，以保障患者康复的顺利进行。然而我国目前的烧伤科多由医生、护理人员构成，缺乏专业治疗师，人员配备不合理，不能达到多专业互补。此外，康复治疗师多由物理治疗师担任，忽略了患者作业治疗和心理治疗的需求，造成患者在日常生活中活动能力受限和心理障碍等问题。

四、软硬件设施缺乏

"工欲善其事，必先利其器"，应用康复设备进行评估、治疗和预防性训练是防治功能障碍的核心康复手段。随着《中国制造 2025》《"健康中国 2030" 规划纲要》等政策方针的出台，我国康复设备进入了快速发展阶段，但是目前应用于烧伤康复的专业器材屈指可数。器材和设备的缺乏导致人力、物力、财力的大量消耗。

五、烧伤康复科学研究亟待突破

我国烧伤康复起步晚，落后于发达国家。我国烧伤康复临床工作进展缓慢，导致相关科学研究较少。目前烧伤的各种机制未明，多样化的烧伤康复治疗手段的有效性和安全性未得到证实，该领域的科学研究仍亟待突破。

我国烧伤康复虽然与发达国家存在差距，但差距正在不断缩小。未来我国应加强烧伤专业从业人员的康复专业基础知识普及工作，同时提高国民对烧伤康复的认识，加强康复知识的宣传和教育；健全完善康复教育体系，培养专业康复从业人员；支持烧伤康复器材的研发与应用；建立、健全烧伤康复团队建设，关注烧伤康复基础科学研究及临床疗效研究，进一步探索和突破康复治疗技术；积极联络个体、家庭、医院、政府及社会，共同为烧伤康复事业的发展群策群力，帮助烧伤患者和他们的家庭减轻社会负担。

第一章　烧伤康复团队建设

传统烧伤科的人员由外科医生、护理人员构成。因烧伤疾病的治疗和愈合过程复杂，专科医生已远远不能满足患者对烧伤康复的需求，这就要求完善烧伤康复团队的建设，采用多种不同的专业技术和知识来帮助烧伤患者进行康复。烧伤康复团队应该是多学科交叉的、全面的、以患者为中心的专业技术团队。专业的烧伤康复团队应该包括烧伤外科医生、护理人员、麻醉医师、呼吸治疗师、作业治疗师、物理治疗师、心理治疗师、营养学家、社工等。每个专业人员有自己的治疗目标，但整个团队治疗的总体最终目标要一致，即"预防与康复"。

一、烧伤外科医生

烧伤外科医生是整个烧伤康复团队的核心成员，主要职责是总体把控烧伤患者的情况。由于不同国家和地区医疗体系的差异，烧伤外科医生可能是整形外科背景或者是普通外科背景。但是烧伤疾病的特殊性质不仅要求烧伤外科医生具备专业的外科知识与技术，还应具备抢救危重烧伤患者的经验与技术。

随着医学领域的技术进步和患者需求的增加，烧伤外科医生应意识到自己专业的局限性，同时积极与其他专业的医疗卫生服务人员建立长期的合作关系，做好沟通，积极寻求帮助。

团队的进步和成长，都离不开成员之间良好的合作、及时的沟通和充分的交流。外科医生作为团队的核心成员与领导者，应该具备良好的沟通能力，下达清晰的指令，及时接受并反馈信息，促进团队成员之间交流。随着工作量的增大，高级职称的外科医生可以将该任务委托给固定的人员，以保障沟通和反馈渠道的畅通。

二、护理人员

护理人员是该团队中人员构成最多的职位，主要负责烧伤患者的日常护理。对于危重的烧伤患者，护理工作具有更多的挑战性，不但要提供疾病护理，还要提供心理干预。烧伤护理人员需要掌握一系列技能，从机械通气和透析支持的重症监护患者的管理，到使用复杂的伤口敷料技术，继而到对患者及其家人的情感支持。烧伤危重监护病房的护士通常是第一个发现并注意到患者病情变化，并及时采取补救措施的人。

由于烧伤的特殊性，一般都需要较长时间的住院和康复过程，这就要求护理人员与患者、患者家属尽力建立良好的关系，相互信任，给患者、患者家庭提供帮助，提高患者的满意度。

近几十年来，护理人员的角色也扩大了，一些烧伤中心不但有专科烧伤临床护士，还有烧伤科研护士。丰富的烧伤护理经验和知识有利于开展专业烧伤护理门诊、烧伤手术护理、烧伤护理研究、烧伤护理教学。

三、麻醉医师

麻醉医师的职责在烧伤康复团队中不可小觑，他们是保障手术顺利实施的关键。严重烧伤患者的治疗面临许多挑战，会出现一些比较复杂的麻醉问题，包括气道梗阻、通气障碍、体温降低、水和电解质失衡、循环不稳定等异常情况，这要求麻醉医师具有专业的麻醉技术和麻醉经验来为手术的顺利实施保驾护航。烧伤麻醉医师应具备丰富的专业知识，正确处理与烧伤相关的病理、生理变化，如炎症介质的释放、全身血流动力学不稳定、代谢减慢等。

麻醉作为烧伤康复团队多学科的一部分，在制定术中管理决策时，要和团队成员协商治疗目标，考虑患者后期护理等因素，以便最大限度促进患者后期康复。重症监护病房内的烧伤患者早期可能需要多次手术、换药和伤口评估。患者由于吸入有害气体造成气道损伤，需要麻醉医师尽快进行专业的气管情况评估，并进行气管插管。在烧伤康复中心，麻醉医师也通常需要为患者进行疼痛管理，提高患者的舒适感，进行协助优化机械通气、液体管理和循环支持等工作。

四、呼吸治疗师

吸入性损伤、肺通气功能受损、烧伤后引发的败血症、全身系统性炎症反应疾病等造成烧伤患者较严重的肺功能障碍。由于早期液体复苏、清创和抗菌药物的使用，美国的烧伤后死亡的主要原因已从休克和脓毒症向烧伤相关的吸入性损伤转变。呼吸治疗师是烧伤康复中比较重要的成员，需要专业的技术来评估患者烧伤后肺动力功能，加强患者的通气，并减少并发症的出现。在烧伤康复中心，呼吸治疗师的职能还包括协助气道管理。若患者被诊断为吸入性损伤，要进行动脉血气评估，优化呼吸机的设置，进行及时的肺部物理治疗，以减轻肺不张和降低肺炎发生的风险。在临床中，呼吸治疗评估包括直接或者间接的能量消耗评估、计算静息能量消耗及肺功能测试。

五、作业治疗师

烧伤后的康复需要个性化的多学科协作，以最大限度地促进功能的恢复。从入院开始，就要制订康复计划，并根据患者在不同恢复阶段的不同需求及时调整。烧伤患者需要康复治疗小组成员的积极投入，使得烧伤后的功能障碍如瘢痕、挛缩等最小化。作业治疗师的职责是帮助烧伤患者能最大限度参与日常生活活动，提高日常生活质量。

当烧伤累及患者上肢特别是手及腕关节时，会导致患者精细运动受损严重，日常生活活动能力及生活质量下降。早期作业治疗师应准确评估患者能力，与患者及患者家属进行深入面谈，了解患者生活情况，评估环境因素对患者功能改善状况，积极运用辅助器具、环境改造增强患者自理能力，减轻患者家属负担。作业治疗师制订个性化的治疗方案以期帮助患者能够完成独立穿衣、洗漱、吃饭、如厕等活动，同时为患者回归家庭及工作岗位做准备。

六、物理治疗师

相对于作业治疗关注于患者的日常生活活动能力，物理治疗更多地关注烧伤患者的功能障碍。物理治疗师使用标准化的评估量表，评估患者关节活动度、肌力、耐力等，制订相应的治疗方案，综合运用物理治疗因子和运动疗法，同时需要与患者建立良好的治疗关系，鼓励患者积极主动参与到训练中，进行重复性的功能训练，以最大限度改善患者功能障碍。O. E. Suman 等人的研究也已证实烧伤后的抵抗和有氧运动计划可以提高康复阶段的肌肉力量和肌肉耐力，减少瘢痕挛缩松解所需的手术干预次数。

烧伤康复治疗周期较长，物理治疗师应根据烧伤后患者各个阶段生理病理变化，制定合适的评估间隙，以准确地掌握患者功能状态，从而使治疗方案符合患者现有的功能状态。

七、营养学家

严重烧伤患者需要强有力的营养支持，以应对能量和蛋白质需求的大幅上升。严重烧伤后的高代谢和肌肉蛋白分解代谢可使蛋白水解增加 50%，并导致体重的减轻和衰弱。烧伤康复团队的营养师应密切监测患者的饮食需求，并提供营养建议和喂养方案，以满足不断变化的营养需求。营养治疗师应评估可能影响患者营养状况的任何相关特征，如既往的医疗状况、营养不良、吸收不良、牙齿疾病、药物依赖和酗酒状况。肠内营养可在烧伤后数小时内开始，被认为是烧伤患者的首选，实施早期肠内喂养已显示出改善预后、减少热量不足和改善氮平衡的效果。作为细菌易位屏障的肠黏膜完整性的保护也可降低败血症的发生率。烧伤后目标导向的营养支持可以有效改善患者预后。

八、心理专家

烧伤会对患者及其家属的情绪和心理健康产生毁灭性的影响。根据伤害机制的不同，丧亲之痛、故意自残和非意外伤害可能会引起不同心理的问题，影响患者的心理健康。多学科的康复团队，包括心理学家、精神病学家和社会工作者，需要提供专业知识，帮助患者及其家属应对烧伤的影响，并设法度过烧伤所带来的悲痛时期。

患者的心理状态会影响到其治疗的各个方面，包括疼痛耐受性、焦虑程度、期望值等，好的心理状态有利于患者的整体治疗。面部和身体形象的丧失所造成的毁容也是一种毁灭性的伤害，而如何在早期阶段解决这一问题至关重要。照顾者在处理治疗严重受伤患者的情绪问题时，也需要心理社会专家的支持。治疗团队应重视改善患者的长期心理社会健康，在适当的支持和干预下，使得严重烧伤患者能够重新融入社会，过上充实的生活。

九、社工

国外已经具备该职业较为完善的本科、硕士教育体系，但我国对于该职业教育体系的建设仍待提高。社工的主要职责是向患者提供心理支持、社会支援、医疗康复、医患关系协调等服务。社工可以整合社会资源，协调解决患者保险、经济困难、心理问题及医患沟通等问题，保障整个治疗团队的工作顺利进行。研究表明，烧伤后社工的介入可以有效缓解患者心理情绪压力，提升患者的自我防护知识水平，完善出院患者后续服务质量，构建和谐医患关系。

十、烧伤团队

多学科的烧伤康复团队，应当全面地考虑烧伤患者的治疗，衡量治疗决策带来的影响和结果，协调团队内部的每个成员，共同努力，使患者得到最佳的康复效果。有效的沟通是决定团队运作的关键因素之一，包括团队内部与患者及其家属的沟通。团队内成员具有不同的教育背景和职业，成员之间可能存在冲突和交流障碍，不同专家给予的不同意见可能使患者和他们的家庭出现困惑，导致丧失信心。以上问题的解决有赖于团队定期召开讨论会，及时互通信息，尊重理解每个成员，制订共同的治疗方案，以期达到共同的治疗目标，缩小内部差异。烧伤外科医生作为该部门的核心领导人员，既要决定和指导团队完成任务，也要促进成员之间的积极互动，以增强价值感。多学科治疗团队强调了医疗保健环境的广泛性和多样性，同时早期多学科的治疗团队也能够减轻病情危重程度，降低创面脓毒症、肺部感染及导管相关性感染的发生率，缩短住 ICU 的时间及总住院时间，提高生活质量。

十一、烧伤科

多年来，在烧伤科发展之前，烧伤患者是在综合医院的其他创伤科室接受治疗。随着烧伤严重程度的需要，专门的烧伤科可以充分满足这些烧伤患者的需要。将所有的专家整合在一个科室。与在不同的科室内住院相比，患者能够在短时间内得到相关的全面检查，降低治疗费用。烧伤团队在对患者进行情绪、心理、生理和康复治疗的过程中需要坚持"以患者为中心"的治疗模式。据美国烧伤协会报道，这种模式使得在 2007 年烧伤患者的总生存率为 95.1%，在过去的九年里，美国烧伤中心患者的住院时间减少了近一半。

在我国，烧伤康复团队大多还是由烧伤外科医生和护理人员组成，缺乏多学科的治疗团队。未来的发展应形成多学科的烧伤康复治疗团队，在提高患者存活率的基础上，提高患者生活质量和患者尊严。同时，烧伤康复团队应积极开展烧伤康复的基础和临床科研工作，使我国烧伤医学全面发展。

（夏斯曼　邹仕波　周　健）

第二章　烧伤基础知识

第一节　正常皮肤组织结构

皮肤是人体面积最大的器官，其总重量占体重的 5%~15%，总面积为 1.5~2 m²，是一种高度组织化的、异质性和多重性的组织。皮肤覆盖全身，形成了一种有效的保护层和屏障，使体内各种组织和器官免受物理性、机械性、化学性和病原微生物性的侵袭。同时防止体内水分、电解质及其他物质丢失，保护人体内环境的稳定，参与人体的代谢过程。

一、皮肤厚度

皮肤的厚度因人而异，不同部位的厚度也不相同，为 0.5~4 mm。儿童皮肤较成人薄，四肢较躯干皮肤略厚。伸侧比屈侧厚，枕后、臀部、掌、足底部位较厚，面部、眼睑、乳房、颈部、腋下、上臂内侧较薄。

二、皮肤外观

皮肤表面有很多嵴、皮沟和皱褶，皮嵴部位常见许多凹陷的小孔，称为汗孔。皮沟是由于皮肤组织中纤维束的排列和牵引所形成的，深浅不一，在面部、手掌及活动部位（如关节部位）最深。由于真皮结缔组织的方向不同，因此皮肤具有一定方向的张力线，又名皮肤切线或郎格氏线。在外科手术时，如按此线的方向切开皮肤，则皮肤切口的宽度较小；相反，如切口与此线垂直，则其宽度较大，并且在伤口愈合后，容易产生较明显的瘢痕。故此线对外科手术时选择切口方向，具有重要意义。皮肤有几种颜色（白、黄、红、棕、黑等），主要因人种、年龄及部位不同而异。

三、皮肤的结构

皮肤由表皮、真皮和皮下组织构成，并含有附属器如汗腺、皮脂腺、指（趾）甲及血管、淋巴管、神经和肌肉等（图 2-1-1、图 2-1-2）。

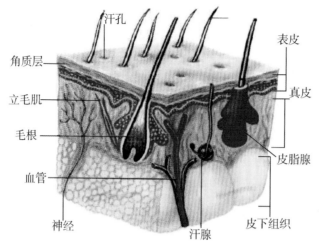

图 2-1-1　皮肤结构（1）

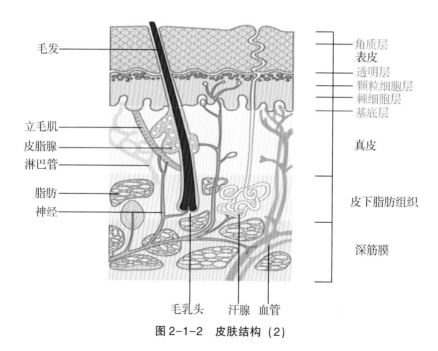

图 2-1-2　皮肤结构（2）

（一）表皮

表皮是皮肤最外面的一层，平均厚度为 0.2 mm，根据细胞的不同发展阶段和形态特点，由外向内可分为 5 层。

1. 角质层　由数层角化细胞组成，含有角蛋白。它能抵抗摩擦，防止体液外渗和化学物质内侵。角蛋白吸水力较强，一般含水量不低于 10%，以维持皮肤的柔润，如低于此值，皮肤则干燥，出现鳞屑或皲裂。由于部位不同，其厚度差异甚大，如眼睑、包皮、额部、腹部、肘窝等部位较薄，掌、跖部位最厚。角质层的细胞无细胞核，若有核残存，称为角化不全。

2. 透明层　由 2~3 层核已死亡的扁平透明细胞组成，含有角母蛋白。能防止水分、电解质、化学物质的通过，故又称屏障带。此层于掌、跖部位最明显。

3. 颗粒细胞层　由 2~4 层扁平梭形细胞组成，含有大量嗜碱性透明角质颗粒。颗粒层的扁平梭形细胞层数增多时，称为颗粒层肥厚，并常伴有角化过度。颗粒层消失，常伴有角化不全。

4. 棘细胞层　由 4~8 层多角形的棘细胞组成，由深向浅渐趋扁平，细胞间借桥粒互相连接，形成所谓细胞间桥。

5. 基底层　又称生发层，由一层排列呈栅状的圆柱细胞组成。此层细胞不断分裂（经常有 3%~5% 的细胞进行分裂），逐渐向上推移、角化、变形，形成表皮其他各层，最后角化脱落。基底细胞分裂后至脱落的时间，一般认为是 28 d，称为更替时间。其中自基底细胞分裂后到颗粒层最浅层为 14 d，形成角质层到最后脱落为 14 d。基底细胞间夹杂一种来源于神经嵴的黑素细胞（又称树枝状细胞），占整个基底细胞的 4%~10%，能产生黑色素（色素颗粒），决定着皮肤颜色的深浅。

（二）真皮

真皮来源于中胚层，由纤维、基质、细胞构成。接近于表皮的真皮乳头称为乳头层，又称真皮浅层；其下称为网状层，又称真皮深层，两者无严格界限。

1. 纤维　有胶原纤维、弹力纤维、网状纤维三种。

（1）胶原纤维：为真皮的主要成分，约占 95%，集合组成束状。在乳头层纤维束较细，排列紧密，走行方向不一，亦不互相交织。

（2）弹力纤维：在网状层下部较多，多盘绕在胶原纤维束下及皮肤附属器周围。除赋予皮肤弹性外，也构成皮肤及其附属器的支架。

（3）网状纤维：被认为是未成熟的胶原纤维，它环绕于皮肤附属器及血管周围。在网状层，纤维束较粗，排列较疏松，交织成网状，与皮肤表面平行者较多。由于纤维束呈螺旋状，故有一定伸缩性。

2. 基质　是一种无定形的、均匀的胶样物质，充塞于纤维束间及细胞间，为皮肤各种成分提供物质支持，并为物质代谢提供场所。

3. 细胞　主要有以下几种：

（1）成纤维细胞：能产生胶原纤维、弹力纤维和基质。

（2）巨噬细胞：是单核吞噬细胞系统的一个组成部分，具有吞噬微生物、代谢产物、色素颗粒和异物的能力，起着有效的清除作用。

（3）肥大细胞：存在于真皮和皮下组织中，以真皮乳头层为最多。其胞质内的颗粒，能储存和释放组胺及肝素等。

（三）皮下组织

皮下组织来源于中胚层，在真皮的深面，由疏松结缔组织和脂肪小叶组成，其下紧临深筋膜。皮下组织的厚薄依年龄、性别、部位及营养状态而异，有防止散热、储备能量和抵御外来机械性冲击的功能。

（四）皮肤附属器

皮肤附属器包括毛发、皮脂腺和汗腺等。人体表面除手掌、足底等处外皆有毛发，各部位长短、疏密、粗细不一。毛发起源于毛囊，毛囊位于真皮和皮下组织中。在人体除手掌和足掌外，各处皮肤均有皮脂腺分布，其位于真皮层内，导管短，大部分与毛囊上皮连接，开口于毛囊。汗腺为弯曲的管状腺，分为外泌汗腺（小汗腺）和顶泌汗腺（大汗腺）。其分泌部位于真皮深部和皮下组织，导管开口于皮面。小汗腺广泛分布于体表，大汗腺仅分布于腋窝、外阴和乳晕等处，主要起调节体温作用，新鲜的大汗腺分泌物为无味乳状液，排出后被细菌分解即产生异味，在腋窝称为腋臭。

四、皮肤的生理功能

皮肤覆盖在人体表面，形成一个天然的屏障，对人体具有重要的保护作用，其具有多种功能（图2-1-3），给机体创造一个稳定的内环境，以更好地适应外环境的各种变化。

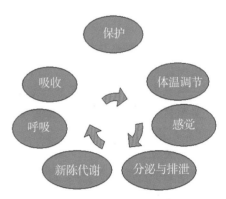

图2-1-3　皮肤的生理功能

（一）保护功能

皮肤对于机械性、物理性、化学性及生物性刺激均具有保护作用。当皮肤受到机械外力时，表皮、真皮、皮下组织的缓冲保护作用可使皮肤变形而不裂开，外力消失后又可恢复原样；表皮的脂膜和角质层可防止轻微的擦伤、蚊虫叮咬等。角质层对电流也具有一定的阻抗作用，因此干燥皮肤不易受电击，而当皮肤潮湿时，电阻下降，易受电击伤。同时角质层及脂膜具有较强的斥水性，可防止液体、有害气体及有害物质的侵入。

（二）吸收功能

皮肤主要通过表皮和附属器发挥吸收作用，通过两种途径吸收：①正常皮肤可吸收少量水及单纯水溶性物质，少量阳离子也可透过角质层细胞间隙进入人体内；②少量大分子物质及不易渗透的水溶性物质可通过毛囊、皮脂腺和汗腺被吸收。

（三）新陈代谢

皮肤细胞每天不停地分裂繁殖，来完成皮肤的新陈代谢。晚上10点到凌晨2点，细胞最活跃，所以要想皮肤好，睡眠很重要。皮肤的更新周期为28 d，但是由于现在环境污染和年龄的增加，皮肤的更新周期也会延长。

（四）体温调节功能

皮肤对保持正常体温、维持生命活动正常运行起着重要作用。皮肤感受外界环境温度的变化，向下丘脑发送信息，通过交感神经中枢控制血管的收缩和扩张，出现寒战或出汗等反应。体表热量散发受皮肤表面热的辐射、汗的蒸发，以及皮肤周围空气对流和热传导等因素影响。

（五）感觉功能

皮肤是人体最大的感觉器官，其内含有丰富的神经纤维及各种神经末梢，可将各种刺激传至大脑皮质中央后回而产生痛、触、热、压、冷等感觉，并通过神经反射，使机体免受外界不良刺激。

（六）皮肤的分泌和排泄功能

正常皮肤有一定的分泌和排泄功能，汗腺在分泌汗液的同时，可排泄机体内的一些代谢废物。皮脂腺分泌皮脂，形成表皮脂膜，起到润滑毛发、皮肤的作用。当肾脏或肝脏有疾病时，皮肤可取代肾脏或肝脏排泄一定毒素和水分，但此种代偿能力有限。

皮肤还具有很多其他作用，如代谢功能、免疫功能等，可见皮肤对人体的重要性，皮肤一旦破损形成瘢痕，则会失去这些功能。

第二节 瘢痕组织异常结构

一、皮肤瘢痕的组织学特点

皮肤瘢痕表层为菲薄的上皮结构，仅由几层上皮细胞组成。深层为增厚的结缔组织，主要为胶原纤维，无弹力纤维和真皮乳头、毛囊和腺体等皮肤附属结构。早期，细胞和血管成分较多，胶原纤维排列无一定的顺序。后期，细胞和血管成分较少，胶原纤维呈互相平行的较有规律的束状排列。

瘢痕形成是肉芽组织逐渐纤维化的过程。此时网状纤维及胶原纤维越来越多，网状纤维胶原化，胶原纤维变粗，与此同时成纤维细胞越来越少，少量剩下者转变为纤维细胞。间质中液体逐渐被吸收，中性粒细胞、巨噬细胞、淋巴细胞和浆细胞先后消失。毛细血管闭合、退化、消失，留下很少的小动脉及小静脉。肉芽组织转变成由胶原纤维组成的血管稀少的瘢痕组织，肉眼看呈白色，质地坚韧。

二、各种因素导致皮肤正常结构被破坏

人体的皮肤损伤是瘢痕形成的原因，包括皮肤的外伤、切割伤、烧伤、皮肤感染、外科手术等。瘢痕疙瘩是皮肤瘢痕的一种特殊类型，全身因素可能起主要作用，尤其是特异性身体素质因素，这种因素有时还表现出遗传的特点。大部分瘢痕疙瘩通常发生在局部损伤1年内，包括外科手术、撕裂伤、文身、灼伤、注射、动物咬伤、预防接种、粉刺及异物反应等。这些患者的瘢痕疙瘩常与皮肤损伤的轻重程度无明显关系，甚至轻微外伤，如蚊虫叮咬、预防接种等针刺伤都可形成瘢痕疙瘩。

三、宏观结构和微观结构

1. 肉眼 局部呈收缩状态，色苍白或灰白，半透明，质坚而韧，缺乏弹性。

2. 镜下 大量平行或交错分布的胶原纤维束。纤维束均质红染，玻璃样变，纤维细胞少、核细长而深染，血管少见。

3. 光镜特点 增生性瘢痕和瘢痕疙瘩都是皮肤瘢痕组织的过度增生性病变，临床医生可根据其生物学行为区分两者，但在组织病理学方面鉴别则较难。光镜下观察，增生性瘢痕和瘢痕疙瘩表面为数层上皮细胞，其下真皮层被胶原纤维所替代，表现为真皮

内胶原纤维大量增生，呈漩涡状或结节状分布形成胶原小结节，胶原小结节中的胶原纤维较细，分布有数量不等的成纤维细胞和小血管等，各胶原小结节之间由粗大的胶原纤维束将其分隔，病变中大多数胶原均有不同程度的玻璃样变性，表现为明显宽大的、嗜伊红的、折光的均质性片状胶原蛋白纤维束。部分病理学家认为，瘢痕疙瘩中的胶原纤维常发生玻璃样变性，而增生性瘢痕则很少出现，但多数学者不同意这种观点，认为两者在组织病理学上难以区别。

4. 电镜特点　增生性瘢痕和瘢痕疙瘩中均可见到不同时期的成纤维细胞，微血管较丰富，大多数血管内皮细胞增生，导致微血管部分或全部阻塞，分布于细胞间质中的胶原微纤维疏密不等。在成纤维细胞较集中的区域，其纤维较纤细，排列紊乱；而在细胞成分较少的区域，纤维较致密，往往呈束状排列，并可见清晰的横纹。光镜下所见的漩涡状结节，电镜下是由大量高密度聚集的成纤维细胞和胶原纤维呈高度压缩状排列而成的，漩涡状结节周围有微血管包绕，但结节内部却没有血管，这些血管大部分被过度增生的内皮细胞阻塞，血管周围的成纤维细胞在超微结构和生理功能上兼有成纤维细胞和平滑肌细胞的特征，故称之为肌成纤维细胞（myofibroblast，MFB），这种细胞在瘢痕疙瘩组织中更多见。

四、细胞外基质与瘢痕增生

传统的概念认为，瘢痕过度增生是由于创伤愈合过程中胶原合成沉积超过其降解消除的结果，但确切的原因一直不十分清楚。David 等比较病理性瘢痕与正常皮肤成纤维细胞的胶原合成差异，发现病理性瘢痕的 I 型胶原基因转录增强，同时瘢痕疙瘩还表现为 I 型胶原蛋白的比例增高，且 I 型前胶原 mRNA 的稳态水平提高。增生性瘢痕的形成与成纤维细胞基质合成功能活跃，胶原、纤维连接蛋白（fibronectin FN）等基质增加有关，但也可能与基质降解控制不当有关。研究发现，病理性瘢痕与正常皮肤相比，其成纤维细胞的胶原酶活性明显降低，且胶原酶 mRNA 的水平较正常皮肤亦明显降低。

最近研究发现，在增生性瘢痕中存在一种金属蛋白酶抑制剂（TIMP），它与胶原酶结合后形成复合物使其失活，对防止过多的基质降解起抑制作用。

五、肌成纤维细胞与瘢痕挛缩

瘢痕收缩是愈合过程中正常和必需的过程，但过度收缩可成为挛缩而发生功能障碍。近年来逐渐认识到 MFB 与瘢痕挛缩关系密切。MFB 是一种在超微结构上兼有成纤维细胞和平滑肌细胞两者特征的非典型的成纤维细胞，细胞浆内富含微丝和大量的粗面内质网，微丝主要由肌动蛋白构成。AroraUt 研究发现，MFB 内的肌动蛋白有两种存在形式，即单体（G）和聚合体（F），肌动蛋白的聚合是随意运动产生的基础。MFB 内另一种较为重要的蛋白成分是肌球蛋白，肌动蛋白等形成一个细胞内的收缩系统，当外界刺激持久存在时，收缩系统就会发生强烈而持久的收缩。MFB 之间通过间桥连接聚合在一起，位于伤口边缘的 MFB 则通过纤维连接胞膜复合体使 MFB 内的微丝与细胞外基质中 FN 紧密结合在一起，同时新形成的胶原又与伤口边缘的胶原纤维连续起来。这样细胞与细胞、细胞与基质以及基质之间相互编织，在创伤部位形成一个网状结构，深度烧伤等创面愈合中成纤维细胞转化为 MFB。随着其结构和功能的变迁，胶原及其他基质成分的改变是后期瘢痕增生及挛缩的主要因素。从成纤维细胞到 MFB 需要有 α-平滑肌肌动蛋白（α-SMA）的表达。研究发现，生长因子是调节成纤维细胞表型转化的重要因素。

Desmoullere 等研究发现，转移生长因子-β（TGF-β）能够诱导 α-SMA 在成纤维细胞中的表达。使 MFB 的数量增加，而且对于漂浮和固定的胶原基质，都能使之发生挛缩。而粒单核细胞集落刺激因子（GM-CSF）则主要通过协同作用发挥作用。碱性成纤维细胞生长因子（bFGF）在体外的作用具有双重性，低浓度对基质的挛缩有轻度的促进作用，而在高浓度时却起抑制作用。在培养的成纤维细胞中加入 bFGF，可以减少 α-SMA 的表达，Grandstein 等发现干扰素能够减少 α-SMA 的表达，可能具有抑制瘢痕挛缩作用。

MFB 在正常瘢痕中逐渐消失，而在增生性瘢痕和纤维化病变中持续存在。正常情况下，MFB 通过细胞凋亡（apoptosis）而死亡、消失，表现在创面闭合后凋亡细胞数量急剧增加，诱导凋亡的机制可能是通过细胞因子或生长因子的直接和间接作用，即创面愈合时，有些因子水平降低。而若这些因子水平不下降，则可使 MFB 持续存在于瘢痕中，形成瘢痕增生及挛缩的细胞和分子基础。

第三节　瘢痕增生机制及影响瘢痕形成的因素

瘢痕是机体组织遭受损伤后修复过程中的一种补偿性的不完全再生，是以结缔组织替代上皮组织进行修复，并引起外观形态和功能学改变的产物。瘢痕形成机制虽经多年研究，但其发病机制仍未十分清楚，目前仍是困扰外科临床的一大难题。在大量临床研究的基础上，目前针对瘢痕的形成机制大概有如下观点。

一、瘢痕增生的分子生物学机制

（一）成纤维细胞与肌成纤维细胞

增生性瘢痕和瘢痕疙瘩最主要的组织病理学特征是病变部位胶原等细胞外基质过度沉积。在皮肤组织中，成纤维细胞是胶原的主要来源，是创面愈合过程中主要的功能修复细胞。如果成纤维细胞增生过度活跃，则会合成分泌大量胶原、纤维连接蛋白及蛋白多糖等细胞外基质，从而导致增生性瘢痕和瘢痕疙瘩的形成。

大量实验研究表明，瘢痕增生是由成纤维细胞 I 型/Ⅲ型胶原合成比例失调所致，简而言之，I 型胶原增多会加重瘢痕，而Ⅲ型胶原增多可减少瘢痕。

肌成纤维细胞是一类具有明显收缩功能的成纤维细胞，在超微结构和生理功能上具有成纤维细胞和平滑肌细胞的特征，它出现在皮肤伤口愈合过程中的肉芽组织内，对伤口收缩和细胞外基质的堆积起作用。肌成纤维细胞的持续存在导致的胶原过度沉积，也可引起增生性瘢痕和瘢痕疙瘩。

(二) 细胞外基质

在瘢痕中,细胞外基质有明显的合成增加和降解不足现象。细胞外基质是由不同类型胶原、各种蛋白多糖、弹性蛋白及一些具有粘连作用的糖蛋白等一系列复杂的成分构成。各基质成分间关系密切,共同维持组织的微环境和精细结构。正常情况下细胞外基质的合成与分解处于动态平衡状态,如果在修复过程中基质代谢出现失衡,则会形成病理性瘢痕。

二、细胞因子与瘢痕增生机制的研究

细胞因子是在细胞生长、分化过程中起复杂调节作用的一类多肽,与伤口愈合密切相关。近年来研究表明,在创面修复过程中,细胞因子是细胞外基质间重要的信号传导物质,其在瘢痕形成过程中也起着重要作用。常见的细胞生长因子有转移生长因子 β (transfer growth factor β, TGF-β)、血小板来源生长因子 (platelet derived growth factor, PDGF)、表皮生长因子 (epidermal growth factor, EGF)、血管内皮生长因子 (vascular endothelial growth factor, VEGF)、成纤维细胞生长因子 (fibroblast growth factor, FGF)、肿瘤坏死因子 α (tumor necrosis factor α, TNF-α)、肝细胞生长因子 (hepatocyte growth factor, HGF)、结缔组织生长因子 (connective tissue growth factor, CTGF)、神经生长因子 (nerve growth factor, NGF)、白细胞介素 (interleulin, IL) 等。这些生长因子在创伤愈合及瘢痕形成中均发挥着不同的作用,有促进瘢痕形成的,也有抑制瘢痕增生的,只有各种细胞因子保持动态平衡状态,才能抑制增生性瘢痕和瘢痕疙瘩的形成。临床上一些外用药如重组牛碱性成纤维细胞生长因子凝胶、重组人表皮生长因子凝胶,利用生长因子促进创面生长,缩短愈合时间,也间接减少了瘢痕的形成。另外,近年来新兴的富血小板血浆 (PRP) /富血小板纤维蛋白 (PRF) 内含有多种细胞因子,将其用于难愈创面治疗均取得较好效果。因此,了解各种细胞因子的特性对临床瘢痕的预防和治疗会起到积极的作用。

三、真皮组织对瘢痕形成的影响

大量临床实践表明,浅度烧伤创面愈合后不遗留或仅遗留轻微瘢痕,而深度烧伤创面愈合后存在明显瘢痕增生,这些现象说明瘢痕的异常增生可能与真皮成分的缺失程度有关。在植皮术后,瘢痕形成的程度与植皮厚度成反比。在冻伤创面如保留除血管、细胞以外的真皮组织,则愈合后几乎不形成增生性瘢痕。在创面愈合过程中,创面新生组织中的成纤维细胞形态由早期的梭形趋于多角的星形,新生胶原变得粗大,排列由早期的平行于皮肤表面转变为编织样排列,接近正常皮肤组织的胶原排列状态,这种现象在保留真皮组织的全厚皮片中表现最明显,由此可见,真皮组织可影响创面修复过程中的组织重塑。此外,有研究表明,如将真皮组织回植到全层缺损的创面上,则创面皮肤组织的力学顺应性明显改善,成纤维细胞的功能状态、多种细胞外基质的表达及促瘢痕形成因子等表达明显下调,且这种影响与回植真皮的厚度密切相关,进一步说明真皮组织缺损程度越小,越有利于组织修复。在临床上常可看到因取皮厚度不同,供皮区遗留瘢痕也不同 (图 2-3-1、图 2-3-2),因此,在创伤修复中应尽可能多地保留真皮成分而避免医源性过度损伤，目前临床上可利用真皮基质或人工真皮与自体表皮复合移植技术修复创面，减少因取皮过厚造成此种医源性损伤。

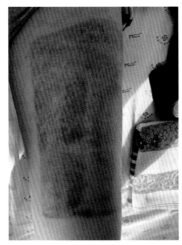

图 2-3-1　刃厚皮供皮区

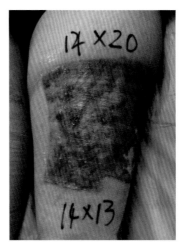

图 2-3-2　中厚皮供皮区

四、影响瘢痕形成的因素

（一）人种与皮肤色素

目前认为，黑种人、黄种人受伤后形成的瘢痕较白种人严重。皮肤色素与瘢痕疙瘩的发生有着密切的关系：有色人种皮肤色素细胞较多，易引起组织反应，形成瘢痕疙瘩，尤其在黑人中发生概率最高；在人体色素集中的部位，常易发生瘢痕疙瘩，而色素少的部位如手掌或足底则很少发生；垂体生理活动期，色素激素大量分泌，如青春期与妊娠期瘢痕发生率较高；氢化可的松等糖皮质激素是色素激素的阻滞剂，它可使胶原分解，同时减轻色素沉着及减少瘢痕。

（二）年龄

瘢痕疙瘩在青年人中比较常见，而老年人则较少出现。即使在同一部位，不同年龄所形成的瘢痕厚度也有所不同。主要由于青年人处在青春发育期，各种激素分泌及组织生长旺盛，创伤后反应强，同时年轻人皮肤张力大，易发生瘢痕增生，而老年人则皮肤松弛且皮肤张力小，瘢痕增生的发生率相对低。

（三）感染

创面发生急性或慢性感染愈合后，易发生增生性瘢痕或瘢痕疙瘩。主要由于其刺激使成纤维细胞功能紊乱，肌成纤维细胞数量增多，导致胶原过度沉积且排列紊乱，形成肉芽组织及瘢痕组织。

（四）损伤部位和张力

身体不同部位的皮肤张力不同，因此创面愈合后瘢痕形成的程度不同。如胸骨前、上臂三角肌、上背部、耳郭、肘、腕、膝、踝等部位，皮肤张力大，活动多，是增生性瘢痕好发部位；而眼睑、前额、背部下方、前臂、外生殖器和乳晕等部位，皮肤张力小，创面愈合后瘢痕形成较轻。

研究表明，皮肤具有张力松弛线，切口方向和张力松弛线的关系与瘢痕形成程度有密切联系。当切口平行于张力松弛线时，所受张力小，愈合后瘢痕形成程度较轻，而垂直于张力松弛线时，切口张力较大，所形成的瘢痕往往较重。因此手术时应尽量选择皮纹或皮肤张力松弛线作切口，以减少瘢痕的形成。

（五）遗传学因素

瘢痕疙瘩有些呈现家族性发病的特点，已有研究发现瘢痕疙瘩的遗传模式符合常染色体显性遗传，并伴有不完全显性和表型差异。我们常可了解到一个家族的直系或旁系中兄弟姐妹同时有瘢痕疙瘩的患者。而对于非瘢痕疙瘩的瘢痕患者，个别瘢痕反应强，长时间不减退或不变软、变平者，似乎也与家族遗传有一定关系，尚需进一步研究以确定有无关联。

（六）异物

灰尘、滑石粉、线结、某些化学物质等异物可引起炎症、诱发感染，如不排除可刺激伤口局部组织增生，加重瘢痕形成程度。

（七）创面深度及愈合时间

如损伤深度为表皮或真皮浅层，则愈合后创面呈粉红色，2~3个月后常自行消退而不遗留明显瘢痕及色素沉着。如损伤平面达真皮网状层则可能形成增生性瘢痕。

创面愈合所需时间与伤后瘢痕发生率也有直接关系。创面愈合时间越早，瘢痕发生率越低，否则瘢痕发生率增高。有研究表明，创面在伤后14 d内愈合者，瘢痕的发生率较低，在伤后14~21 d愈合者，瘢痕发生率为30%~35%，且多为增生性瘢痕，创面愈合时间超过21 d者，瘢痕发生率可高达50%~83%。因此，创面愈合时间与增生性瘢痕发生有密切关系。

（八）其他

切口与皮肤表面的角度、移植皮片的厚度、外科手术的精细程度及是否遵循无创操作原则均与瘢痕形成程度有关。当切口垂直于皮肤表面时，瘢痕形成程度较轻，反之较重；皮片移植的厚度越厚，创面肌成纤维细胞数量越少，瘢痕形成程度也越轻；手术过程中时刻注意无创操作原则，减少副损伤。缝合时选择针线，注意皮肤及皮下的分层及减张缝合等，也可以减少瘢痕的形成。

第四节　瘢痕的分类和分期

瘢痕是皮肤损伤愈合过程中的必然产物，是由创伤、炎症或外科手术等引起表皮破坏而启动的创伤愈合机制，是人体防卫体系中的重要组成部分。有关瘢痕形成机制的研究虽然经过多年的努力，但目前尚未揭示清楚，临床上也缺乏有效的治疗手段，瘢痕是困扰外科临床的一大难题。目前，瘢痕的分类尚缺乏统一标准，本书将临床常见的瘢痕分类做一归纳总结。

一、表浅性瘢痕

表浅性瘢痕为皮肤表层受损后引起的，多见于擦伤、皮肤表层感染、浅Ⅱ度烧伤及刃厚皮片供区等。其外观略显粗糙，可有色素沉着或色素脱失，但其表面平面软，一般不存在功能障碍，也具有皮肤的基本功能，往往仅涉及美观问题，无痛痒等不适症状，一般无须处理（图 2-4-1）。

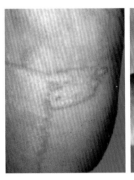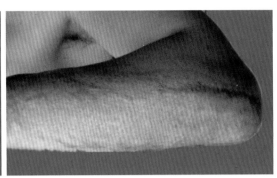

图 2-4-1 表浅性瘢痕

二、凹陷性瘢痕

凹陷性瘢痕表面明显低于周围正常皮肤，在体表造成局部凹陷畸形。凹陷性瘢痕有两种表现形式。一是瘢痕自身萎缩（即萎缩性瘢痕）：如天花、水痘后遗症，手术切口、Ⅲ度烧伤创面未经植皮而愈合的瘢痕。二是瘢痕下组织缺陷：如仅限于皮肤和皮下组织缺损，则凹陷较浅、面积较小，瘢痕较稳定，多数只有外观影响，不伴有功能障碍，多见于外伤或手术缝合不当将上皮细胞带入深层组织或感染伤口经过引流换药等处理自行愈合的伤口；如缺损累及至深部肌肉、肌腱或骨骼者，则凹陷较深，一般面积较大，与深部基底组织间发生粘连，出现功能障碍，常需手术修复（图 2-4-2）。

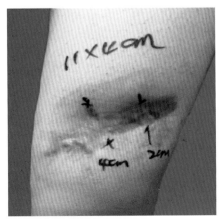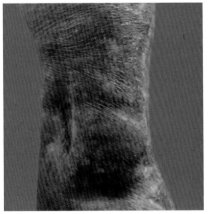

图 2-4-2 凹陷性瘢痕

三、萎缩性瘢痕

萎缩性瘢痕常见于大面积Ⅲ度烧伤后，创面仅靠周围正常皮肤组织爬行愈合。萎缩性瘢痕又称不稳定性瘢痕，此类瘢痕通常无痛痒症状，其表面组织菲薄，色素减退或增加，瘢痕较硬，局部血运循环差，表皮仅为一层萎缩的上皮细胞，基底部大量胶原纤维，深部组织粘连紧密，瘢痕表面难以承受摩擦与负重，易导致反复破溃、感染，形成经久不愈的慢性溃疡创面，晚期甚至可能发生癌变（图2-4-3）。

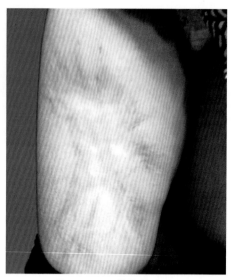

图 2-4-3　萎缩性瘢痕

四、挛缩性瘢痕

挛缩性瘢痕是以肢体或器官出现功能障碍为主要表现的一类瘢痕，同时外形也有明显改变。多见于大面积烧伤肉芽创面愈合后，瘢痕深而厚，范围较大。瘢痕由自身的收缩和（或）增生造成关节活动受限、器官移位或变形。挛缩性瘢痕的发展可以分为三个时期：增生挛缩期、减退期、成熟期（图2-4-4）。

（一）增生挛缩期

瘢痕形成于早期至半年内，少数患者可迁延1~2年，可表现为瘢痕不断增高、充血、表面可见毛细血管扩张，呈鲜红或紫红色，瘢痕四周皮肤向心性聚集呈皱缩状态，质硬韧，有紧缩感，同时可有疼痛、瘙痒症状。

（二）减退期

瘢痕形成半年后，瘢痕高度和厚度逐渐变低、变薄，硬度也趋向软化，瘢痕表面毛细血管消退，颜色加深，痛痒症状也逐渐减轻，此期约持续半年。

（三）成熟期

大约瘢痕形成一年后，瘢痕的厚度、高度、硬度均减退至低谷，基底松动，容易推动。

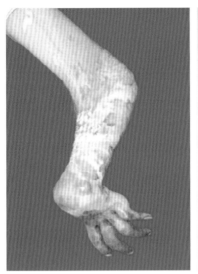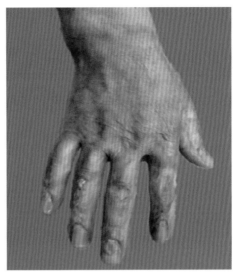

图 2-4-4 挛缩性瘢痕

五、增生性瘢痕

增生性瘢痕损伤达真皮深层，多见于深Ⅱ度烧伤和切取厚的中厚皮片供皮区创面等，偶尔可见于较深的创口和手术切口。增生性瘢痕常高出正常皮肤表面，形状不规则，表面高低不平，瘢痕厚且硬，可厚达 1~2 cm 及以上，局部可见毛细血管扩张，瘢痕呈红色或紫色，常有疼痛或瘙痒等症状，可于情绪波动、环境温度增高、天气变化或进食辛辣刺激食物时加重。一般发生在躯干四肢的增生性瘢痕不致引起严重的功能障碍，而发生在关节、口周、眼周、颈部、手指等部位的增生性瘢痕则对功能有很大影响。根据增生性瘢痕的发展规律，可分为增生期、减退期及成熟期三期（图 2-4-5、图 2-4-6）。

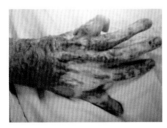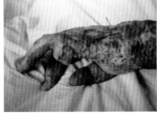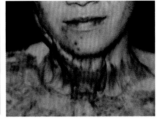

图 2-4-5 增生性瘢痕增生期

（一）增生期

瘢痕形成的 1~3 个月内，增生活跃，表面毛细血管扩张，颜色呈鲜红或紫红色，瘢痕增厚，疼痛或瘙痒症状明显，是整个瘢痕发展过程中最明显的时期。此增生期的长短因人和病变部位不同而不同，少数患者可持续半年甚至 1~2 年。一般而言，儿童和青壮年瘢痕增生期较老年人时间长，血供丰富的部位（如颜面部）瘢痕增生期比血运较差（如四肢末端）的部位时间长。

（二）减退期

瘢痕形成后的 3 个月至 1 年，瘢痕高度逐渐降低，硬度逐渐变软，颜色由红变暗，充血消退，呈褐色或近于肤色，疼痛或瘙痒症状明显缓解。

（三）成熟期

成熟期亦称静止期，大约 1 年以后，少数 2~3 年后瘢痕进入成熟期，此时瘢痕不再出现明显变化，维持减退后的硬度、厚度，瘢痕与基底和周围皮肤分界清楚，易推动，此时为手术治疗的最佳时期。

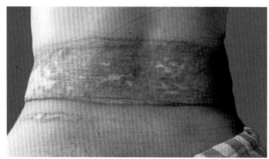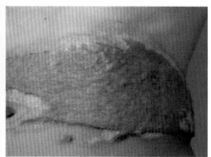

图 2-4-6 增生性瘢痕减退期及成熟期

六、瘢痕疙瘩

瘢痕疙瘩具有持续性的强大增生力，常出现向四周正常皮肤呈蟹足样浸润增长现象，故又称"蟹足肿"，是以皮损后真皮组织纤维异常纤维增生反应为特征的病理性组织。有时患者皮损很轻，甚至患者本人并无明确感觉有过损伤，即引起这种病理性增生。瘢痕疙瘩好发于胸骨柄、肩三角肌部、上背部及耳郭等，而罕见于眼睑、手掌、外生殖器等部位。瘢痕范围一般超过原病损，逐渐向四周正常皮肤浸润，高于皮肤表面，形状不规则，呈粉红或紫红色，无弹性且血运差，扪之较硬，局部痒痛感，搔抓后易破溃，可能导致脓肿、窦道，形成经久不愈的慢性溃疡创面。单纯手术切除后极易复发，且增生力更强，较原有瘢痕面积更大，增长速度也加快。根据瘢痕疙瘩的发展规律，可分为四期（图 2-4-7）。

（一）初期

皮肤表面出现米粒大小红色点状物，可被误认为毛囊炎、血管痣等，经随诊观察瘢痕逐渐增大。

（二）早期

瘢痕四周可无浸润或轻度浸润，大小不等，可有痒痛感，维持数月至数年。此期瘢痕疙瘩易与增生性瘢痕混淆，要多加鉴别。

（三）中期

皮肤表面呈红色肿块，周围有鲜红浸润带，典型患者似蟹足样，维持数年、数十年不等。

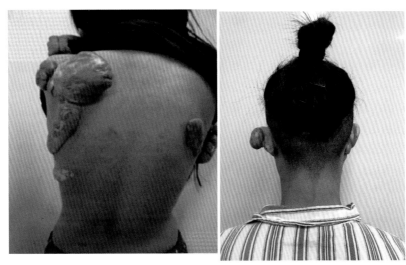

图 2-4-7 瘢痕疙瘩

（四）晚期

瘢痕疙瘩自行萎缩减退、颜色变浅、痒痛感消失。在一大块瘢痕疙瘩中可能中央部已进入晚期，周围部分仍活跃增生、向四周浸润，不断增生扩大，这是瘢痕疙瘩发展的常见形式。

瘢痕疙瘩与增生性瘢痕有很多相似之处，有些学者认为二者只是表现程度不同，或属于同种疾病的不同阶段，在某段时期二者不易准确分辨，尤其是当瘢痕疙瘩尚未发展成典型特征时。虽然如此，瘢痕疙瘩也有一些可供鉴别诊断参考的特点，具体鉴别诊断详见表 2-4-1。

表 2-4-1 增生性瘢痕与瘢痕疙瘩具体鉴别诊断

	增生性瘢痕	瘢痕疙瘩
发病年龄	任何年龄	多见于青春期后
好发部位	各损伤部位	胸骨前、上背部、耳郭、肩峰等
症状体征	疼痛，瘙痒；病变局限于创面范围内	痛痒较轻，病变超出原创面范围，边缘呈"蟹足肿"样变
病程转归	数月至 1~2 年后症状可消失，瘢痕颜色变暗，可自行减退	病程长，持续数年至数十年，数目可逐渐增多，很少自行萎缩
病理表现	胶原纤维排列紧密呈结节状，与瘢痕长轴平行，且较整齐，可见正常形态的胶原束和大量成熟的成纤维细胞	胶原纤维排列呈漩涡状，血管丰富，成纤维细胞较少，嗜酸性透明样胶原纤维黏液样基质呈网状环绕结节
组织培养	无Ⅱ型成纤维细胞；无黏液	5%~10% 为Ⅱ型成纤维细胞（细胞大、活动度小），产生黏液
手术切除	复发少	复发多，甚至明显加重

七、马乔林溃疡

马乔林溃疡又称瘢痕癌。烧伤后的瘢痕和慢性溃疡等，由于长期慢性刺激，均有恶变可能。烧伤瘢痕癌变一般分为急性与慢性两种。急性癌变多发生于烧伤后 4～11 个月，中青年多见，多因创面长期不愈引起，放射性烧伤后所形成的瘢痕较易急性恶变。慢性癌变常发生于长期不愈的深Ⅱ度烧伤创面或愈合后反复破溃创面，多发生在 1 年后。一般症状出现缓慢，瘢痕处出现溃疡，奇痒或感觉过敏，创面逐渐增大，边缘可呈菜花样，溃疡长期不愈，可伴疼痛，气味恶臭和出血等。烧伤瘢痕癌变多数为鳞状细胞癌，少数为基底细胞癌，偶有隆突状纤维肉瘤发生，瘢痕癌常经淋巴转移，总转移率达35%。一旦发生瘢痕癌，应采取积极措施，尽早处理（图2-4-8）。

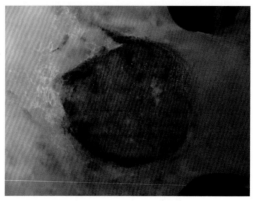

图2-4-8　马乔林溃疡

以上为临床常见的各种瘢痕类型，除此之外，根据瘢痕形态还可将瘢痕分为蹼状瘢痕、线状瘢痕、桥状瘢痕等。

第五节　烧伤预后判断

烧伤一般是由热力如沸液、炽热金属、火焰、蒸汽和高温气体等导致的体表组织损害，严重者可伤及皮下组织、肌肉、骨骼、关节、神经、血管，甚至内脏。也可发生在黏膜覆盖部位，如眼、口腔、食管、呼吸道等。此外还有一些特殊原因引起的烧伤，如电接触烧伤、化学烧伤、吸入性损伤，由爆炸冲击波引起的烧冲复合伤和放烧复合伤等。往往致伤原因越复杂，所导致的损伤越严重。因此，烧伤不仅是对局部组织的损伤，在一定情况下还会引起全身性的损伤，尤其是大面积烧伤，全身多个系统可被累及，因此有人称之为"烧伤病"。

烧伤不仅给患者带来严重的肉体创伤，同时会造成心理和精神上的伤害。很多患者由烧伤导致残疾而丧失生活能力、工作能力和毁容，其内心承受巨大的心理压力，尤其对儿童来说，烧伤的经历可能会阻碍其正常心理发育，需要家人和社会给予更多的关怀。烧伤治疗及康复是一个漫长而艰难的过程，如何能够最大限度恢复患者的容貌和功能是每个烧伤专业医生毕生研究的目标，如何准确评估烧伤患者的预后并给予正确的康复指导至关重要，有很多并发症通过采取有效的干预措施是可以避免发生的。烧伤的预后包括以下几个方面。

一、治愈率

影响烧伤治愈率的原因很多，如烧伤面积、深度、急救和早期处理是否及时恰当等，现将影响烧伤治愈率的几个主要原因作一阐述。

（一）与烧伤严重程度的关系

1. 与烧伤面积的关系　我们通常按烧伤面积及深度将烧伤严重程度分为轻、中、重、特重度烧伤。轻度为总面积 10% 以下的 Ⅱ 度烧伤。中度为总面积在 11%～30% 或 Ⅲ 度烧伤面积在 9% 以下。重度为总面积 31%～50% 或 Ⅲ 度烧伤面积在 10%～19%，或烧伤面积不足 31%，但有下列情况之一：全身情况严重或有休克；复合伤，包括严重创伤、冲击伤、放射伤、化学中毒等；中重度呼吸道烧伤。特重度为总面积 50% 以上或 Ⅲ 度烧伤面积在 20% 以上。一般来说，烧伤面积越大，治愈率越低。但由于各个阶段收容患者的烧伤面积不同，用总治愈率评价某组患者或某一阶段的烧伤治疗水平是不确切的。为此，目前临床上多采用 LA50［烧伤半数死亡（治愈）面积，Lethal area 50］测算。

2. 与烧伤深度的关系　烧伤深度不同，治愈的最终结果差别很大。在烧伤面积相同情况下，Ⅲ 度烧伤越多，治疗效果越差。虽然 LA50 在一定程度上说明烧伤面积不同对治愈率的影响，但不能证明不同烧伤深度之间的差异。因此有学者建议采用 LA50（Ⅲ度）来表示。临床实践表明，如果将烧伤总面积与 Ⅲ 度烧伤面积结合起来进行评估，可能更准确一点，但目前尚无此种比较确切的评估方法。文献上曾有人采用烧伤指数来估计烧伤严重程度，Ⅲ 度烧伤指数为 1，Ⅱ 度（包括浅 Ⅱ 度和深 Ⅱ 度）烧伤指数为 1/2。总之，计算烧伤严重程度的方法很多，国际上尚无统一标准，有待进一步实践和研究。

3. 与吸入性损伤的关系　吸入性损伤对治愈率有很大影响，烧伤合并吸入性损伤的病死率明显高于单纯皮肤烧伤患者的病死率。吸入性损伤的病死率统计不一，文献报道大多在 40%～50%，统计差异与轻、中、重度吸入性损伤所占比例不同有关。大面积烧伤患者多伴有不同程度的吸入性损伤，因此早期对吸入性损伤的准确判断及积极治疗对提高治愈率至关重要。

4. 与复合伤的关系　复合伤增加了烧伤治疗的难度，也增加了对机体的创伤程度。但由于复合伤的严重程度不同，其所造成的影响也不同。有资料表明，烧伤伴有复合伤的患者治愈率为 82%，明显低于同组总治愈率 95.1%，其中伴有脑外伤、胸腹部外伤者治愈率更低，表明复合伤是影响烧伤预后的重要因素之一。

（二）与年龄的关系

烧伤与其他疾病或创伤相同，与年龄有密切关系，而且在烧伤患者中更加明显。年龄越小或越大，其治愈率越低。确切地说，在成年以前治愈率与年龄呈正相关，成年以后则相反，年龄越大，治愈率越低，65 岁以上老年人的治愈率明显低于儿童。这主要由于老年人的内脏、神经、内分泌、免疫、修复等功能已趋于低下，尤其是在遭受外界打击后，其身体机能更是每况愈下。

（三）与早期处理的关系

除了伤情、年龄和健康状况因素外，早期给予及时恰当的处理，患者预后情况会明显改善，无论是休克、感染还是内脏并发症均较低，治愈的可能性也较高。早期处理包含内容较广，环节较多，其中包括现场急救，特别是技术力量前伸、后送途中处理、早期积极复苏抗休克、早期切削痂手术治疗封闭创面等，这些治疗是提高救治率，尤其是提高严重大面积烧伤患者治愈率及降低伤残率的十分关键的举措。

上述是影响烧伤治愈率的几个较为主要的因素，还有一些其他因素，比如患者既往的健康状况（是否有心血管、肺部疾病或慢性疾病，特别是慢性消耗疾病），治疗的条件等都将影响治愈率。

二、死亡原因

烧伤患者的死亡原因多较复杂，常常不是单一原因，随着治疗的不断进步，烧伤的主要死亡原因也随之变化。根据大量临床病例分析，目前烧伤患者死亡原因中内脏并发症居首位，感染次之，吸入性损伤列第三位，三者共占85.58%。三者英文首字母均为"I"（internal organ complication，infection，inhalation injury），故简称"3I"，是目前烧伤的主要死亡原因。

就目前来看，很多严重休克、感染或吸入性损伤的患者，最后多因内脏并发症而死亡，这是内脏并发症居烧伤死亡原因首位的原因。死于内脏并发症的患者多数为肺部并发症，其次为多脏器衰竭。肺部并发症的高发有诸多因素，其中主要因素为：①与呼吸系统解剖生理的特殊性有关。②与吸入性损伤有关。吸入性损伤的主要病理变化为气管支气管炎、肺水肿、支气管阻塞和肺萎陷或不张，这些病变可导致或继发肺内感染、发生肺功能不全或衰竭。③与长期卧床导致坠积性肺炎有关。严重烧伤患者常长时间卧床，并不敢用力咳嗽排痰，如不注意翻身叩背等常规护理，很容易导致坠积性肺炎的发生。④与营养不良有关。大面积烧伤患者由于伤后持续很长一段时间的高代谢反应，往往易发生营养不良，导致贫血、低蛋白等。顽固的低蛋白血症常引起胸腔、腹腔等第三间隙积液，增加了肺部感染的概率。肺功能不全不仅会加重肺水肿和肺内感染，形成恶性循环，而且能加重缺氧和低氧血症，进而导致多脏器损害和易于发生全身性感染。由此可见，吸入性损伤不仅是导致死亡的主要因素，也是导致全身感染和内脏损伤的重要因素。

随着休克、感染治疗措施的改进，大面积烧伤患者的存活时间显著延长。研究发现，早期损害是烧伤后并发症之源，其实质是缺血缺氧，基本发病原因是血流灌注不足和失控性炎性反应。因此，烧伤治疗应积极处理，针对诸多的早期损害因素，给予积极的预防性治疗，从而降低并发症的发生。

三、后遗症

严重烧伤患者往往会发生多种后遗症，主要有两个方面：一是各系统和内脏并发症，二是瘢痕增生、挛缩及骨关节受损等引起的畸形和功能障碍。内脏并发症常包括肺功能不全、心功能不全、肝肾功不全、应激性溃疡等，这些并发症一般在创面愈合后经过一段时间的休养可逐渐恢复。而有些并发症，如深静脉血栓、泌尿系统结石、严重吸入性损伤引起的支气管狭窄、慢性多发性脓肿等，则多须进行一定治疗才能改善或康复。

烧伤患者最常见的后遗症是由于瘢痕增生和挛缩造成的畸形和功能障碍。严重者可导致骨关节畸形，尤其是儿童，其瘢痕限制了软组织，不能与骨同步生长，导致骨关节畸形更为严重。这些由瘢痕导致的后遗症，严重降低了患者的生活质量及工作能力，亟待改善和提高。因此，如何减轻烧伤患者创面愈合后瘢痕增生及挛缩问题一直是众多学者的研究热点。早期治疗是否得当与瘢痕增生及挛缩程度密切相关。

四、早期治疗过程中应注意以下问题

（一）正确处理创面

1. 早期正确及时处理创面，是减少其感染发生率的重要因素，有利于创面愈合。而保证创面得到及时正确处理，最好是到医院在医生指导下进行，而不是用民间的土办法或祖传秘方等。医院常接待一些伤后自行在家处理，未治愈而来医院的患者。伤后自行在家用牙膏、盐、酱油、大酱、松树皮灰或一些不为人知的祖传秘方等进行处理，导致创面感染、加深，而且造成创面延迟愈合或遗留严重瘢痕。因此伤后第一时间正确、及时处理创面尤为重要。

2. Ⅱ度烧伤患者早期清创，变烧伤创面为创伤创面，能加快创面愈合，缩短愈合时间，减少瘢痕增生。目前有主张对Ⅱ度创面在 48 h 之内进行磨削痂手术，去除坏死组织，保留间生态组织，同时启动创面愈合机制，明显加快了创面愈合时间，减少了愈后的色素沉着及瘢痕增生。有报道表明，烧伤创面愈合后是否遗留瘢痕与愈合时间呈正相关关系，愈合时间越长，遗留瘢痕的概率越大。

3. Ⅲ度烧伤创面溶痂后及时植皮，一旦延误植皮时机，导致肉芽组织水肿或增生过度，植皮存活率低，易形成瘢痕增生。目前随着医学发展的不断进步，对于Ⅲ度烧伤的治疗也变得积极主动，在患者生命指标平稳的情况下，主张早期切削痂植皮治疗，避免创面长时间不愈合而导致的炎症反应，也减轻了瘢痕形成的程度，另外，早期的功能锻炼也可以减少关节僵硬、畸形等并发症的发生。

4. 功能部位的深度烧伤，切、削痂后主张应用大张中厚或全厚自体皮移植，降低瘢痕增生和挛缩的概率。近年来也有应用复合皮移植来预防功能部位瘢痕增生或挛缩的发生，总之，在移植物中增加真皮成分是减轻皮片移植后发生挛缩的有效措施。

（二）正确选择和处理供皮区

供皮区取皮过深可导致创面愈合延迟，增大瘢痕再形成的概率。因此取自体皮时，切忌过深，并注意无菌操作，防止感染。但是临床实际工作中，有些患者其受皮区往往需要较厚的皮片进行移植方能保证其功能和外观，这时也有一种取皮方法，即在供皮区取较厚皮之后，再在其邻近或其他部位取一层刃厚皮移植于取皮较厚的供皮区，这样可以有效防止其供皮区的瘢痕增生。另外，应用复合皮移植也可以解决这个问题，尤其是在复合皮移植中采用头皮作为表皮覆盖，可不遗留供皮区痕迹。

（三）及时行肢体环状深度烧伤减压

肢体环状深度烧伤多累及肌肉，致深筋膜下张力增高，引起筋膜腔隙综合征，如不及时切开减张，可导致肢体末端或深部肌肉、肌腱等缺血坏死，造成残疾。

（四）治疗中注意保持肢体功能位置

常见畸形有足下垂、腕下垂、掌指关节过伸等，必要时可用石膏托、夹板等保持功能位，防止畸形愈合。

（五）早期功能锻炼

在不妨碍创面愈合的情况下，及早开始功能锻炼，预防瘢痕粘连、挛缩、关节僵直等并发症。目前主张康复治疗在重症监护病房（ICU）进行，即与烧伤治疗同步进行，而不是在创面愈合后。

（六）及时处理已形成的畸形

在某些功能部位的畸形应及时处理，否则畸形将日趋严重。特别是儿童，由于瘢痕限制软组织不能与骨同步生长，时间越长，畸形越重，应尽早进行整形手术，最大限度恢复功能。

（七）长时间坚持抗瘢痕治疗

瘢痕一旦形成，一般需一年左右时间稳定，特殊体质患者可能需更长时间，这意味着我们对瘢痕的防治绝不是一朝一夕，而是要长期坚持，除了做一些抗瘢痕治疗外，还要在饮食上多加注意，少食辛辣及含蛋白高的食物，尤其是海产品。因此，对烧伤患者的宣教及科普非常重要，需要患者积极配合。

（崔正军　王　杨　孙　威）

第三章　烧伤物理治疗

第一节　体位摆放

烧伤康复应该开始于烧伤后的第一天，而良好的体位摆放对烧伤患者的后期康复也起到至关重要的作用。若早期未进行正确的体位摆放可能会造成瘢痕挛缩粘连、关节畸形及活动障碍。故正确的和持续的体位摆放是烧伤后康复治疗的重要手段。

体位摆放就是通过持续地将患者各关节摆放在"功能位"，从而促进肿胀的消退，帮助受累的关节获得更好功能，帮助创面护理及愈合，预防神经损伤的发生等。烧伤创面治疗时间长，轻者需要 2~3 周时间，重者需要数月。烧伤早期患者伤情重，生命体征波动大，常常需要生命支持，这个时候的康复治疗需要平衡创面处理与功能康复的矛盾。烧伤创面因长期包扎、制动及疼痛的存在，患者往往采用个人感觉舒适的体位并保持不动，但是舒适的体位往往是最可能发展成挛缩的体位，从而造成烧伤患者创面尚未愈合，功能障碍与畸形即已发生，导致烧伤患者的皮肤完整性被破坏。这给康复治疗，特别是烧伤早期的康复治疗带来了客观上的困难。帮助患者摆放正确的体位，是烧伤患者走向康复的第一步，也是预防瘢痕挛缩的第一种工具。体位摆放治疗从烧伤后开始并贯穿烧伤康复全过程。

一、体位摆放的目标

体位摆放的目标是促进肢体肿胀的消退，维持并改善关节活动度，减轻关节和软组织粘连的发生，延缓降低肌肉萎缩及肌力下降的速度与程度，最重要的是对抗关节挛缩。正确的体位摆放就是把身体的各关节摆放在功能位或者是抗挛缩位。

当肢体处于某个基础位置上能够很快地做出不同动作的体位，即称为"功能位"。当关节功能不能进行全角度活动范围时，则必须保证其最有效、最基础活动范围，即以各个关节的功能位为中心来扩大活动范围。下面依次介绍四肢各关节的功能位。

上肢主要功能是手，以及肩关节、肘关节、腕关节。肩关节处于外展 45°~50°，前屈 15°~30°，内旋 25°~30° 位置。肘关节处于屈曲 90°，其有效的活动范围是屈曲 60°~120°。体力劳动者，可维持在屈曲 60°~70°，以便回归社会后使用劳动工具。腕关节处于背伸 20°~30°，但有时需要根据患者的需求来定，腕关节的尺偏大于桡偏。因为手拥有最精细和复杂的功能，这是身体其他部位肢体不能相比的，特别是拇指的外展及对掌运动。手康复的目标是恢复无痛性、全范围活动的手，伸直而不能屈曲的手是不成功的。手应首先具有屈曲抓握和对指功能，其次是手的伸直功能。如果手指不能屈曲，则可以增加掌指关节的屈曲活动来补偿。手部功能的重要程度（从最重要开始排列）应该是：①桡尺关节，旋前>旋后；②腕关节，伸腕>屈腕，尺偏>桡偏；③手指关节，依次是掌指关节屈曲、指间关节伸展、掌指关节伸及指间关节屈曲；④拇指，腕掌关节外展、内旋、掌指关节屈伸和指间关节屈伸。

下肢主要功能是负重、平衡和行走，要求下肢关节稳定，有一定的活动度。髋关节伸直达到0°，屈曲达到60°。膝关节伸直位是功能位，但可容许稍屈曲5°左右。一般屈膝达105°就可以保证膝关节的良好功能。踝关节功能位是足部与小腿垂直。

总结以上功能位的内容，肩关节：外展45°，前屈30°，内旋15°。肘关节：屈曲90°；体力劳动者，可维持在屈曲60°~70°，以便使用劳动工具。腕关节：背伸20°~30°。髋关节：前屈曲15°~20°，外展10°~20°，外旋5°~10°。膝关节：屈曲5°左右。踝关节：90°。女性的踝关节功能位，可跖屈5°~10°，以适应穿有跟鞋，维持其身体稍前倾的姿态。

从对抗烧伤患者关节挛缩的角度，进行体位摆放又稍有不同（表3-1-1）。

表 3-1-1　抗瘢痕挛缩、畸形体位表

烧伤部位	可能出现的畸形	抗畸形体位
头面部	眼睑外翻、小口畸形	压力治疗，使用撑口器
颈前部	屈曲挛缩	颈部轻度过伸并中立
肩	上提、后撤、内收、内旋	肩外展90°并外旋
肘	屈曲并前臂旋前	伸直位
手	手背烧伤—MP过伸展，PIP和DIP屈曲，拇指IP屈曲并内收，掌弓变平（鹰爪）	腕背伸20°~30°，MP 70°，PIP和DIP均为0°，拇指外展及对掌位
	手掌烧伤—PIP和DIP屈曲，拇指IP屈曲并内收	腕背伸20°~30°，MP、PIP和DIP均为0°，拇指外展
躯干	脊柱侧凸，脊柱后凸	伸直位
髋	屈曲、内收	中立至外展15°位
膝	屈曲	完全伸直位
踝	足跖屈并内翻	足背曲位
足趾	背曲并短缩	背伸位

二、烧伤患者常用的体位摆放

（1）烧伤累及的部位均需要正确持续的体位摆放。因烧伤患者存在皮肤缺损，需要保持干燥、透气，另外也因为其需要长时间的制动，所以烧伤后常用的体位摆放为"大"字形（图3-1-1）。

（2）头部适当抬高，利于减轻头面部肿胀（图3-1-2）。口唇应用撑口器预防小口畸形（图3-1-3）。

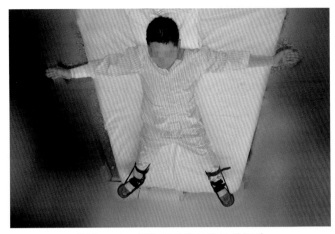

图 3-1-1 烧伤后常用的体位的摆放

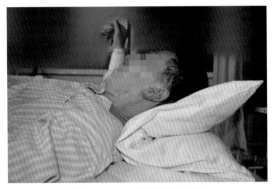

图 3-1-2 头部适度抬高

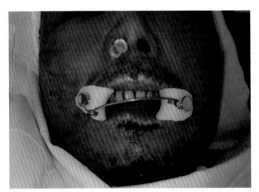

图 3-1-3 口唇应用撑口器

（3）颈部烧伤则需采用去枕头后仰位，可在肩下垫长枕使颈部充分后仰（图 3-1-4）。

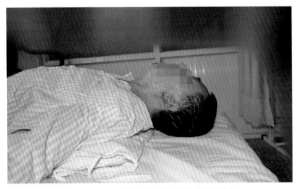

图 3-1-4 颈部烧伤采用头后仰位

（4）上肢应充分外展（肩关节外展 90°），同时上肢水平内收 15°～20°。肘部烧伤在屈侧，采用肘部伸直位摆放。肘部烧伤在伸侧，采用肘关节屈曲 70°～90°位。如肘部烧伤为环形，创面愈合期需采用以伸直为主，伸直位与屈曲位交替的摆放策略；瘢痕形成期需采用以屈曲为主，伸直位与屈曲位交替的摆放策略。前臂尽量保持旋后位，即掌心与脸面向同一个方向。

（5）手腕一般保持轻度背伸（0°~30°）、尺偏。如果手背烧伤，腕关节保持掌屈位。如果手背和手掌同时烧伤或者手腕环形烧伤，腕关节应以背伸位为主，另外应防止压迫正中神经和尺神经，以及静脉回流不畅。

（6）手的体位根据创面的不同情况有不同的摆放方式。原则是保持手指关节侧副韧带的长度，对抗瘢痕挛缩，按照各关节重要性的排列顺序来摆放。手指各关节重要性依次是：掌指关节屈曲>指间关节伸>掌指关节伸>指间关节屈。拇指则是：腕掌关节外展>内旋>掌指关节屈伸>指间关节屈伸。尽早利用定制的矫形器提供手部支撑。

（7）下肢关节中，髋关节应在中立并外展15°左右的位置，改善会阴、大腿根部烧伤创面的透气性，有利于烧伤护理。膝关节处于充分伸直位。踝关节处于中立位（图3-1-5）。

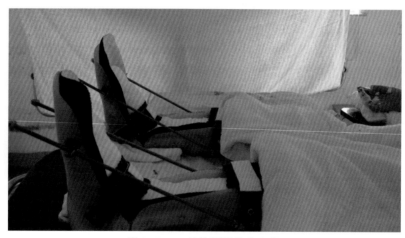

图3-1-5　保持踝关节中立位

体位摆放是烧伤患者康复治疗的第一步，需要医护与患者的每天坚持，日积月累，水滴石穿，微薄之力也能做出艰难之事。

第二节　运动疗法

运动疗法是指通过主动运动和被动运动使烧伤患者的肌肉、肌腱、关节等处于活动状态，能够维持和改善烧伤患者的肢体功能。烧伤早期创面适当制动，有利于创面的愈合，但制动时间过长，则会造成关节挛缩、肌力下降等功能障碍问题。早期运动疗法介入可以减少瘢痕导致的畸形，同时能够加快瘢痕的重构，减少瘢痕的总量，对抗瘢痕的挛缩。

一、关节松动训练

（一）被动活动

被动活动是一种用来维持关节活动度，牵伸组织的训练方式，它几乎不需要患者消耗能量。早期被动活动是评估关节运动手段之一。早期被动活动能够使昏迷的患者或ICU 的患者保持关节运动和润滑，病情相对稳定的患者可以通过外力来帮助完成活动肢体的动作。由于病情危重或因药物治疗等因素导致主动活动受限的患者，进行被动活动时应该柔和、缓慢，以避免过度伸展关节，造成不必要的损伤。有时候被动活动需要让患者处于麻醉状态时进行。对一个焦痂切开术后的患者一旦成功止血，可以在一定活动范围内进行被动活动。限制性的被动活动能帮助肌腱滑动和防止肌腱粘连。但是当有肌腱暴露时使用这种方法要小心。随着患者病情的进展，被动活动应逐渐被主动助力运动、主动运动或抗阻运动所取代。被动活动可能会引起一些细微撕裂的组织损伤，导致瘢痕形成增加，在这种情况下需要在活动后进行冰敷，最大限度地减少组织损伤。被动活动的临床适应证见表 3-2-1。

表 3-2-1　被动活动的临床适应证

意识障碍
严重药物治疗
病情危重
关节活动度下降
瘢痕挛缩
周围神经损伤
关节活动性的保留
麻醉的患者
行焦痂切开术的区域
肌腱滑行的保留

1. 头颈部被动运动　患者处于仰卧位，治疗师坐在患者头侧，位于躯干和上肢之间，用左手托住头后部，右手放在下颌上，身体后倾，借助躯干和上肢的力量将头向后牵引（图 3-2-1）。颈前部烧伤，治疗师可用左手托住颈项部，使头充分后仰，右手向后牵引，然后做颈部各个功能位置的活动，如颈前屈、后伸、侧屈、旋转等方位的活动，使颈部肌肉得以松弛（图 3-2-2）。

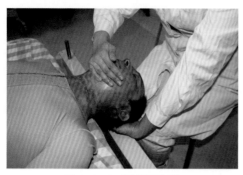

图 3-2-1　颈部后牵引

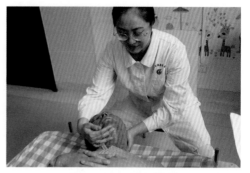

图 3-2-2　颈部侧屈

2. 肩关节被动运动　治疗师位于躯干和上肢之间，左手握持肘关节外侧，右手放于腋窝，右拇指置于右腋前，左手向内推肘关节，右手向外推肩关节，增加肩关节活动范围（图 3-2-3），然后右手放在患侧肩上，左手握持肘关节，将上臂向外推，增加肩关节活动度（图 3-2-4）。

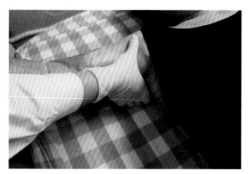

图 3-2-3　外推肩关节

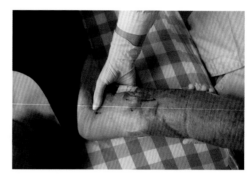

图 3-2-4　增加肩关节活动度

3. 腕关节被动运动　患者前臂置于桌面上，手垂于桌缘外，手背朝上。治疗师一手固定尺、桡骨茎突处，另一手握持手掌，在向远端牵拉的同时腕关节分别向手背、掌侧、桡侧、尺侧滑动（图 3-2-5）。

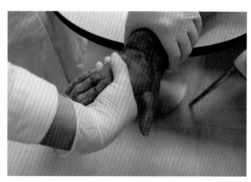

图 3-2-5　腕关节被动运动

4. 各掌指关节和指间关节屈曲挛缩的被动伸展　患者可将手掌放于桌面上，用沙袋压迫或置于分指板内，促使指关节伸直（图3-2-6）。

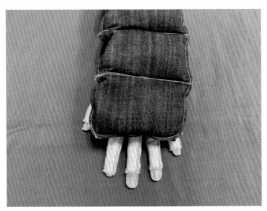

图 3-2-6　沙袋压迫

5. 膝关节屈伸关节活动受限　患者取仰卧位，伸膝，治疗师一手固定膝关节上方，另一手放在髌骨上，拇指在外侧，四指在内侧，将髌骨向内侧、外侧，或向上、向下滑动（图3-2-7），然后患膝置于屈曲位，治疗师坐在矮凳上，固定患侧足于两膝间，双手握持胫骨，四指在后，拇指在前，伸肘，体重下倾，拇指向后推胫骨（图3-2-8）。

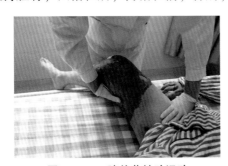

图 3-2-7　膝关节被动运动

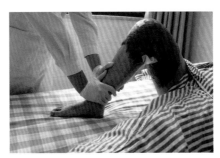

图 3-2-8　后推胫骨膝关节被动运动

6. 髋部前面瘢痕　患者取俯卧位，对抗髋部屈曲挛缩；站立位时应做髋关节后伸运动。髋部后面和臀部瘢痕应取仰卧位，屈曲髋关节（图3-2-9）；站立位时做下蹲训练。仰卧时，患侧下肢应置于外层位。对髋关节进行被动屈曲和伸展训练，应注意给予内收、外展、外旋等关节功能的训练，可使用下肢关节持续被动活动器进行被动活动（图3-2-10）。

7. 腘窝瘢痕　做伸膝训练，患者取俯卧位，使膝关节伸展；或在膝前垫一薄枕，使膝关节充分伸展，腘窝瘢痕得到充分牵拉（图3-2-11）。

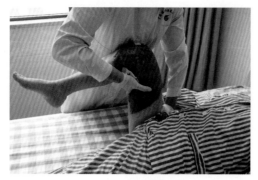

图 3-2-9　屈曲髋关节

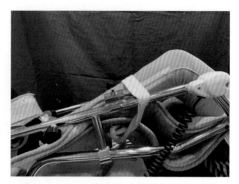

图 3-2-10　被动活动器进行被动活动

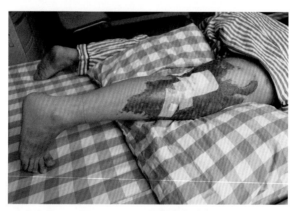

图 3-2-11　腘窝瘢痕牵拉

8. 踝关节被动运动　患者取仰卧位，治疗师一手握持足跟，并用该侧前臂屈侧抵住患者足掌，另一手固定小腿，身体向前倾，借助重力及前臂用力，做足背伸、跖屈、内翻、外翻关节活动，然后放松，再重复操作（图 3-2-12），踝关节可做顺时针和逆时针环绕运动。

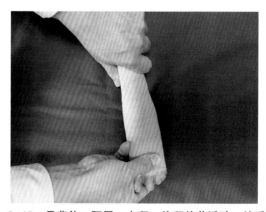

图 3-2-12　足背伸、跖屈、内翻、外翻关节活动，然后放松

（二）主动助力运动

由于虚弱、害怕，或是绷紧的组织等原因造成关节活动受限时，患者需要进行主动助力运动训练。主动助力运动常常发生在关节活动之末。治疗师应该鼓励患者尽可能主动运动，必要时再提供一点帮助。主动助力运动训练的临床适应证见表3-2-2。

表 3-2-2 主动助力运动训练的临床适应证

关节活动度受限
瘢痕挛缩
焦痂切开术的区域
皮肤移植成活后
生理需求的增加
心力储备的下降
低通气量和呼吸状况
长期住院继发的肌力下降

焦痂切开术后的区域可以进行主动助力运动；移植成活的皮片依附性较好，不会从创面脱落时也可以进行主动助力运动；为了减少身体能量，患者在高代谢应激的时候也需要进行主动助力运动。

（三）主动运动

主动运动可减轻水肿，改善血液循环，延缓肌肉萎缩，预防软组织短缩。关节强直、没有活动度时进行主动运动意义不大，患者能在合理时间内获得一个特定关节全范围活动度，就可以进行主动运动训练。主动运动可以通过肌肉泵的激活帮助减轻水肿，促进静脉和淋巴回流。同时，主动运动可以促进某一区域的血液循环，预防血液循环受阻产生的并发症，比如深静脉血栓。

早期制动会造成关节活动度丧失、肌力下降等问题，除烧伤部位需要进行主动运动外，治疗师应鼓励患者对未烧伤部位进行主动运动以保持正常关节活动度，防止肌肉萎缩，增加因烧伤导致的弱肌群肌力。当肌腱

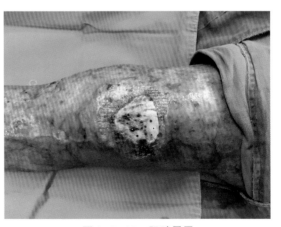

图 3-2-13 肌腱暴露

暴露进行主动运动训练时，患者随意肌收缩不会导致肌腱断裂。为了避免覆盖附着于关节上的伸肌腱断裂，对任何怀疑有广泛损伤的肌腱应当采取保守治疗，使受损肌腱在一个松弛位制动位置（图3-2-13）。

早期植皮后的第一周内不能够进行主动运动，因为施压可能会破坏皮肤着床，而对

于移植后成活的皮肤应该尽早进行主动运动（图3-2-14）。

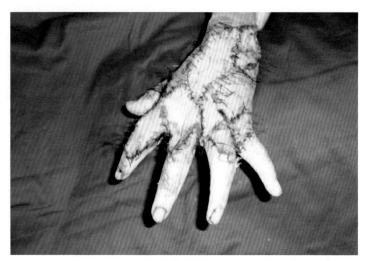

图 3-2-14　手背移植中厚皮 7 天，手部运动

1. 颈前瘢痕　主动运动时患者仰卧位，肩背下垫小薄枕头，深呼吸放松颈部肌肉，使颈充分后伸，牵拉瘢痕，使颈部后伸达到一定范围（图3-2-15）；俯卧位时，双上肢放于躯干两侧，或双肘屈曲支撑床面，头向后仰（图3-2-16）。对于颈一侧瘢痕，仰卧位时头向健侧倾斜；坐位或立位时患侧手提重物，头协调地倾向健侧，肩和上肢向下牵拉，增加患侧颈部侧屈的活动范围。

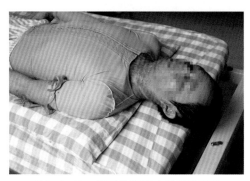

图 3-2-15　仰卧位颈部主动后伸运动

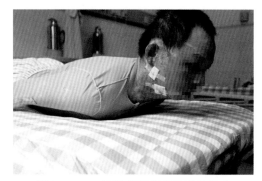

图 3-2-16　俯卧位颈部主动后仰运动

2. 上肢内侧烧伤瘢痕　患者易出现屈曲性挛缩，肘关节伸展受限。患侧手可握持肋木，身体向后倾，借助自身重力促使肘关节伸直（图3-2-17）；或手提重物，对抗屈曲挛缩，促使肘关节伸直。也应采用前臂内外旋转运动器，进行前臂旋前、旋后训练（图3-2-18）。

3. 双侧腋部瘢痕　患者处于仰卧位时上肢外展90°或双手五指交叉放于脑后，促使肩外展（图3-2-19）。一侧腋部烧伤，局部有瘢痕时，患侧手放在患侧肩上，健侧手放置在腰背部，双手各握毛巾的一端，做一上一下的擦背动作，或做上肢滑轮训练，双手交替上下拉动（图3-2-20）；或做肋木训练，患手握持肋木，身体向外倾斜，借身体重力外展肩关节。这些动作有利于牵伸瘢痕，松解挛缩组织。

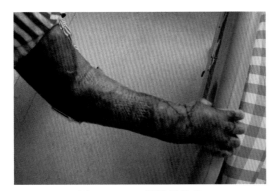

图 3-2-17　锻炼肘关节

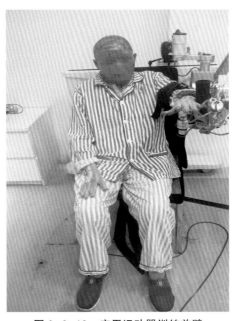

图 3-2-18　应用运动器训练前臂

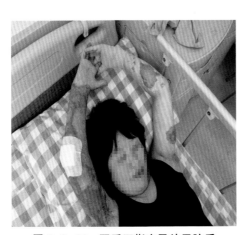

图 3-2-19　双手五指交叉放于脑后

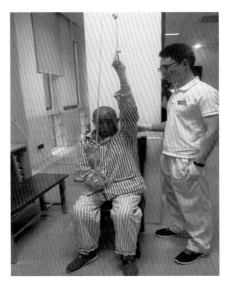

图 3-2-20　做上肢滑轮训练

4. 腕部背侧瘢痕　患者训练时取坐位，屈肘 90°，前臂放于桌面上，手置于桌缘外，手背朝上，手向上抬，呈腕背伸状态，放松后再重复进行，使伸腕肌力量增加（图 3-2-21）；也可以将沙袋缚于手背上，使腕关节呈屈曲状态，牵拉腕部背侧瘢痕和挛缩组织（图 3-2-22）。

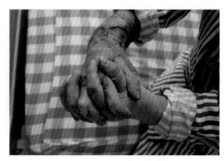

图 3-2-21　腕部瘢痕背伸

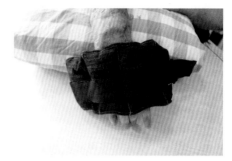

图 3-2-22　沙袋缚于手背

5. **腕部掌侧瘢痕**　患者前臂置于桌面上，掌心向上，将一小枕头置于腕部背侧，使腕部呈背伸状态，此时做腕关节屈曲活动，使屈腕肌力量增加（图 3-2-23）。若将沙袋置于手心，使腕关节进一步呈腕背伸状态，牵伸腕部掌侧瘢痕和挛缩组织。也可以握持腕关节屈伸运动器，训练腕关节的屈伸能力。

6. **手掌瘢痕**　患者出现手指屈曲挛缩时，取坐位或站立位，手指伸直，置于桌面上，掌心向下，腕关节背伸，肘关节伸直，身体向患侧手倾斜，借助身体的重力使手指充分伸直（图 3-2-24）。手背有瘢痕，影响手指屈曲时，手指背侧置于床面，掌指关节、指肾间关节屈曲，肘关节、腕关节伸直，身体向患侧手倾斜，借助身体的重力使手指充分屈曲，拇指训练应做对指运动，拇指指腹与其他四指指腹做对指运动，手指还应做分指和侧捏运动。

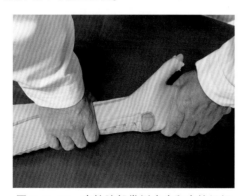

图 3-2-23　牵拉腕部掌侧瘢痕和挛缩组织

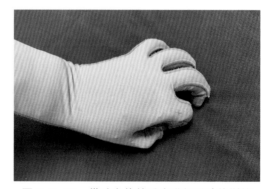

图 3-2-24　借助身体的重力进行手功能训练

二、牵伸治疗

避免瘢痕组织延展性下降的治疗方法首选是在活动下降或挛缩的地方给予持续的、缓慢的、长时间的牵伸。在患者能忍受的疼痛范围内把愈合的瘢痕组织牵伸到变白，直到瘢痕组织变得更加平坦或颜色恢复。一般需要 0.45~0.90 kg 的动力将瘢痕组织牵伸到变白，并且要维持一段时间。在维持这个牵拉前，需要重复 6~7 次牵伸来保证瘢痕组织处于一个最理想的长度。在做牵伸之前可先进行热疗或可以产生热量的治疗，这样可以达到放松牵伸组织的目的，促进牵伸治疗效果，例如蜡疗或超声。

治疗师可以在关节活动末端使用收缩—放松方法，或用滑轮和砝码来给予一个柔和持久的牵伸。收缩—放松是一种在治疗师进行牵伸外层组织时，肌肉等长收缩，然后放松的方法。这个步骤应该在接近患者可达到的关节活动末端时进行，并且重复直到达到全关节活动度或不能再增加的关节活动度。

可以采用滑轮或利用患者自身重量对烧伤患者的腋窝、肘关节、腕关节、膝关节、跟腱等区域进行牵伸训练。肘关节、膝关节和腕关节的瘢痕可采用静态的重力进行牵伸。例如，一侧膝关节屈曲挛缩的患者坐在椅子上，将患腿放在另一张椅子上，膝关节在两个椅子之间没有被支撑。然后在患者的耐受范围内逐渐将重量施加在膝关节上，让患者保持膝关节伸直

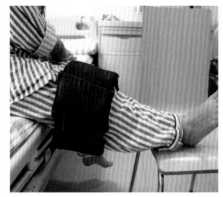

图 3-2-25 重量使膝关节伸直

状态（图3-2-25）。举一反三，如果是踝关节的话，可以让患者俯卧，保持踝关节伸直状态。

在瘢痕颜色变白之前，因为疼痛或者其他原因，患者可能会要求停止牵伸，此时应鼓励患者放松，采用深呼吸和想象的方法来缓解患者疼痛。有经验的治疗师可根据临床经验来确定牵伸瘢痕组织的耐受程度和范围。

有效的皮肤瘢痕牵伸技术应是缓慢、持续的。被牵伸的组织应是可见的、并应沿牵拉线触诊以保证该处皮肤没有撕裂。牵伸可以借助徒手力量、自身体重、牵引器及系列石膏夹板等来完成。若为整个肢体瘢痕，宜做整体牵伸；多个关节的瘢痕，则应做多关节同时牵伸。拮抗肌的肌力练习也有利于预防和治疗关节和肌肉挛缩。在瘢痕部位进行蜡疗和持续牵伸约 30 min，不但有助于增加关节活动度，还可以减轻关节的不适并润滑皮肤（图3-2-26）。石蜡的温度必须适宜，以预防烫伤感觉迟钝的皮肤（图3-2-27、图3-2-28）。持续牵伸可以增加关节活动度。训练过程中另一个重要原则是对全长度的烧伤瘢痕进行总牵伸。如果一块瘢痕跨过多关节，就会需要同时牵伸所有受累关节，除非在组合运动中受累关节均获得全范围关节活动度，否则单个受累关节很难有全范围活动度。

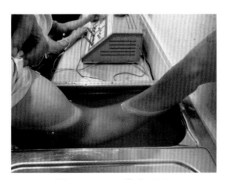

图 3-2-26 蜡疗（1）

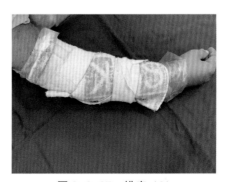

图 3-2-27 蜡疗（2）

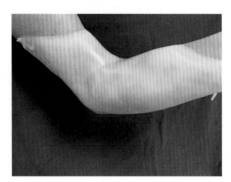

图 3-2-28　蜡疗（3）

愈合后或植皮后的关节牵伸活动度的保持比急性期更困难。挛缩的烧伤瘢痕形成条索、使瘢痕变厚及关节活动度受累。当瘢痕正经历内部变化，如胶原降解和沉积、肌纤维细胞活动时，重塑烧伤瘢痕是可能的。但是，一旦烧伤瘢痕成熟，牵伸挛缩的皮肤作用不大（图 3-2-29）。必须通过手术进行整复才能达到功能改善（图 3-2-30）。

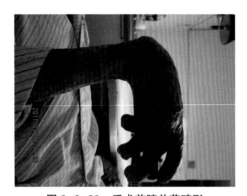

图 3-2-29　手术前腕关节畸形

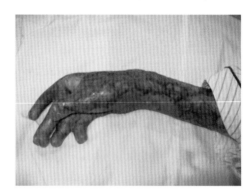

图 3-2-30　腕关节植皮后

三、关节松动术

在采取特殊预防措施时，关节松动术（joint mobilization，JM）和注意力分散技术能有效使用在烧伤患者身上。关节松动术可以改善关节活动度，增加患者的肌肉耐力并提高患者的生活质量。关节活动度下降的原因较多，因皮肤广泛损害的瘢痕所致的关节活动度下降，可能被误认为是由关节囊引起的，但烧伤患者急性期关节活动度下降一般不是关节囊的问题，除非烧伤期关节囊损伤或受其他因素影响出现创伤。通常在长期关节活动度下降的情况下，关节囊在瘢痕成熟阶段会受影响。关节松动术不能用于暴露的关节或在关节处有肌腱暴露的患者。由于松动术需要一定的身体接触，烧伤的组织可能不能承受治疗师手法的力量，所以当应用松动术时用力一定要小心。

（一）基本概念

关节松动术是治疗人员利用生理运动和附属运动操作的缓慢的被动运动，可以随时被阻止，主要是通过摆动、滚动、滑动等手法减轻疼痛或增加关节活动度，它已成为西方现代康复治疗技术中的基本技能之一。实验证明，关节松动术可以促进关节液的流动，增加关节软骨和软骨盘无血管区的营养，可以缓解疼痛，防止因活动减少引起的关节退变；可以保持或增加关节周围组织的伸展性，改善关节活动度；增加本体反馈效应。

（二）基本手法

最常见手法可分为以下几类。

1. 摆动（swing） 关节做摆动时要固定关节近端，关节远端做往返运动，如关节的屈、伸、收、展、旋转，为关节的生理运动。摆动必须在关节活动度达到正常的60%时才可以应用，如果未达到这一范围，应先用附属运动的手法来改善（图3-2-31）。

2. 滚动（roll） 当构成关节的两块骨表面形状不一致时，其中一块骨在另一块骨上所发生的运动即为滚动。关节功能正常时，滚动一般都伴有关节的滑动和旋转。不论关节表面凹凸程度如何，滚动的方向总是朝向成角骨运动的方向（图3-2-32）。

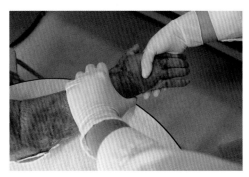
图3-2-31 腕关节摆动

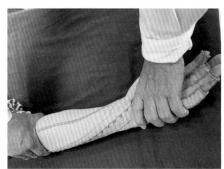
图3-2-32 关节的滚动

3. 滑动（slide） 构成关节的两骨表面形状一致，为平面或曲面，此时若两骨发生侧方移动，即出现滑动。滑动方向取决于运动骨关节面的凹凸形状，若运动骨关节面凸出，则滑动方向与成角骨运动方向相反（图3-2-33、图3-2-34）；若运动骨关节面凹陷，滑动方向与成角骨的运动方向相同。关节表面形状越接近，运动时出现的滑动越多；形状越不一致，运动时出现的滚动就越多。

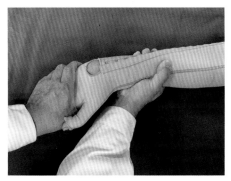
图3-2-33 腕关节滑动（1）

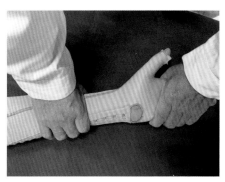
图3-2-34 腕关节滑动（2）

4. 旋转（spin） 移动骨围绕旋转轴在静止骨表面转动即为旋转。旋转时，移动骨表面的同一点做圆周运动（图3-2-35）。旋转常同滚动、滑动同时发生。

5. 分离和牵引（distraction and traction） 分离是指因外力作用使构成关节的两骨表面呈垂直分开；牵引是指外力作用使构成关节两骨表面呈水平移位（图3-2-36）。

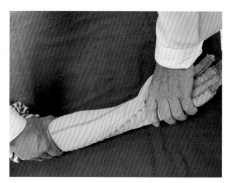
图3-2-35　旋转

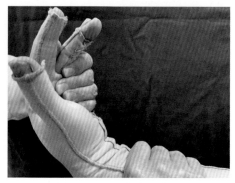
图3-2-36　分离和牵引

6. 压缩（compression） 压缩是指因外力作用使构成关节两骨的关节面之间间隙减少，如负重时下肢和脊柱关节所发生的运动。压缩可帮助关节液流动，维持软骨的营养，但异常的高强度的压缩可导致关节软骨退变。

（三）手法分级及应用选择

1. 手法分级 根据关节活动范围和操作时治疗师应用手法的幅度大小，将其分为5级。

Ⅰ级：治疗师在患者关节活动的起始端，小范围、节律性地来回振动关节。

Ⅱ级：治疗师大范围、节律性地来回振动关节，但不接触关节活动的起始端和终末端。

Ⅲ级：治疗师大范围、节律性地来回振动关节，每次均接触关节活动的终末端，而不接触起始端。

Ⅳ级：治疗师在患者关节活动的终末端，小范围、节律性地来回振动关节，每次均接触关节活动的终末端。

Ⅴ级：治疗师在患者关节活动的终末端，小幅度、快速地推、挤、按。

2. 应用选择 Ⅰ、Ⅱ级手法用于治疗因疼痛引起的关节活动受限；Ⅲ级手法用于治疗关节疼痛并伴有僵硬；Ⅳ级手法用于治疗关节因粘连、挛缩而引起的关节活动受限；Ⅴ级手法主要用于撕开粘连。

（四）适应证和禁忌证

1. 适应证 ①疼痛、肌紧张和痉挛；②可逆性关节功能受限；③关节功能进行性受限；④功能性关节功能受限，如长期卧床引起的失用性关节功能受限。

2. 禁忌证 ①关节活动度过度、关节渗出、关节炎症；②肿瘤、未治愈的骨折、过度疼痛及关节置换术后。

四、按摩手法

按摩是祖国传统医学的一部分，它对瘢痕的治疗也是具有独到的"舒筋活络，行气活血"的作用，尤其对挛缩性瘢痕效果更好。按摩能使局部的温度上升，改善微循环，适当的刺激还能提高痛阈，具有镇痛的作用；推拿牵拉挛缩的瘢痕能使组织的纤维拉长，迫使挛缩松解、关节伸展。所以，横跨关节的瘢痕创面愈合后就给予按摩，通过舒筋活血的作用能预防功能障碍。

按摩在减轻肢体水肿方面有一定的作用，它可以帮助患者放松身体，减少关节活动度训练时产生的肌肉抵抗。此外，当关节活动度训练和牵伸配合使用时，使用按摩手法能从深层组织松解瘢痕，从而增加活动度。

按摩操作时可以使用接触点，例如，拇指远端指骨掌面的特定点，稍大一些的手指远端指骨掌面，或者更大的掌跟区域甚或整个手掌（图3-2-37）。治疗师要时刻将手固定接触于组织表面以避免瘢痕组织的摩擦损伤。当采用这种固定接触时，深层组织之上的浅表组织会以一种环形或线性方式被移动到受限区域中。

如果考虑使用按摩作为一种辅助治疗，治疗师应该注意皮肤的状况。如果皮肤受损、皮肤移植或瘢痕组织太脆弱则不能进行操作，即应该避免按摩，因为这种类型的组织接触可能会造成剪切力，使娇嫩的组织起疱或撕裂（图3-2-38）。此外，如果是干性皮肤，应用合适的保湿霜按摩。随着瘢痕组织的不断成熟，可适当加大按摩力度，增加推、提、拿、捏等手法。

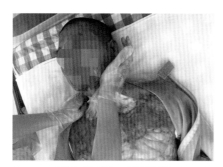

图3-2-37　瘢痕按摩

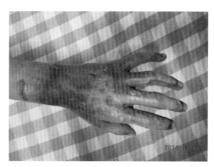

图3-2-38　新生娇嫩的组织皮肤瘢痕

五、耐力训练

对病情稳定的患者进行有氧训练，可提高患者的心、肺功能，增强体质，避免因长期不动或少动引起的失健，使患者重回家庭和社会时，有足够的能力达到生活自理和完成工作。

（一）体能训练

体能训练可细分为肌力训练和耐力训练，一般情况下二者难以区分。该疗法可改善心血管功能，维持未受损肢体肌力，增加受损肢体肌力，预防挛缩。在烧伤患者的恢复期，常常进行这类训练，为的是保存或提高肌肉力量，或是提高患者的耐力。这类训练在患者能连贯完成关节活动度后就应该开始进行。如果患者关节活动度受限，治疗师应优先考虑解决患者关节活动度受限的问题，而不是像通常的治疗那样增加肌力，那样是不可能获得力量来延伸瘢痕组织的。等长收缩肌肉锻炼法是体能训练的一种形式，它能在患者早期的训练项目中进行。这类训练进行时简单并且花费少。等长收缩肌肉锻炼法在患者卧床时有利于他们维持肌肉力量。另外，因为没有施加屈曲和剪切力，在新的皮肤移植处进行等长收缩肌肉锻炼法时，不用担心移植处的破坏。等长收缩肌肉锻炼法也是一种促进局部循环的方法。

当烧伤患者达到能合成新陈代谢的状态，并且能进行主动关节活动度训练时，他们可以进一步进行抗阻训练和开始独立训练项目。在开始一个主动训练项目之前，应该优先评估患者的体能，包括力量、需氧代谢能力和灵活性。患者的年龄也应该被考虑在内。有研究发现，烧伤患者出院后，他们的等长肌肌力存在严重不足，抗阻训练能给需要增加肌肉力量的患者带来极大的好处。但是只有在患者能忍受增长的代谢应激的情况下进行。

另外，患者运动的区域应达到全关节范围内活动并且连贯地完成，才能优先开始进行抗阻训练。总的来说，应先等大部分伤口愈合后再开始抗阻训练的项目。

一个烧伤面积小于身体总面积15%，并且不伴有其他疾病的健康成年患者，应该预先进行抗阻训练。阻力开始时可以施加在靠近肢体的独立关节上，且不在烧伤伤口处。例如，下肢烧伤的患者能进行上肢的抗阻训练。

当实施一个加强项目时，应该加强拮抗瘢痕组织挛缩的肌肉。例如，如果肘前区域被烧伤，接下来应该重点加强肱三头肌的训练。

在患者整个住院疗程中，应鼓励患者加强未受伤肢体的肌力训练。这些训练应成为患者独立训练方式的一部分，从而节约时间，使患者尽早进入正式治疗阶段。

同样，当其他主要需求被满足后，患者在恢复阶段应该继续进行耐力训练。一旦能进行正常活动时，耐力和肌力都能恢复到令人满意的程度（图3-2-39）。

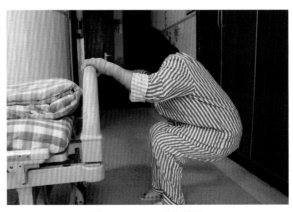

图3-2-39　耐力训练

（二）功能性训练

患者住院早期就开始功能性训练，可以促进烧伤患者身体达到独立。功能性训练的早期应放在提升训练项目的延滞效应上。

已形成瘢痕挛缩的患者，强调对移动方向反应的活动是必要的，按顺序排好患者的治疗项目，可以先进行组织牵伸训练，然后再进行功能性训练，这样有利于进行功能性任务时能获得更大的关节活动度。

因虚弱或挛缩的瘢痕影响烧伤患者完成日常生活活动的能力时，功能性训练能帮助患者增加自尊和自我满意度，功能性训练应该强调持久。个人卫生、穿衣、烹饪和轻的家务活动等这些功能性活动应该变成患者日常治疗的主要关注点，以确保患者在家能够自我管理和顺利完成从医院到家庭环境的转变（图3-2-40）。

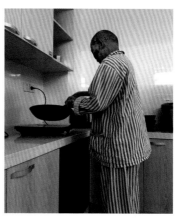

图3-2-40　家务模拟锻炼

除了一些基本的日常生活活动外，在家属、治疗师和医生都同意的情况下，烧伤患者应该进一步进行更为艰苦的功能性活动，例如，一些工作锻炼或职业康复项目为成人提供了一种逐渐过渡到能工作的模式；对于烧伤儿童，逐渐加大儿童活动的幅度，开展与他们年龄相适应的娱乐活动。

六、心肺康复治疗

（一）呼吸系统康复

1. 烧伤导致呼吸系统障碍原因　烧伤后呼吸系统的病理损害按其发生原因，分为原发性和继发性两种。前者系吸入热或其他有害气体所致的直接损伤，即吸入性损伤，其中，呼吸道灼伤除因吸入高温气流而造成的热力伤害外，还包括吸入烟雾中各种有毒有害成分而造成的损伤；后者为烧伤后继发性并发损伤，二者的主要区别在于受伤史和呼吸道症状出现的时间。

2. 呼吸系统烧伤的病理　一般局限于鼻黏膜和烧伤创面，大多仅伤及黏膜表层或黏膜下浅层，软骨膜很少损伤，创面通过健存的基底细胞、黏膜上皮细胞，以及邻近上皮组织的扩展得以修复，极少发生持久的功能损害。

在咽喉部以下气道损伤程度较重时，在修复过程中将伴有大量纤维结缔组织增生，形成瘢痕后导致气管内径变窄、甚至阻塞，随后还可因瘢痕挛缩牵拉，造成组织移位而发生肺通气与换气功能障碍。临床上较常见的呼吸功能后遗症主要为气道狭窄、慢性呼吸功能不全（支气管扩张、肺不张、肺纤维化）。

大面积烧伤或面颈部烧伤患者多伴有不同程度气道损伤，组织损伤范围可涵盖鼻腔、咽喉、气管、主支气管及至肺内支气管树，严重者甚至可波及肺泡和肺间质。气道损伤后是否发生呼吸功能障碍，以后能否造成脏器损害后遗症，取决于损伤程度和受累部位。

3. 烧伤呼吸系统后遗症　烧伤伴有的呼吸系统障碍几乎在烧伤治疗的全过程中以各种形式出现，并对患者的生存率、整体功能的恢复，以及临床治疗等诸多方面带来难题。烧伤患者中存在的呼吸系统障碍包括：

（1）因颜面部、颈部烧伤引起的上呼吸道闭塞。

（2）胸部烧伤引起胸廓运动障碍。

（3）呼吸道本身的灼伤。

（4）脱离休克期后液体再分配异常而引发的呼吸窘迫综合征。

大面积烧伤患者，不论有无呼吸烧伤，由于早期输液而脱离休克期后，在伤后 24 h 左右可见到呼吸功能恶化，其原因包括出现异常体液再分配及出现呼吸窘迫综合征等。在患者脱离休克期后，仍可能存在多种呼吸系统并发症，具体分为肺炎、肺不张、肺梗死等（图 3-2-41）。

（5）免疫功能低下基础上感染导致的呼吸系统障碍等。

其中以肺炎为最多见，发病原因主要为烧伤患者整体免疫功能低下；局部因素有烧伤创面感染伴行的血性播散；长期气管内插管，纤毛上皮运动的净化作用低下等（图3-2-42）。

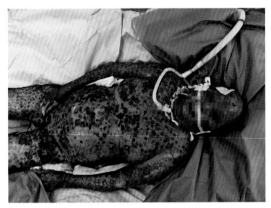

图 3-2-41　呼吸功能障碍

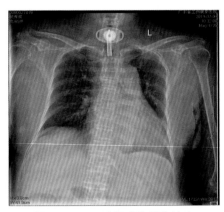

图 3-2-42　肺部感染影像检查

4. 呼吸训练的作用　呼吸训练可以帮助患者掌握正确的呼吸技术，建立有效的呼吸方式，改善换气，增加咳嗽机能的效率，改善呼吸肌肌力，保持或改善胸廓的活动范围，教育患者处理呼吸问题，从而增强患者的整体功能。因此，对于存在呼吸系统障碍的烧伤患者，进行合适的呼吸训练非常重要。

5. 呼吸系统康复方法　指导患者进行深、长、慢的胸式呼吸，通过胸廓活动，可有效协调患者各种呼吸肌的功能，并可增大肺活量，增加吸氧量，从而改善患者的全身情况。同时，应配合体位引流，以促进患者有效排痰，并可保持患者的肺活量，确保有效呼吸，从而达到预防或减少呼吸系统并发症的目的。

（1）针对不同烧伤时期的呼吸训练方式。通过胸廓的活动，协调各种呼吸肌的功能，增大肺活量，增加吸氧量，改善全身情况，配合体位引流，促进排痰，达到保持肺活量，提高呼吸的有效性，预防或减少呼吸系统并发症的目的。

烧伤早期，即烧伤后 72 h 病情稳定后就可以开始做胸、腹部的深呼吸运动，改善呼吸功能。每次进行功能训练 15 min，每日至少 3~4 次。对于不同的情况，呼吸运动疗法可有所增减。对长期卧床，尤其是有呼吸道损伤的患者，指导患者进行呼吸练习，重点训练腹式呼吸，一日多次，或每小时数次深呼吸，配合体位引流，胸部按摩和拍击，伸屈和旋转躯干，可促进排痰，减少肺部并发症。要指导呼吸练习。

烧伤后期，对于有呼吸系统并发症及后遗症的患者，胸、腹部的深呼吸运动需继续加强；如果患者没有出现呼吸系统的后遗症则不需要进行强化的呼吸锻炼，但在预防呼吸道的感染同时，注意适当进行呼吸肌耐力训练。

（2）针对不同烧伤部位的呼吸训练方式。颜面部烧伤可能引起患者口鼻部软组织挛缩，导致口鼻部闭塞，从而影响正常的通气功能，致使患者出现呼吸困难。颈部烧伤时无论造成的颈前部屈曲挛缩、后部伸展挛缩或者侧方挛缩，都会影响气管位置及通畅度，造成患者呼吸不畅。对于此类患者，开放气道是保证正常呼吸的重要渠道。急救时通常采用气管插管以确保呼吸道通畅。呼吸训练应着重于帮助患者开放气道，对口鼻周围及颈部的软组织进行牵伸，不仅是防治挛缩和畸形的重要方法，同时也可帮助烧伤患者恢复或保持气道畅通。需要注意的是，气管插管及长时间张口会增加呼吸系统感染的概率，故开放气道的同时应注意对感染的预防。对于已经发生呼吸道感染的患者，咳嗽训练及体位引流排痰也是重要的内容之一。

躯干部烧伤尤其是胸部烧伤的患者，会出现典型的躯干屈曲、肩前屈、头颈部屈曲前伸的异常姿势，异常姿势将导致呼吸及移动障碍。烧伤处增生的瘢痕可能限制呼吸时胸廓的运动，从而造成患者呼吸费力或障碍。为防治瘢痕增生，患者需长时间穿戴压力衣，过高的压力可抑制组织增生，但也可能引起患者胸廓活动受限而影响呼吸功能。此时在患者病情稳定并可以耐受的情况下进行胸腔松动练习，即躯干或肢体结合深呼吸所完成的主动运动，可以帮助维持或改善胸壁活动范围，增强吸气深度或呼气控制力。当患者胸部一侧烧伤导致该侧软组织挛缩影响胸廓活动时，患者取坐位，吸气时朝组织挛缩相反方向弯曲以牵拉绷紧的组织。为加大牵张强度，吸气时还可将患侧上肢上举过肩，再向对侧侧屈；呼气时则向组织挛缩侧侧屈并用握拳的手推该侧胸壁。松动上胸部时，患者坐位，两手在头后方交叉握住，深吸气时做手臂水平外展的动作，呼气时将手肘靠在一起，同时身体向前弯曲。或者患者坐位，吸气时两上肢伸直，掌心向前高举过头；呼气时身体前屈，以手触地。还可以结合器械，如让患者双手在体前握住体操棒，吸气时肩前屈上举，呼气时下降。

治疗师应该指导躯干部烧伤类患者进行腹式呼吸训练。腹式呼吸通过增大横膈的活动范围以提高肺的伸缩程度来增加通气。膈肌较薄，活动时耗氧不多，可减少辅助呼吸肌的不必要代偿活动，从而提高呼吸效率，缓解呼吸困难。腹式呼吸训练时，首先让患者处于舒适放松姿势——仰卧位或坐位（如条件允许可依靠坐位前倾），治疗师将手放置于患者剑突下方的腹直肌上，让患者用鼻缓慢地深吸气，肩部及胸廓保持平静，只有腹部鼓起，然后让患者有控制地呼气，将空气缓慢地排出体外，以上动作重复3~4次后休息。训练过程中注意不要让患者换气过度。此后让患者将手放置于腹直肌上，体会腹部的运动，即吸气时手上升，呼气时手下降。当患者学会腹式呼吸后，让患者用鼻吸气，以口呼气。

（3）针对呼吸系统并发症的呼吸训练。对于呼吸系统的并发症，除进行气管插管、开放气道并进行抗感染药物治疗外，呼吸训练也十分重要。

1）咳嗽训练：有效的咳嗽是为了排除呼吸道阻塞物并保持肺部清洁。咳嗽训练可教会患者正确的咳嗽方式，或由治疗师及患者家属用手法辅助诱发咳嗽。首先要指导患者以正确方法完成咳嗽，让患者处于舒适放松的姿势，缓慢深吸气，屏气几秒，然后张口咳嗽2~3声，咳嗽时收缩腹肌，停止咳嗽，缩唇将余气尽量呼出。再缓慢深吸气，重复以上动作。连续2~3次后，休息几分钟后再重新开始。训练时，治疗师可以给患者示范咳嗽及腹肌收缩，患者双手置于腹部且在呼气时做3次哈气以感觉腹肌的收缩。让患者练习发"K"音以感觉声带紧绷、声门关闭及腹肌收缩。有时患者可能需要治疗师手法辅助咳嗽，患者仰卧位，治疗师一手掌部置于患者剑突下方的上腹部，另一只手压在前一只手上，手指张开或交叉，患者尽可能深吸气后，治疗师在患者要咳嗽时向内向上压迫腹部，将横膈上推。或者患者坐在椅子上，治疗师站在其身后，在患者呼气时给予手法压迫。

2）体位引流及叩击训练：对于痰量较多患者可进行体位引流和叩击，对痰液黏稠难咳者还可行雾化吸入治疗以稀释痰液。体位引流时首先要评定病情以决定肺部哪一段需要引流。将患者置于正确的引流体位，并尽可能让患者舒适放松，随时观察患者的脸色和表情。引流体位主要取决于病变部位，即从某一肺段向主支气管垂直引流。如有需要，引流过程中应鼓励患者做深度、剧烈的双重咳嗽。并可结合手法叩击等技巧，帮助痰液的排出。若患者可以忍受，维持引流体位30 min左右，或直至分泌物排出为止，但不要超过45 min，以免患者疲劳。引流次数根据患者病情而定，如有大量浓稠黏痰者2~4次/d，直至肺部干净；维持1~2次/d，以防分泌物进一步堆积。绝对不能在餐后直接进行体位引流，傍晚做体位引流使睡前肺部较干净，有利于患者睡眠。

3）缩唇呼吸：缩唇呼吸是指患者呼气时缩小嘴唇，将气体由口部小孔中呼出的方法，因类似吹笛子时的呼吸方式，故又称吹笛式呼吸。缩唇呼吸练习可以降低呼气速率，增加潮气量及增强运动耐力。患者处于舒适放松的体位，治疗师指导患者缓慢地深吸气，然后让患者轻松地做出吹笛姿势呼气。训练时应避免用力呼气，因吹笛姿势下用力呼气会增加气道的乱流，以致细支气管功能进一步受限。

4）呼吸肌肌力训练：呼吸肌训练中特别强调吸气肌的训练，通过增强吸气肌肌力来减少吸气肌疲劳，从而缓解呼吸困难。严重烧伤患者由于长期制动及胸廓活动受限、辅助呼吸肌过度代偿，可能导致呼吸肌无力、萎缩或无效率，特别是横膈及肋间外肌。在腹式呼吸基础上，治疗师进行徒手或沙袋加压训练横膈肌力，可以采用特别设计的呼吸阻力仪器进行其余的呼吸肌训练。

（二）循环系统康复

1. 心血管系统后遗症产生原因　严重烧伤后由于急性血容量减少、血管阻力增高、感染、输液输血过多过快导致急性循环血量增多及严重的心律不齐等原因，可导致心功能障碍。有报道其发生率高达26.3%，居各种内脏并发症的第2位，仅次于肺部并发症。随着休克、感染等原因的纠正，心功能障碍大多能纠正。但若烧伤后心肌遭受较重的缺血、缺氧性损害可导致心肌收缩力和心室舒张功能受损，形成慢性心力衰竭（图3-2-43、图3-2-44）。

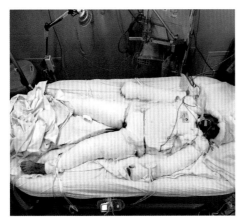

图 3-2-43 重度烧伤

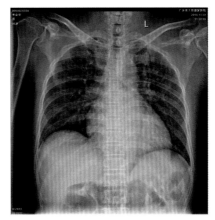

图 3-2-44 左、右心脏扩大

2. 临床表现 烧伤后慢性心力衰竭的临床表现与非创伤者并非有特殊的不同。烧伤后慢性心力衰竭可表现为左心衰竭、右心衰竭或全心衰竭，左心衰竭以肺淤血和心排血量降低为主要表现；而右心衰竭以体静脉淤血为主要表现，而且，可能与烧伤后吸入性损伤或烧伤后肺部感染导致肺不张、较广泛的纤维化等有关。

（1）左心衰竭主要表现：

1）不同程度的呼吸困难，如因运动使回心血量增多，加重肺淤血，为左心衰竭最早出现的劳力性呼吸困难；因平卧时回心血量增多且横膈上抬，呼吸更为困难，但半卧位甚至端坐时可缓解的端坐呼吸；因睡眠平卧时肺血量增加，夜间迷走神经张力增高，小支气管收缩导致患者入睡后突感憋气而被迫采取坐位才能缓解的夜间阵发性呼吸困难；甚至急性肺水肿。

2）咳嗽、咳痰、咯血：主要因肺泡和支气管黏膜淤血所致，长期的淤血可导致支气管黏膜下形成扩张的血管，一旦血管破裂即可引起大咯血。

3）乏力、疲惫、头晕、心慌：系心排血量减少，组织灌注不足，代偿性心率加快所致的相应症状。

4）少尿和肾功能损害：严重的左心衰竭可致肾血流量减少，出现少尿，甚至肾功能损害。查体可发现：因肺毛细血管压增高，液体渗出到肺泡而出现肺部湿啰音，如病情加重可从局部扩展到全肺；心脏扩大，肺动脉瓣区第二心音亢进和舒张期奔马律。

（2）右心衰竭主要临床表现：

1）由于右心排血功能减退，胃肠道及肝脏淤血，可引起腹胀、食欲缺乏、恶心和呕吐等消化道症状，是慢性右心衰竭最常见的症状。

2）劳力性呼吸困难：继发于左心衰竭的右心衰竭，呼吸困难业已存在。查体可发现：①因体静脉压力增高致皮肤等软组织水肿，首先出现于身体最低垂部位，常为对称可压陷性，严重者可出现胸腔积液；②颈静脉搏动增强、充盈、怒张，为右心衰竭主要体征，肝颈静脉反流征阳性更具特征性；③肝脏肿大，肝脏淤血所致，常伴肝区压痛，严重者伴有肝硬化、肝功能损害；④因右心室扩大，出现三尖瓣关闭不全的反流性杂音。

慢性心力衰竭者可行胸部 X 线检查，可见心脏扩大，肺淤血，甚至胸腔积液；超声心动图显示各心腔大小变化和瓣膜结构及功能情况；放射性核素检查有助于判断心室腔大小，了解心脏舒张功能；心—肺吸氧运动试验通过在运动状态下测定患者对运动的耐受量；有创血流动力学检查可测定心脏和肺多部位的压力和血液含氧量等，以评估心脏功能。

3. 心功能康复评价　心功能不全后遗症的康复评价包括病史、体格检查、心理社会评定及心肺功能的专项评定等。心肺运动试验用于确定个体对一定水平用力的反应，定量了解身体和心肌需氧代谢能力；监测心率、血压增加时的耐受能力，可评价运动处方是否适当，指导患者恢复日常生活活动能力和作业性活动，为其预后恢复提供依据。

（1）代谢当量（metabolic equivalent，MET）是在运动试验中通过运动心肺功能仪直接测定耗氧量而计算出来的。由于耗氧量与体重有关，所以常用其绝对值表示：mL/kg·min^{-1}。健康成年人安静条件下每分钟耗氧量为 3.5 mL/kg，定为 1 MET（代谢当量）。不同活动状态下的能量消耗为 3.5 mL/kg 的倍数，即为其代谢当量数 MET。用代谢当量评估康复运动强度的大小和能量代谢的情况，并用来评定心脏功能水平及日常生活活动能力水平，是一公认的客观指标。在没有心肺功能监测设备情况下也可用最大心率作为评估指标，年龄最大心率 = 220 - 年龄，运动时的靶心率 = 170（病情轻、体质好者为 180）- 年龄。在运动试验中，除了上述的客观指标外，患者主观的用力程度也是一重要指标，常用 Borg 自觉劳累分级（rating of perceived exertion，RPE）进行量化。

（2）身体活动能力的评定。个体的活动能力水平与心脏功能水平并不一定平行。身体活动能力可用日常生活活动能力（activities of daily living，ADL）来进行评定。在心脏康复中，常用各种日常生活活动和职业活动确定其所需的 MET 数来进行评估。临床上，先测定运动时的心脏功能容量，从而较精确和定量地判断体力活动能力，并根据所得的 MET 数与表中活动的能量需求值对照，确定患者可以安全进行的身体活动。

4. 运动处方的制定　一个完整的运动处方应当包括以下几点。

（1）运动的强度：运动强度过大，危险性会增加；运动量过小，达不到改善心脏功能的目的。恰当的运动量应当使最大心率控制在 60%～85% 或最大耗氧量控制在 50%～75%。在有氧代谢区，自然步行是有氧代谢效率最高的方式。在没有运动心肺功能监测设备条件下，最好是通过运动试验确定该个体的实际最大心率（极限量运动试验或症状限制性运动试验的结果），再根据上述百分比计算出该个体的恰当运动强度（心率指标）。

（2）在实际操作过程中，要强调自觉劳累程度分级的作用，不可盲目按查表所得强制或鼓励患者勉强追求心率"达标"。Borg 自觉劳累分级（RPE）法和代谢当量法则不受血管活性药物的影响。运动强度过大的表现：运动中因呼吸急促而不能自由交谈，大汗，面色苍白，不能坚持运动，心悸。运动量过大的表现：运动后次日早晨感觉疲劳，心率加快或者减慢，血压异常，运动能力下降。

（3）每次运动的持续时间：运动的持续时间并不是越长越好。研究证明在达到最大耗氧量 75% 时，只要 20～30 min 就可以达到最佳的效果，或达到个体最大心率 80% 时维持 20~30 min 就足够了，且运动强度适当减小而持续时间适当延长也可以达到较好的心脏功能改善的效果。例如达到个体最大心率 60%，维持 45~60 min 运动可取得同样的康复效果。

（4）每周运动的频度：每周只要坚持 3~4 次就可以获得满意的效果。

（5）选择运动方式：运动方式的选择，一定要个别对待并遵循兴趣的原则。如果医院的设备有游泳池或是公共水池，那么当伤口愈合后，游泳能作为烧伤患者的训练项目。对于患者来说，游泳水疗是一种能让他们实现全身运动目的、增加心血管能力又愉悦的运动方式。还可以进行滑轮、引体向上、快速移动、爬梯训练。

5. 心功能障碍临床及康复治疗措施　烧伤后心功能障碍后遗症的治疗应采取综合治疗，从长计议，以提高运动耐量，改善生活质量，防止心肌进一步损害，降低死亡率。主要治疗包括：①休息，控制钠盐摄入。②依据不同的后遗症病因，采取针对性治疗，如伴感染性心内膜炎需控制感染，必要时行瓣膜置换手术；伴有高血压时则需控制高血压等。③治疗性药物包括利尿剂、血管紧张素转换酶抑制剂、正性肌力药、β 受体阻滞剂和醛固酮受体拮抗剂等。④康复治疗。

心功能障碍康复治疗的具体措施如下。

（1）早期的离床活动：

1）适应证：患者烧伤创面已基本痊愈或所设定运动方式不影响残余创面愈合，生命体征稳定，安静时心率 ≤110 次/min，无心力衰竭、严重心律失常和心源性休克，无严重并发症。

2）进行心脏功能的早期离床活动及出院前的运动试验：运动试验是评价心脏功能容量和进行患者危险性分层的重要基础。一般运动负荷量是从低强度开始的。通常以心率≤120 次/min 或年龄标准化预期最大心率的 60%~70% 为运动终点。有条件的可使用代谢当量，达到 4 METs 为终点。

（2）出院后的心脏康复：为防止心脏功能衰退，保持和进一步改善出院时的心脏功能水平，出院后仍需进行长期的康复训练；同时，应从日常生活自理逐步过渡到恢复正常的社会生活。在出院前运动试验的基础上，按运动处方从低水平的体力训练开始，使体力和心脏功能容量逐渐得到改善与恢复。其适应证是临床病情稳定，出院时的心脏功能容量>3 METs。

1）最初的适应：在出院后的前 1~2 周内，患者保持出院前相同的运动水平。当患者确认自己没有任何不适并已习惯每日的身体活动量后，再慢慢逐步增加活动内容、延长活动时间和增加活动的频率。患者须使用自我监测方法（包括自测心率和自我感觉用力程度）对自己每日的康复训练结果做出判断。最初的适应可能需要 2~4 周。

2）正规的康复训练：应按运动处方进行，在运动强度上应逐步达到最大耗氧量的50%~80% 或年龄预期最大心率的 60%~85%；在运动时间上应逐渐达到 10~15 min；在运动频度上应逐步达到 3~4 次/周。在这个阶段中，心脏功能容量由出院时的 3~4 MET，逐步增加到 6~7 MET。运动中没有什么异常表现的患者，可以通过自我监护稳步提高运动量；但对于在运动中出现较明显异常者，则应到医院康复门诊进行监护下的康复运动训练。此期间的心脏康复需要 6~12 周。

3）进行运动耐受性运动试验：上述心脏康复结束时，应到医院进行次极限量运动试验。如果患者可以达到6~7 MET，或预期的靶心率，则可以恢复一般的体力活动和职业活动。

4）主动控制有关危险因素：对患者及其家属进行宣教和咨询。努力使患者主动改变不良生活方式，是康复的重要内容。包括控制血压，合理饮食控制糖尿病，戒烟，控制体重，限制脂肪、胆固醇和钠盐的摄入，适当的体力活动和文体活动，改善性格，劳逸结合等。

（3）更高层次的心脏康复：其目的是制订一个强化的、高水平的、个体化的康复运动训练计划，使患者的心脏功能发挥出最大的潜力，能最大限度地提高患者生活质量。

1）患者的评估：充分了解患者病前的健康情况、生活习惯，在前期的心脏康复中实施的运动的类型、强度、持续时间及频度，爱好哪些运动，喜欢参与什么文体活动，职业情况，家庭的支持情况等，对患者参与后期康复程序的可能性进行评估。其次，患者本人对自身疾病的认识和理解程度，特别是对危险因素的了解程度，对运动性康复训练的相信程度，都是能否坚持康复训练的关键因素。

2）可以坚持的高强度康复训练计划：目前的对此期的康复处方一般是低于极限量、甚至次极限量的中等强度的康复训练，达到最大耗氧量的50%~80%，或最大年龄预期心率的60%~85%，持续时间10~15 min 。只要长期坚持，可以取得较好的功能恢复效果。高水平心脏康复可能需要6~12个月的时间。

3）制定中长阶段训练目标：经过较长时间高水平的康复，大部分患者的心脏功能可望得到较好的改善。系统的康复训练不仅可改善心脏本身的状态，而且可提高整个身体的健康水平。

最后，对患者进行运动训练或运动试验时，治疗师需要保持高度警惕，必须熟记运动试验的禁忌证、终止运动试验的指征，掌握突发心脏意外的处理方法，以确保心脏康复的安全。要求患者及其家属终生注意控制危险因素，改变不良生活习惯，保持良好的生活方式，积极地预防再发。

第三节　物理因子

一、物理疗法的概述及对皮肤功能的影响

物理疗法（physical therapy，PT）是指应用天然或人工的物理因子作用于人体，通过人体神经、体液、内分泌等生理机制的调节，以提高健康水平，预防和治疗疾病，恢复或改善身体功能和结构、活动及参与能力，达到康复目的的治疗方法。

（一）分类

1. 自然物理因子　自然物理因子广泛分布于地球表面，如日光、海水、空气、温泉、泥沙等，应用时易取、易用、易接受、经济实惠、无明显副作用。康复医学中常用

的自然物理因子治疗有日光浴疗法、海水浴疗法、空气浴疗法、温泉水疗法等。

2. 人工物理因子　人工物理因子包括电、磁、光、声、热、冷等，这类物理疗法是通过各种机电设备将电能直接作用于人体，或将电能转换成其他形式的能（如磁、光、声、热等）作用于人体，以达到治疗疾病的目的。

（二）对皮肤功能的影响

大多数物理因子均经过皮肤作用于人体，而皮肤是一种具有屏障、感觉、排泄、吸收、体温调节、免疫、生物合成等多功能的器官。皮肤中含有温度、光、化学、机械等多种末梢感受器，对温度、机械和化学物质等刺激具有感觉功能。

物理因子通过改变皮肤的通透性来影响皮肤的防御功能，通过影响皮肤合成维生素D来改变机体的代谢功能，同时，物理疗法的热效应可使皮肤血管充血、血流加速、血管通透性增强等，以此来改善和促进组织的修复及再生。研究表明皮肤在物理治疗中具有屏障和限制性作用、功能性作用、感受和传输信息的作用、调制作用、防卫-适应作用、储存-分配作用。

（三）物理因子在烧伤康复中的应用

在烧伤患者的治疗过程中，物理治疗均可在各个阶段进行治疗，早期物理治疗主要以缩短创面愈合时间，预防瘢痕增生为主，恢复期以减轻瘢痕瘙痒症状和软化瘢痕，预防并发症出现为主。常用的物理治疗见表 3-3-1。

表 3-3-1　常用的物理治疗

物理因子	治疗参数	适应证	禁忌证及注意事项
氦氖激光	波长 632.8 nm，功率输出在 50 mW 以下	残余创面、瘢痕水疱	出血倾向、高热、急性化脓性感染早期、恶性肿瘤
紫外线	创面无感染，Ⅰ～Ⅱ级红斑量（1～5MED）；创面有感染，Ⅲ～Ⅳ级红斑量（6～10 MED）	各种感染性炎症、溃疡、压疮、多种皮肤病刺激新鲜创面早期愈合	恶性肿瘤、红斑狼疮、光敏性皮炎、色素性干皮病及出血倾向
超短波	无热量；微热量；温热量	各种急慢性炎症及残余创面的治疗，炎症的预防治疗	出血倾向、恶性肿瘤、活动性肺结核、局部金属异物、高热
音频电	耐受量，20～30 min/次，1～2 次/d	瘢痕组织粘连、术后硬结、肩周炎、扭挫伤等瘢痕瘙痒	恶性肿瘤、出血倾向、急性化脓性炎症、局部金属异物、创面
超声波	0.5～1.5 W/cm²（新的瘢痕强度稍低），治疗时间 5～10 min	软组织挛缩、瘢痕增生、肌腱粘连	恶性肿瘤、出血倾向、感觉障碍、儿童骨骺处
蜡疗	46～50 ℃，用于牵拉治疗或瘢痕按摩前	软组织挛缩、皮肤干燥、关节僵硬	开放伤口、感觉减退、出血倾向、恶性肿瘤、化脓性炎症
冷疗	0～10 ℃冷水浴	热力损伤初期、急性损伤所致肿胀、术后肿胀	感染、皮肤或表皮脆弱、肌腱断裂修复后早期
序贯循环压力治疗	标准方案	急、慢性水肿	大面积破溃、心功能不全、血栓形成

二、物理治疗的种类

冷 疗

冷疗（cold therapy）是指利用寒冷刺激皮肤或黏膜以治疗疾病的物理因子疗法，它通过寒冷刺激引起机体发生一系列功能改变而达到治疗目的。

（一）治疗作用

1. 对血液循环的影响　短时间的寒冷刺激可以改善静脉回流，对急性期创伤性或炎症性水肿及血肿消退有良好作用。但冷作用时间过长却能导致静脉血液瘀滞，对于血压正常的患者局部或全身冷疗后血压升高不超过 10 mmHg，但对高血压病患者，冷疗对其血压有较大的影响，应慎重应用。研究表明：皮肤冷却到 8～15 ℃时，治疗效果最好。

2. 对疼痛的影响　寒冷刺激使皮肤局部血管收缩，能减慢神经冲动的传导，对感觉神经和运动神经有阻滞作用，提高了痛阈，达到减轻疼痛的作用。

3. 对炎症和免疫反应的影响　局部冷疗可以降低炎症介质的活性，抑制血管的炎性渗出和出血，促进组织血管收缩及降低组织代谢，对急性炎症有较好的治疗作用。

（二）临床应用

1. 适应证　冷疗法可应用于热力损伤初期、各种急性损伤所致的肿胀、术后肿胀期的治疗。四肢烫伤、烧伤立即用冷水冲洗，可以有效发散滞留在体内的热量，降低热源对组织细胞的进一步损伤，减少渗出，减轻疼痛。

2. 操作方法　主要有冷敷法、冰水浴、灌注法等。用毛巾在含有碎冰的冷水中浸透，然后拧出多余水分，敷于患处，烧伤后应立即使用冰敷、循环水冷却等，温度 5～10 ℃，时间 30～60 min 或直至疼痛消失。该方法适用于小面积较浅的烧伤，尤以四肢部位为宜。

温热疗法

温热疗法是指以各种热源为介质，将热直接传至机体达到治疗作用的方法。随着物理疗法的广泛开展，温热疗法已用于治疗各种疾病，取材广泛，设备简单，操作容易，应用方便，疗效较高，在各种医疗机构中都能进行治疗。

温热疗法的种类有：石蜡疗法、泥疗、地蜡疗法、砂疗、铁砂疗法等，最常用的是石蜡疗法和泥疗法。

（一）治疗作用

1. 对皮肤和神经系统的影响　在皮肤组织内的各种神经末梢基本上都对热或冷的刺激起反应。温热作用可降低肌张力，减轻肌紧张而致的疼痛。由于某些温热介质是油质，冷却凝固时对皮肤的机械压力作用及润滑作用，对瘢痕组织和肌腱挛缩等有软化及松解的治疗效果，因而能缓解由于瘢痕挛缩引起的疼痛。

2. 对创面、瘢痕及挛缩的影响　温热可刺激组织再生，减轻疼痛和加强组织营养，有防止细菌繁殖和促进创面愈合的作用。同时温热治疗结合牵拉，可改变结缔组织的弹性和塑性，当组织温度升高至 40~45 ℃ 时进行按摩和适当的牵拉，结缔组织可以较好地伸展。

（二）临床应用

1. **适应证**　骨折、手术后粘连，瘢痕及瘢痕挛缩。外伤性关节疾病、肌肉、肌腱和韧带的扭挫伤。关节松动治疗以及瘢痕按摩前，用来缓解患者疼痛增加治疗效果。

2. **禁忌证**　高热、化脓性炎症、有出血倾向、厌氧菌感染、结核性疾病、重症糖尿病、甲状腺功能亢进、心肾功能不全、恶性肿瘤、重度感觉障碍患者。

3. **操作方法**　对于烧伤患者较常用蜡疗进行温热治疗，将水浴蜡疗仪中的石蜡融化成液态，用搪瓷长柄容器将石蜡舀入搪瓷蜡疗盘，厚度为 2~3 cm，石蜡冷却成柔软固态后，用刀沿蜡盘边缘分离蜡块，装入透明聚乙烯薄膜口袋，扎紧，放入保温箱待用。使用时，将制作好的蜡饼放置于治疗部位，外面用毛巾或棉垫包好（图 3-3-1）。

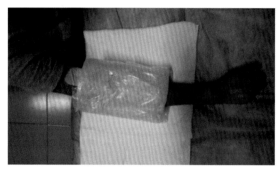

图 3-3-1　蜡疗

中频脉冲电治疗

用频率 1~100 kHz 的电流治疗疾病的方法称为中频电疗法，目前中频电疗法实际应用的频率为 1~10 kHz。根据中频电流的性质，可分类为：等幅中频电疗法、低频调制的中频电疗法、低中频电流混合电疗法。我国学者杨国亮于 1969 年在上海华山医院应用 1~5 kHz 的等幅中频正弦电流治疗皮肤肿瘤和瘢痕，由于其频率在声波范围内，故又称"音频电流疗法"。

（一）治疗作用

1. **镇痛和止痒作用**　等幅正弦中频电流具有较好的镇痛作用，可治疗神经痛、带状疱疹及扭挫伤等痛症。音频电流对烧伤后或术后瘢痕有显著的止痒作用。

2. **软化瘢痕、松解粘连的作用**　中频电流有良好的软化瘢痕及松解粘连的作用，由于中频电流刺激能扩大细胞和组织的间隙，粘连的结缔组织纤维、肌纤维、神经纤维等会因活动而分离，促进瘢痕组织软化吸收。

3. **锻炼肌肉作用**　低频调制的中频电流能引起肌肉收缩，可用于锻炼肌肉、预防肌肉萎缩、提高平滑肌张力、调整自主神经功能。

（二）临床应用

1. **适应证**　可应用于术后瘢痕、注射后硬结、术后尿潴留、尿道狭窄、阴茎海绵体硬化、肩周炎、血栓性静脉炎、神经炎、扭挫伤、慢性咽喉炎、声带小结、声带麻痹、盆腔炎、硬皮病等。也可用于烧伤恢复期瘢痕的治疗，可软化瘢痕、松解粘连，有一定的止痒作用。

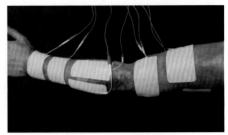

图3-3-2　音频电治疗

2. 禁忌证　恶性肿瘤、局部急性化脓性炎症、出血倾向、有严重心肺肾疾病者、活动性肺结核、妊娠期妇女下腹部和腰骶部、植入心脏起搏器者、儿童、神经敏感等对电流不能耐受者。

3. 操作方法　根据治疗部位选择合适的电极或衬垫，通常使用并置法将两片电极固定于治疗皮肤上（也可使用自粘硅胶电极），如治疗部位有伤口应避开，治疗剂量以患者耐受为宜。对有感觉障碍者，应注意掌握输出强度，以防灼伤皮肤，禁止应用于心前区（图3-3-2）。

超声波治疗

超声波是指频率在20 kHz以上的机械振动波，不能引起正常人的听觉反应，具有在各种不同的媒介中传播、方向性强、能量易于集中的特点。频率0.5~2.5 MHz的超声波有一定的治疗作用，目前常用1 MHz超声波，穿透人体组织深度为5 cm左右。

（一）作用机制及生物学效应

1. 超声波的物理学基础　超声波在真空中不能传播，必须依赖媒质，不同的媒质传播速度不同。在人体组织中，含水量多、固体成分少的组织吸收系数低，超声波穿透力强，反之则相反。超声波在某种媒质中衰减至原来能量的一半时的厚度称为半吸收层，不同组织在同一频率超声波的半吸收层值不同，同一组织对不同频率的超声波吸收也不同，因此，超声波的吸收与媒质的密度、黏滞性、导热性及超声波的频率等因素有关，超声频率越高吸收越多，穿透越浅。

2. 超声波的生物机制　超声波在人体组织传播时可引起一系列的生物学效应，如改善血液循环，增强细胞膜的弥散过程，来提高组织再生能力及改善新陈代谢。有人观察在超声波的机械作用下，脊髓反射幅度降低，反射的传递受抑制，神经组织的生物电活性降低，故有镇痛作用。超声波的机械作用还能使坚硬的结缔组织延长、变软，其化学效应可激活增生性瘢痕内的胶原酶，通过热效应使胶原酶活性升高，促进胶原纤维束的分散，可用于治疗瘢痕、粘连及硬皮症等。

（二）临床应用

1. 适应证　运动系统创伤性疾病，如促进骨折愈合、挫伤、扭伤、肩周炎等。截肢术后的患肢痛，烧伤、外伤和手术后增生性瘢痕、瘙痒症、注射后硬结、硬皮症、血肿机化等的治疗。

2. 禁忌证　恶性肿瘤（高能聚集超声除外）、严重心脏病患者心前区及星状神经节、出血倾向、活动性肺结核、严重炎症部位、静脉血栓、发热、皮肤感觉障碍、严重肿胀部位。金属内固定部位慎用，妊娠期妇女下腹部及腰骶部、小儿骨骺处禁用。眼周、生殖器、头部、心脏区、椎弓板切除后的脊柱部位治疗时应严格控制剂量。

3. 操作方法

（1）移动法：超声波最常用的治疗方法。治疗时将声头轻压在皮肤上，在治疗部位做缓慢移动，移动速度 1~2 cm/s 为宜。

（2）水下法：将声头及治疗肢体一起浸入 36~38 ℃的温水中，声头距皮肤 1~5 cm，对准治疗部位缓慢地小范围移动声头。适用不规则的体表、局部皮肤敏感和不便接触的部位。

（3）药物透入疗法：将药物加入耦合剂中，利用超声波把药物经过皮肤或黏膜透入人体内，治疗时多采用直接接触法，治疗剂量与一般超声波疗法相同。目前常用的药物有：维生素 C、氢化可的松、利多卡因、丹参等，避免使用在超声波作用下不稳定的药物、强烈刺激皮肤及引起过敏的药物（图 3-3-3）。

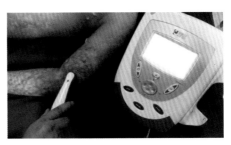

图 3-3-3　超声波治疗

超短波治疗

应用波长范围为 1~10 m，频率范围为 30~300 MHz 的电流治疗疾病的方法称为超短波疗法（ultrashort wave therapy），多采用电容场法使人体置于电容场中治疗疾病。

（一）超短波设备的环境安全技术

（1）高频电疗室应铺木地板或橡胶地板，应使用木质或非金属材质的桌、椅及治疗床，保持干燥绝缘。

（2）治疗室所有的电源开关、插座、地线须按照高频治疗机的要求进行安装。

（3）超短波的外壳应接地线，并且不能与中频电疗机放置在同一治疗室内，更不得使用同一条电路，两者相差距离应>3 m。

（4）操作者在治疗前应检查治疗机是否正常工作，接头是否牢固，在治疗时电极与电缆不能直接置于患者裸露的皮肤上。

（二）操作安全技术

（1）应保持患者皮肤、衣物及操作者的手部干燥，烧伤患者换药后辅料潮湿应避免立即治疗。

（2）患者治疗部位及附近金属物品（如手表、钥匙、手机、拉链等）应去除。体内有心脏起搏器或钢针、钢板等患者不宜进行高频治疗。

（3）治疗时电缆不得打圈、交叉相搭，应保持两条电缆平行、远离，避免短路。

（4）患者在治疗时不得随意挪动身体，操作者应经常询问患者自身感觉，检查输出剂量，如不符合治疗剂量要求随时给予调整。患者治疗部位有皮肤感觉障碍或血液循环障碍（如偏瘫、感觉神经损伤、糖尿病等）时，不宜以患者的自身感觉作为依据，操作者应仔细观察治疗剂量变化。

（5）如患者在治疗过程中发生烫伤，应及时按一般热烫伤方式处理。

（三）超短波的生物学效应

1. 温热效应　治疗时人体治疗部位处于两个电极所形成的电场中，肌肉、肝、肾等组织的导电率较高，产热较多，组织血液循环较好，散热调节好，所以热量分布比较均匀。脂肪层受到电场作用产热后，由于脂肪血液循环差，不易散热而致温度升高，其温度明显高于肌肉层，故脂肪层较厚的部位进行超短波治疗易发生脂肪过热的现象。脂肪层较薄的部位治疗作用较深，可达脂肪、肌肉及骨骼。

2. 非热效应　频率越高的高频电其非热效应越明显。脉冲短波、超短波虽然输出功率大，但因脉冲的间歇时间长，因此不产生明显的温热效应。临床发现脉冲治疗法与小剂量或无热量的连续治疗法同样用于急性炎症而无不良反应，表明超短波治疗是非热效应的治疗作用。

（四）临床应用

1. 适应证　可用于各种急性炎症、慢性炎症、残余创面、神经及肌肉疼痛、疖、痈、脓肿、蜂窝组织炎、切口感染、深静脉炎、闭塞性脉管炎、支气管炎、肺炎、肌纤维组织炎、良性关节痛、关节积液、术后切口反应、溃疡、窦道等疾病的治疗。可以应用在烧伤早期有感染的创面，后期控制瘢痕效果不确定。

2. 禁忌证　出血或出血性疾病、心血管功能代偿不全、活动性结核、恶性肿瘤、植入心脏起搏器及金属内固定者。

3. 操作方法　治疗时将电极置于患部，使患部处于两电极之间（对置法），电极间产生的高频电场对治疗部位起治疗作用。如治疗病变部位为较表浅的病灶，一般采用并置法（两电极置于同一水平面上）。对置法适用于治疗组织深部或脏器的病变，治疗时电极板与患者皮肤的间隙应适当增大（可衬垫 3~4 cm 的纯棉布垫），同时增加机器的输出功率，以保证超短波电场有足够的能量作用于深部病变（图 3-3-4）。

4. 功率等级

Ⅰ级：无热量，患者无温热感。

Ⅱ级：微热量，患者有微热感。

Ⅲ级：温热量，患者有明显温热感。

Ⅳ级：热量，患者可耐受的灼热感。

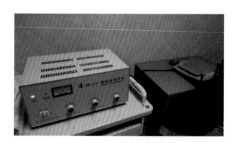

图 3-3-4　超短波治疗

氦氖激光治疗

氦氖激光（He-Ne laser）是波长为 632.8 nm 的红色光。其受激辐射后产生单一波长的光，具有高度定向性、高度单色性、高相干性、高亮度性等特点。

（一）治疗作用及生物学效应

小功率的氦氖激光照射不能直接杀灭细菌，但可加强机体的细胞和体液免疫功能，如可加强白细胞的吞噬功能，可增强巨噬细胞的活性，可改变伤口部位葡萄球菌对抗生素的敏感性。实验表明，低功率氦氖激光对各种细胞均有促进增殖作用，影响受损组织局部促炎和抗炎细胞因子的释放，在炎症的各个阶段均起着重要作用。此外，低强度氦氖激光的生物调节作用是双向的，在减轻炎症反应、促进损伤组织修复的同时，也可抑制细胞的过度增殖。

（二）临床应用

1. 适应证　可用于皮肤破溃、切口感染、手术伤口的感染预防、慢性炎症、慢性伤口、面神经炎（急性期）的治疗。烧伤后残余创面和瘢痕水疱可用其照射治疗。

2. 禁忌证　较少有禁忌证。光敏性皮炎及系统性红斑狼疮时避免使用。

3. 操作方法　照射创面前，需用生理盐水将创面清洗干净，照射距离一般为 30~100 cm（视病情及激光仪器功率而定），激光束与被照射部位呈垂直照射。不便照射的部位可通过光纤照射（图 3-3-5）。

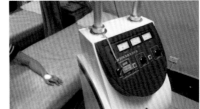

图 3-3-5　氦氖激光治疗

紫外线疗法

紫外线（ultraviolet，UV）系不可见光线，波长 180~400 nm，在电磁波谱中位于 X 线和可见光之间。根据紫外线的生物学特点将其分为三个波段：长波紫外线（UVA，400~320 nm）、中波紫外线（UVB，320~280 nm）、短波紫外线（UVC，280~180 nm）。

（一）作用机制及生物学效应

紫外线可直接或间接影响机体细胞代谢、酶系统、活性递质、遗传物质和免疫功能。紫外线照射后机体产生红斑反应，是其治疗烧伤创面的基础，也是确定治疗剂量的定量指标。研究表明紫外线照射 24 h 内，组织处于抑制状态；24 h 后，细胞分裂指数增高，组织修复加快。采用紫外线照射早期创面，可以促进创面尽早愈合，减少瘢痕形成。红斑反应是紫外线照射引起的一种可视反应。一定剂量的紫外线照射皮肤或黏膜，经过一定的时间，照射区出现均匀、边界清楚的红斑，即紫外线红斑。紫外线红斑是一种非特异性急性炎症反应，由于照射剂量不同，红斑反应强度不同，持续时间也不同（表 3-3-2）。

表 3-3-2　紫外线红斑反应参考表

MED	红斑等级	皮肤红斑	症状	皮肤脱屑	色素沉着	允许照射面积
<1	亚红斑（0）	无	无	无	无	全身

续表

MED	红斑等级	皮肤红斑	症状	皮肤脱屑	色素沉着	允许照射面积
1	阈红斑（Ⅰ）	微红，12 h内消失	轻度灼热	无	无	小于体表面积的25%
2~4	弱红斑（Ⅱ）	淡红，24 h内消失	痒，轻度灼热	轻	轻	小于体表面积的15%
5~6	中红斑（Ⅲ）	鲜红，界限明显，2~3 d消失	刺痛，灼热	轻	轻	400~600 cm²
7~10	强红斑（Ⅳ）	暗红色，皮肤肿，4~5 d消失	轻或重度刺痛，灼热	明显	明显	感染灶治疗
>10	超强红斑（Ⅴ）	暗红，水疱，5~7 d消失	重度刺痛灼烧，全身反应	大片脱落	明显	感染灶或穴位治疗

（二）临床应用

紫外线治疗作用是通过局部红斑区内血管、神经、免疫及细胞生化等的变化，达到消炎、止痛、促进伤口愈合、促进皮下淤血的吸收等作用。

1. 适应证　紫外线常用于各种感染性炎症、静脉炎、缺血及营养不良性溃疡、压疮等治疗。在烧伤创面中的使用应根据病情而定（表3-3-3）。

表3-3-3　烧伤创面的紫外线疗法

烧伤后创面情况	红斑等级	生物剂量（MED）	生物学效应
小面积烧伤创面	弱红斑至中度红斑（Ⅰ-Ⅱ级）	1~5	止痛、促进肉芽及上皮生长
感染烧伤创面	强红斑至超强红斑（Ⅲ-Ⅳ级）	6~8	消炎、杀菌、镇痛促进坏死组织脱落
大面积烧伤	亚红斑开始每日增加	0.5+（0.5~1/d）	止痛、消炎、促进坏死组织脱落及肉芽生长
新鲜肉芽	亚红斑	1~2	促进上皮生长

2. 禁忌证　恶性肿瘤、红斑狼疮、光敏性皮炎、色素性干皮病及有出血倾向。

3. 操作方法　紫外线进行局部照射时，应覆盖其余正常皮肤，仅暴露照射部位，灯管距离皮肤10~15 cm，每日或隔日照射一次，3~5次为1个疗程。行全身照射时，戴好防护眼镜，照射距离一般为50 cm，1次/d，10~15次为1个疗程。照射前应先清洁创面，如有油性药物、结痂应先去除，将分泌物冲洗干净。首次治疗后，是否需要第二次甚至更多次的照射，需根据病情的转归、局部皮肤的红斑反应决定，如首次照射未达到预期的皮肤反应和治疗效果，第2天需要延长照射时间，一般需要增加2~4 MED，感染部位可能需要增加更多（图3-3-6）。

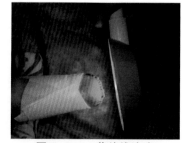

图3-3-6　紫外线治疗

红光与红外线疗法

红光（Red light）是可见光中波长 620~760 nm 的一段，而红外线（Infrared）是波长在 760 nm~1000 μm 的一段不可见光线，医用红外线波长为 760 nm~400 μm，在临床上根据波长不同又分为近红外线和远红外线。

（一）作用机制及生物学效应

1. 红光 可见光中红光对组织的穿透能力最强，其他光线随波长缩短穿透能力依次减弱。红光穿透组织较深，可引起深部组织血管扩张，血液循环增强，改善组织营养代谢，提高吞噬细胞功能，促进炎症吸收和消散。主要作用有消炎、镇痛、促进肉芽组织生长的作用。

2. 红外线 红外线被组织吸收后主要产生热效应，机体分子动能增加，组织温度升高，并不引起光化学效应和光电效应。温热作用是红外线治疗作用的基础，其可以加速化学反应过程，使毛细血管扩张，血流加快，血液循环改善，加速各种炎性产物的代谢，起到消炎的作用；还可以降低神经系统兴奋性，降低肌肉张力，使肌肉放松，起到镇痛的作用。并且能改善组织营养，刺激组织再生，促进肉芽增长，促进创面干燥、结痂和愈合。

（二）临床应用

1. 适应证 红光与红外线两种治疗均适用于急慢性炎症、压疮、皮肤溃疡、慢性伤口等。对烧伤创面、清创植皮术后的患者及术后愈合欠佳的创面均可使用。可起到消炎、消肿、镇痛、促进创面愈合的作用。对于局部感觉障碍的患者，照射时应密切观察皮肤反应，严格掌握照射剂量，以防烫伤。

2. 禁忌证 高热、活动性结核、有出血倾向、恶性肿瘤、急性化脓性炎症、心血管代偿功能不全、闭塞性脉管炎、急性感染性炎症早期等患者禁用（图 3-3-7）。

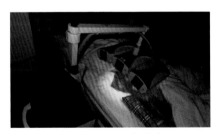

图 3-3-7 红光治疗

序贯循环压力疗法

通过套在肢体上的气囊有规律地充气、排气而压迫肢体软组织，使组织液经静脉和淋巴管回流以消除肢体局部水肿的治疗方法称为序贯循环压力疗法。

（一）作用原理

肢体局部水肿原因多见于创伤、感染、理化损伤、反射性神经营养不良等，这种水肿的病理改变主要是上述因素可直接损伤微血管壁而使其通透性增高，血浆蛋白滤出增多，同时由于组织损伤，释放化学介质——组胺、激肽等，进一步作用于微血管使其通透性增高。肢体加压时，组织液静水压可达 50 mmHg 以上，能克服毛细血管压及组织胶体渗透压，促进组织液回流至血管和淋巴管。其自远心端向近心端有规律地挤压、放松，形成梯度式的压力差，促进了静脉及淋巴液回流。两者综合作用，促进肢体水肿的消退。对于长期卧床的患者，可使制动肢体血流量增加，血流速度加快，从而预防静脉血栓形成。

（二）临床应用

1. 适应证　肢体创伤后水肿、淋巴回流障碍性水肿、静脉瘀滞性溃疡、截肢后残端肿胀、神经反射性水肿（不涉及心源性、肾源性等全身性水肿及脑、肺等脏器水肿）。

2. 禁忌证　近期形成的下肢深静脉血栓、未得到有效控制的肢体严重感染、大面积破溃性皮疹心功能不全等。

3. 操作方法　序贯循环加压仪由主机（气泵控制系统）、导气管道和上、下肢气囊三部分组成，工作时由远端向近端序贯充气，压力在 8.0~14.7 kPa 可调，1 次充气、排气周期为 12~14.4 s。治疗时，选择大小合适的气囊套在患肢上并拉好拉链，将导气管按顺序插在气囊接口上，设定压力及时间（图 3-3-8）。

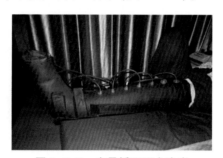

图 3-3-8　序贯循环压力治疗

水浴疗法

水浴疗法种类颇多，按作用部位分为全身水疗法、局部水疗法；按温度分为冷水浴、低温水浴、不感温水浴、温水浴、热水浴；按水的成分分为淡水浴、药物浴、气水浴；按作用方式分为擦浴、冲洗浴、浸浴、淋浴、湿布包裹等；按水中运动分为辅助运动、支托运动、抗阻运动等。

（一）治疗作用

对于烧伤患者，水浴可以清除创面分泌物、污染敷料和坏死组织，减轻感染，有利于创面愈合。于水浴中加入清除创面干痂、促进创面愈合的药物效果更佳。清创后可借助水的浮力，在水中做肢体的被动和主动运动，防止肌肉萎缩和关节功能障碍。

（二）临床应用

1. 适应证　对于治疗迟缓性瘫痪、关节功能障碍、软组织损伤及劳损等疾病效果明确。在烧伤后应用水浴治疗，可促进创面愈合、防止瘢痕挛缩、肌肉萎缩及关节活动障碍等。

2. 禁忌证　重症动脉硬化、心肾功能代偿不全、活动性肺结核、恶液质、身体极度衰弱及各种出血倾向者。此外还应掌握患者的全身情况，明确疾病的诊断及是否存在并发症、传染病、皮肤损伤、二便失禁等。

3. 操作方法　大面积烧伤患者常用于全身浸浴法，是将患者全身浸入温度为 36~39 ℃浴盆中，可于水浴中加入清除创面干痂、促进创面愈合的药物。浸浴时要求患者取半卧位，水平面达患者乳头为宜，头颈及前胸露出水面，以减少水的机械压力，避免压迫胸部而影响心脏功能。治疗过程中患者如有头晕、心悸、气短、面色苍白及全身无力等表现应停止治疗。小

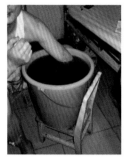

图 3-3-9　局部水浴

面积患者使用局部浸浴法即可。急性烫伤的患者应使用流动的冷水冲泡创面 30 min，以降低局部热力持续造成更深的损害（图 3-3-9）。

压力治疗

压力疗法是烧伤康复中最具专科特色的康复治疗措施。压力疗法是经循证医学证实，目前预防和治疗增生性瘢痕疗效最为肯定的非手术方法之一。早期持续使用压力疗法，可以减轻瘢痕的形成，促使瘢痕的成熟。尽管压力疗法治疗瘢痕的作用机制还有待于进一步阐明，但因其具有安全、简单、费用低廉、疗效肯定、复发率低、适合于不适（愿）手术患者等优点，目前被列为预防及治疗增生性瘢痕最普遍及最有效的方法之一。

以弹性织物对伤口愈合部位持续压迫而达到预防和治疗瘢痕增生的方法，称为压力治疗疗法。常用的压力治疗方法有海绵加压固定垫、塑料矫形器、弹性绷带压迫、弹力衣（套）压迫、硅胶膜贴敷加压等方法。

（一）作用机制

压力治疗可使瘢痕局部缺血，瘢痕内毛细血管数量减少，胶原纤维呈平行排列，肌成纤维细胞和成纤维细胞数量减少。目前对瘢痕压力治疗作用机制的基本认识是外部加压治疗减少了瘢痕局部的血流及炎症反应，抑制了肌成纤维细胞和成纤维细胞的增殖及功能，减少了胶原的合成及增加胶原的分解。

有学者认为，压力疗法不仅提供机械性的外力抑制瘢痕增生，更重要的是加压可以减少局部增生性瘢痕的血流量。一方面使血管数量减少，管腔闭塞，减少瘢痕组织的血液供应；另一方面使血管内皮细胞退变，血管受损，组织缺血、缺氧。

（二）治疗原则

压力治疗要遵循"一早，二紧，三持久"的原则。

一早：就是在创面愈合后尽早开始压力治疗。烧伤后新愈合的创面因为胶原呈"年轮"样排列或结节状，胶原之间的融合不牢固，故易受机械力的影响。

二紧：就是在患者能耐受及不影响患肢远端血液循环的情况下，越紧越好。一般推荐的压力是 20~40 mmHg，治疗过程中应保持有足够的压力，当弹性变小感到松弛时须

及时更换压力衣，否则治疗效果将会受到影响。

三持久：就是持续性、长期压迫治疗。一是指不间断加压，原则上实行每天 24 h 连续加压，睡觉时同样需要加压治疗，否则会把白天加压治疗的效果抵消。即使更换压力垫及清洗皮肤时，每次松开时间不得超过 30 min。二是指长期加压，研究证实瘢痕成熟需要 2~3 年，因此压力治疗时间不得少于 3 个月，尽量达到 8 个月以上，甚至更长。

产生瘢痕的主导因素取决于创面愈合的时间，详见表 3-3-4。

表 3-3-4　创面愈合时间与压力治疗的选择

创面愈合时间	治疗选择参考
愈合时间 ≤10 d	不使用压力治疗
白种人愈合时间 14~21 d	推荐压力治疗
患者愈合时间 14~21 d	强制压力治疗
所有患者愈合时间 ≥21 d	强制压力治疗

（三）治疗方法

压力治疗分为弹性绷带、弹力套、预制式压力衣和定制式压力衣。在治疗的过程中同时使用硅胶、压力垫、合成树脂、合成橡胶及热塑板材等辅助材料进行压力的补充，也可是多种材料的组合，使其在特殊部位增大压力。尽管压力治疗可供选用的方法很多，但在临床治疗中应该优先考虑使用定制式压力衣。

1. 预制式压力衣　目前市面有售的成品压力衣，按照大、中、小号供患者选取，适合不具备压力衣制作条件的单位选用。合身的成品压力衣作用与定制压力衣相同。优点：做工良好并且外形美观，无须量身定做即可使用。缺点：选择较少且合身性差，尤其对于儿童和严重烧伤至肢体畸形及缺损的患者治疗效果不理想。

2. 定制式压力衣　由专业作业治疗师或医生根据患者受伤部位判断，选择压力衣样式。依据患者个体需要测量尺寸、绘图、缝制，最后由患者试穿、调整。儿童更换压力衣时，必须重新测量尺寸、缝制、试穿。优点：个体化设计定制，较预制式压力衣更合身，施压更准确，尤其是对于肢体畸形或缺损的患者能满足其临床治疗需要。缺点：每次更换压力衣时都需重新测量，由于制作工艺复杂难以掌握，目前国内能够量身定制压力衣的单位较少，尤其缺乏儿童的压力衣制作单位。

3. 压力衣种类的选择　压力衣样式需根据患者损伤部位、瘢痕大小及性别、年龄进行设计制作。定制压力衣大致分为压力上衣、压力裤、压力手套、压力袜及压力面罩等，也可根据患者损伤情况制作特殊样式的压力衣（图 3-3-10）。

4. 压力值的确定　要实现预定的应力，取料制作时所需要的尺寸应比实际测量的尺寸小。实际绘图的尺寸可按下列公式计算得出：

$$L=X / (1+ n\%)$$

其中　L：产生所需张力时的计算值

X：实际的测量尺寸

n%：缩减率（实际测量尺寸与制作时所需计算值之差，与制作所需尺寸的百分比。即 X-L／L = n%）（表3-3-5）。

确定压力衣的样式后，按照缩减尺寸，绘出裁剪图。

表3-3-5　常用缩减率选择

缩减率	实际压力	适用范围
0～5%	最小压力	适用于婴幼儿
5%～10%	低压力	适用于儿童
15%～20%	中等压力	适用于成人
15%（双层）	高压力	适用于活跃、增生的瘢痕

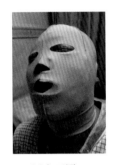

A.压力面罩

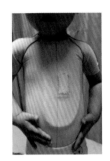

B.压力上衣

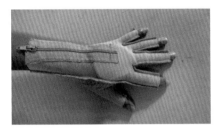

C.压力手套

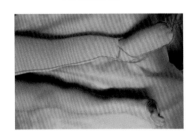

D.压力腿套及压力袜

图3-3-10　压力衣种类

（四）压力衣的使用原则及注意事项

（1）压力治疗应在创面愈合后，瘢痕形成前即开始实施。早期愈合创面使用压力衣时可能出现水疱、破溃。水疱较小可用创面海绵敷料覆盖后继续使用压力衣，破损严重或者创面感染时应去除压力衣并暂停压力治疗。

（2）压力衣需要每隔2～3个月重新更换，以保持治疗所需压力，直至6～18个月瘢痕成熟并萎缩方可去除。儿童不同部位使用压力治疗时可能出现颞下颌关节发育不良，双侧肢体粗细差异等，去除压力治疗后逐渐恢复，治疗过程中应坚持定期复查。

（3）压力衣应尽量24 h穿着，每次定制相同的两件，每日交替更换并且清洗，以保证其回弹性和压力。清洗时使用中性洗衣液如洗洁精等洗涤，请勿使用洗衣机洗涤，晾晒时注意平放阴干，避免暴晒和悬挂。

（4）治疗师除根据创面愈合时间来判断患者是否继续使用压力治疗外，还应观察愈合部位组织颜色、触感、弹性等，并长期监测瘢痕的动态变化过程。

三、常见烧伤并发症的理疗处理

（一）手术切口感染

手术切口感染是外科最常见的院内感染，占外科感染的 8%～40%，不仅延长住院天数，给患者带来沉重的经济负担和各种并发症，而且严重者甚至导致死亡。

手术切口一般分为三类：Ⅰ类切口为清洁无菌型伤口，感染率最低，为 0.3%～1.7%；Ⅱ类切口为可能沾染切口，感染临床为 3%～16%；Ⅲ类切口为沾染切口，表示临近感染区或组织直接暴露于感染区的切口，感染率高达 10%～22%。

1. 浅部感染　一般指切口的早期感染或局限于皮肤、浅筋膜层或脂肪浅层的感染。早期多表现为红肿及少量渗液，可进行短时间的理疗加局部换药治愈。

2. 深部感染　常波及切口全段，深达脂肪层、深筋膜下层，出现伤口周围疼痛、红肿、硬结、渗液量增多并持续时间长等，或可伴有全身症状。治疗时可考虑使用理疗及抗生素控制感染，待创面干净、肉芽组织形成后进行二次手术等方法封闭创面。

（二）急性化脓性感染

机体抵抗力下降时，细菌或病毒等致病微生物易侵入人体，以金黄色葡萄球菌和表皮葡萄球菌为主，形成疖、痈、蜂窝组织炎、丹毒等急性化脓性炎症。早期治疗中，合理地选择物理因子治疗，可促进创面愈合、消除水肿、预防创面感染扩散、促进炎症吸收。如伤口已出现波动感或浅黄色的小脓疱，可进行物理治疗使脓液局限化后切开引流排脓。

以上两种感染可采用物理治疗方法。

1. 紫外线治疗　具有明显的消炎、止痛、促进伤口愈合的作用。大剂量的紫外线可在早期控制创面炎症的扩散，适合用于有脓性分泌物或感染严重的创面。小剂量的紫外线可促进创面愈合或预防伤口感染。

2. 氦氖激光治疗　低功率的氦氖激光照射能提高机体细胞和体液的免疫功能，它控制炎症的主要机制是刺激机体的预防能力，使免疫功能加强。需要注意的是，氦氖激光早期封闭创面速度快，如伤口破溃形成"火山口"样的创面，应在照射前用生理盐水冲洗干净再进行垂直照射，照射完毕后应用敷料或药膏填塞伤口后包扎，使伤口由内向外生长。

3. 超短波治疗　对炎症创面有良好的控制和消散作用。急性期炎症采用无热量，大剂量会使炎症恶化；急性炎症控制后改用微热量。急性炎症可 2 次/d，15 d 为一个疗程。治疗前需仔细询问病情，注意避免禁忌证。

（三）慢性伤口及溃疡

慢性伤口是创伤部位在期望的时间内不能正常愈合或长期不愈合的伤口的统称。在慢性创面愈合过程中，愈合受阻的原因有大面积组织缺损、压迫、循环障碍、营养问题、创面感染等。典型的慢性创面有压迫性溃疡、糖尿病溃疡、静脉性小腿溃疡和动脉硬化性溃疡等。

1. 手术治疗　临床上为加快创面愈合，缩短病程，通常会通过外科手术来解决复杂的慢性创面，一般分为皮肤移植和皮瓣移植两种治疗方式。由于慢性创面愈合延迟、创面组织营养欠佳、机体对外来致病菌的防御能力低下，使手术后的切口仍然存在感染的风险。

2. 物理治疗方法

（1）术前创面准备：慢性创面术前应改善创面基础条件，使伤口清洁，培育良好的肉芽组织，为手术治疗创造良好的生长环境。一般可选择的物理治疗以营养创面基底，增加局部血液供应，使坏死组织脱落等。

大剂量的紫外线可使红斑区血管扩张，局部皮肤组织供血量急剧增加，组织细胞新陈代谢加强，使坏死组织脱落等，如果伤口内肉芽组织新鲜，紫外线重复照射时要逐步减量。

红光照射穿透组织较深，可使血液循环增强，改善组织营养代谢，提高吞噬细胞的功能，从而促进炎症吸收和消散。红光照射时，可将水剂类的生长因子喷洒在创面上后进行治疗，避免伤口在治疗时因干燥而引起疼痛等。

超短波治疗可增强免疫功能，抑制炎症细菌的增长，改善神经功能，使炎症病灶的兴奋性降低，促进肉芽组织再生，加速创面愈合。

（2）术后预防感染：患者手术后24 d可进行连续3 d的小剂量紫外线照射及无热量超短波治疗，可预防切口感染、促进愈合及消除局部组织肿胀。后期根据伤口情况可适当延长超短波治疗时间及增加治疗剂量。

（四）肢体肿胀

肢体深度烧伤后血管通透性增高，组织渗出增多，伤口愈合期间肌肉收缩减少了对静脉窦及血管的挤压，肢体血液循环及回流减慢，引起肢体水肿，常限制主动运动致关节长时间制动，造成关节僵硬、肌腱粘连、功能减退，还可因炎性浸润导致关节纤维化。

（1）序贯循环压力治疗。通过肢体上的气囊对肿胀肢体由远端向近端进行间歇、有序地挤压，促进静脉和淋巴液的回流，加速组织水肿消退。

（2）超短波治疗。超短波的热作用使肢体血管扩张，改善血液循环，促进渗出液吸收，血管通透性增高加强了组织代谢，具有促进水肿消除的作用。

（3）压力治疗。弹性压力治疗不仅可以用来预防瘢痕增生，还可通过戴压力手套、穿压力袜等使肢体远端继续维持适当压力，达到消除水肿的目的。上肢损伤伴有淋巴回流障碍的患者，由远及近产生阶梯压力效应（下肢相同），治疗中注意随水肿消除调整压力尺寸，以期在控制水肿的同时减少瘢痕的形成。

（五）瘢痕水疱及残余创面

瘢痕水疱是由于瘢痕区域上皮组织结构不完整，其抗摩擦力差，表皮与基底组织容易分离，体液渗出积存期间形成瘢痕水疱或张力性水疱。若不及时处理，水疱破裂后产生创面，易继发感染。残余创面依旧存在此类问题。

1. 换药治疗

（1）水疱的处理。局部消毒后，使用注射针头刺破水疱，使用棉签排除渗液，注意保存水疱表皮并使其紧贴于创面基底。保持局部清洁，给予加压包扎。

（2）伤口药物及敷料。可选择促进创面愈合的含银敷料或生长因子药物用于创面。

2. 物理治疗

（1）氦氖激光。使用低功率的氦氖激光照射创面，可使水疱部位干燥并尽快成痂。每日可进行两次照射，照射前应保持创面清洁，去除分泌物。

（2）紫外线照射。可选择小剂量的紫外线治疗，以预防伤口感染。

（3）红光照射。大面积的残余创面或水疱区域，可采用上述办法后采用较大光斑的红光照射治疗，亦可预防水疱再生。

（六）关节功能障碍及关节疼痛

烧伤后瘢痕增生主要表现为瘢痕增生活跃、不断增高、质地越来越硬、弹性逐渐变差等。出现在关节部位的增生性瘢痕可能会由于瘢痕挛缩导致关节活动障碍、关节畸形等。如对制动的关节进行强制性的关节活动会对关节造成新的损伤，如关节疼痛、骨化性肌炎甚至骨折。物理治疗在此时以缓解瘢痕并发症，如关节痛、皮肤弹性差等为主，使瘢痕的增生期缩短，在一定程度上加快瘢痕成熟，减少关节功能障碍的发生。

1. 音频电治疗　对瘢痕有止痛、止痒、消炎的作用，还可以软化瘢痕，松解粘连。治疗时将硅胶电极固定于瘢痕表面，剂量以患者耐受为宜，每次 20 min，1~2 次/d，20 次为一个疗程。

2. 蜡疗　具有较强、较持久的温热作用，可减轻疼痛，加速组织的修复生长，松解粘连，软化瘢痕，缓解关节疼痛，润滑皮肤。采用蜡饼法将有挛缩趋势或已有轻度挛缩的治疗部位包裹于石蜡中，每次 30 min，1~2 次/d，20 次为一个疗程。

3. 超声波疗法　具有镇痛作用。通过一定强度的超声波作用于瘢痕组织，达到软化瘢痕、松解粘连的治疗目的。一般采用接触移动法，挛缩畸形的部位可采用水下法，剂量为 0.9~1.3 MW/cm^2，每次治疗 5 min，20 次为一个疗程。

4. 手法治疗　瘢痕的按摩要在创面完全愈合后进行，涂上润滑剂或油性抗瘢痕药物，早期轻压，不可摩擦瘢痕，以避免水疱的发生，后期可用多种手法治疗，如关节松动术等。

5. 超短波治疗　大剂量的超短波治疗可用来缓解关节疼痛，详见相关章节。

（七）增生性瘢痕的瘙痒

烧伤创面愈合后，瘢痕组织出现瘙痒是增生性瘢痕的并发症之一，引起瘙痒的主要原因是 P 物质、组胺等递质的释放增多，而瘢痕瘙痒给患者生活带来极大的痛苦，并且持续时间较长。适当的物理因子可缓解瘢痕瘙痒症状。

1. 压力治疗　可干扰瘢痕组织局部的微循环及氧气交换，有效降低致痒介质及炎性细胞的释放。

2. 按摩治疗　手法按摩可以改善瘢痕的柔软度，主要以按、揉、提、捏手法进行，力度以患者能承受为宜，不宜过重，避免瘢痕破溃。

3. 冷疗　瘙痒剧烈时局部皮温过高，可采用冰水或冰块冷敷，降低皮肤温度，竞争性抑制瘙痒信号的传递。此治疗方法不宜时间过长，一般不超过 15 min，特别是胸腹部瘢痕，寒冷刺激内脏易引起咳嗽、腹泻等症状。

4. 音频电治疗　音频电对烧伤后或术后瘢痕有显著的止痒作用。详见相关章节。

四、案例分享

案例一

患者王某，男性，46岁，车祸外伤，右下肢术后切口感染。进行小剂量紫外线照射（3 MED），红光照射治疗及小剂量超短波治疗（图3-3-11）。

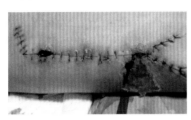
A.治疗前

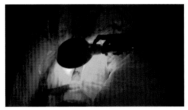
B.紫外线治疗

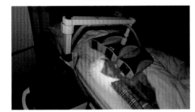
C.红光治疗

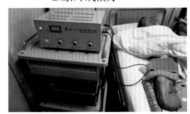
D.超短波治疗

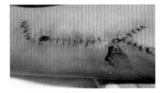
E.治疗三日后

图3-3-11 案例一

案例二

患者李某，男性，26岁，耳软骨炎3 d。治疗选择氦氖激光照射及五官超短波。由于面部考虑紫外线色素沉淀问题，暂未进行此治疗（图3-3-12）。

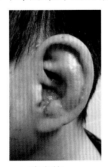
A.治疗前

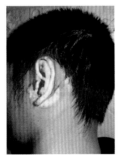
B.氦氖激光治疗

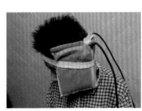
C.五官超短波治疗

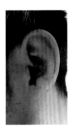
D.治疗一周后

图3-3-12 案例二

案例三

患者赵某，男性，56岁，糖尿病足截肢术后，伤口感染。进行紫外线照射（5 MED）治疗，超短波无热量治疗（图3-3-13）。

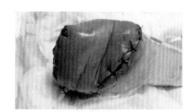

A.治疗前

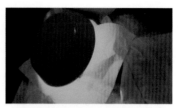

B.紫外线治疗

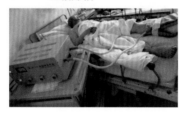

C.超短波治疗

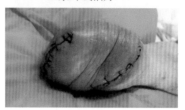

D.治疗四日后

图3-3-13　案例三

案例四

患者李某，女性，49岁，软组织感染一周入院，感染部位红、肿、热、痛表现明显。进行紫外线（6 MED）治疗及超短波无热量治疗（图3-3-14）。

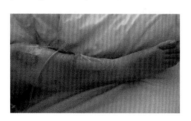

A.治疗前

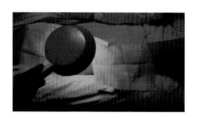

B.紫外线治疗

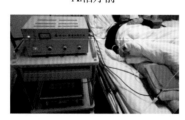

C.超短波治疗

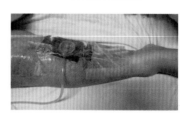

D.治疗四日后

图3-3-14　案例四

（邹仕波　易先锋　石梦娜　郭鹏飞）

第四章　烧伤作业治疗

烧伤后的康复治疗不但包括物理治疗，还有很大一部分由作业治疗组成。相较于物理治疗关注于烧伤后患者的身体功能障碍，作业治疗更多地关注患者的日常生活活动能力、参与能力。作业治疗可以通过体位摆放、夹板运用、压力衣及功能训练等，帮助患者提高生活质量，增强患者的自尊和自信。

第一节　作业治疗定义

作业治疗（occupational therapy，OT）采用有目的、有选择性的作业活动（工作、劳动及文娱活动等各种活动），使患者在作业中获得功能锻炼，以最大限度地促进患者身体、精神和社会参与等多方面障碍的功能恢复。作业治疗的目的是协助康复需求者选择、参与、应用有目的和有意义的活动，预防、恢复或减少与生活有关的功能障碍（自理、工作、游戏、休闲等），从而预防残疾的发生，最大限度地恢复或提高躯体、心理、社会等方面的功能，并在生活环境中得以发展，增进健康，鼓励接受治疗者积极参与社会活动并为社会做出贡献。

日常生活活动（activity of daily life，ADL）是作业治疗中比较重要的一部分，是指人们为维持生存及适应生存环境而每天必须反复进行的。日常生活活动包括基本的日常生活活动和工具性的日常生活活动。基本的日常生活活动一般是指家中或者医院里每日所需的基本运动和自理活动，比如穿衣和进食。工具性的日常生活活动一般是社区中独立生活所需的高级技能，比如交流和家务活动。

第二节　作业治疗评定

作业治疗师应在入院的 24~48 h 内完成首次评估。可以通过查阅病历系统详细了解烧伤的情况，包括患者的个人史、家族史等情况，将评估资料记录在册。

在进行评估时治疗师应向患者解释作业治疗的意义，缓解和消除患者的不安和紧张感，使患者放松，表现出最佳的状态。治疗师应与患者或者患者主要家庭成员建立良好的关系，采用面谈方法进行评估。面谈内容包括详细了解患者的职业、生活环境、工作状态，惯用手，生活习惯，个人的性格特点，患者本身和患者家属目前亟待解决和改善的作业活动问题。如果烧伤患者为儿童，治疗师在面谈时需更加注意了解患儿的兴趣爱好等，也可选择与烧伤患儿的老师进行面谈，了解更多患儿信息。治疗师在进行面谈时多询问开放性（Open-end）问题，以获取更多信息。通过面谈的方法可以详细获得烧伤患者的信息，以便制定后期作业治疗目标和方案。

作业治疗除采取上述的定性评估外，也需要进行定量评估。关节活动度、肌力、耐力的评估不仅需要物理治疗师进行评估，作业治疗师在给患者制订作业治疗计划时也应掌握患者的功能状态。此外还需要测量烧伤后患者精细运动的协调能力，烧伤部位感觉，认知状态等情况。

一般尽量在水肿和限制性包扎前进行关节活动度评估，如果已经出现了水肿、疼痛、瘢痕等影响关节活动的情况，应将这种情况记录在评估册中，先评估被动关节活动度，再评估主动关节活动度。患者受伤后如果在进行关节活动度评估时可以做抵抗重力的活动，患者的肌力≥3级，无须再做详细的肌力评估，若由于电损伤等造成的神经损害则需进一步采用徒手肌力测试，测试患者的肌力。

治疗师应对患者烧伤部位的感觉进行粗略的评估，如两点辨别觉、冷热觉等，以制订相应的计划促进患者感觉恢复，同时防止由于患者感觉障碍造成的治疗性损害。

烧伤后患者日常生活活动能力的评估可采用标准化评估量表，如 PULSES 评定量表、改良的 Barthel 指数（BI），或功能独立性评定（FIM）量表等对患者的穿衣、洗漱、行走、如厕、大便、小便等能力进行定量评估。改良的 Barthel 指数是目前临床应用最广、研究最多的一种 ADL 能力评定方法。

生活质量的评估内容一般包括躯体功能评估、精神心理功能评估、社会功能评估、疾病特征与治疗。常用的评估方法包括访谈法、观察法、主观报告法、标准化量表评价法等。其中 SF-36、SF-12 是目前应用较为广泛的标准化生活质量评价量表。

在完成评估后，作业治疗师对患者有一个全面的了解，根据患者的评估结果制定一个近期康复目标和远期康复目标，并制订相应的实施计划采取介入手段。

第三节　作业治疗干预

一、急性期作业治疗

急性期的作业治疗主要治疗内容是预防性的，包括促进认知恢复及提供心理支持、减少水肿、预防关节活动度的丧失、预防肌力和耐力的丧失、促进作业活动表现、给患者与照顾者提供教育，具体方案如下。

（一）早期介入

早期体位摆放的主要目的是减少水肿，防止肌肉、关节的挛缩和畸形。肢位的摆放应在烧伤后 24 h 内进行介入，可以利用一些设备如颈部伸展枕头、床垫等。一般来说，最舒适的体位是最容易出现挛缩的体位，烧伤后患者上、下肢一般处于屈曲内收位置，而治疗师应通过早期的体位摆放使患者处于伸展外展位，对抗挛缩体位。早期的体位摆放除防止挛缩外还可以减少水肿，预防血栓。详见体位摆放相关章节。

（二）夹板

在急性期使用辅助夹板使患者处于功能位。绝大多数的夹板是由绷带或者热塑板制作完成。早期的夹板一般是静态夹板，不需要 24 h 佩戴，在患者处于休息静态时进行佩戴，其他时间可以进行主动的关节活动。此外，治疗师应关注夹板佩戴情况并进行评估，防止夹板压力过大对患者皮肤造成损害，保证可以及时调整到正确的穿戴位置。没有作业治疗师的同意不能进行夹板的填塞、变化。对于手部的夹板一般可采用从远端到近端"8"字形的绷带进行缠绕固定，缠绕应露出指尖以监控手部血液循环状态。外耳的部分或者全层烧伤也应该使用夹板对其进行保护，直到伤口愈合，防止枕头等造成二次伤害。

（三）日常生活活动

急性期患者由于处于制动状态，ICU 内的多种仪器如呼吸器、气管插管等导致患者无法独立进行日常生活，此时期的活动一般需要护理人员辅助进行。如果脸部没有烧伤，则可以进行脸部的洗漱；当患者可以进食时，治疗师应评估患者的进食能力，一些吸入性的损伤也会造成患者气道损伤；对于言语功能障碍，此时也需要作业治疗师与言语治疗师共同配合解决患者这一功能障碍。能力较好的患者可以进行修饰等活动（整理头发、刮胡须等）。如果由于水肿等导致活动受限，作业治疗师可以让患者使用辅助器具，如长柄的餐具来进行代偿，增强患者的自尊心和自信心。

（四）减少水肿及预防肌力、耐力下降

可采用功能训练包括被动训练、主动训练、主动助力训练、抗阻训练等来减少水肿和预防肌力、耐力下降。功能活动需要物理治疗师和作业治疗师共同完成。详见相关章节内容。

（五）患者及患者家属教育

教育需要烧伤康复团队的共同关注，共同参与。在急性期的教育主要侧重于告知患者及患者家属作业治疗的内容、意义及重要性，同时与患者及患者家属积极沟通取得信任，使其能积极参与后续治疗工作。

二、手术后期

在接受手术后，通常需要制动 2~7 d，此时期治疗的主要内容是：促进认知和感觉功能的恢复，使用夹板促进功能恢复及保护取皮处，进行功能性活动，减少肌肉萎缩和肌力下降，增强日常生活活动能力，具体方案如下。

（一）夹板

手术后一般需要使用夹板进行固定一段时间。在清创手术之前，治疗师应与医生讨论患者的合适摆位，制定相应的夹板。夹板应在手术完成后在手术室就开始使用，其主要目的与早期不同，更加注重的是防止移植物的脱落，预防水肿和促进伤口的愈合。夹板应使肢体移植物放置面积区域最大化，如移植部位在手背，应使得手腕处于自然屈曲位，掌指关节屈曲，拇指外展，此时期移植物放置面积区域最大。当夹板处于关节部位时，需要尽可能使关节处于功能位和抗畸形位。

（二）功能训练

此时期主动助力训练要维持 5 s，必要时可以取下夹板。在进行主动训练时治疗师及所有烧伤康复团队成员应鼓励患者，让患者独立积极参与训练，每日一次进阶性的训练。抗阻训练可借助器械或治疗师提供阻力。详见相关章节内容。

（三）日常生活活动

此时期可教育患者进行独立的日常生活活动训练，必要时给予辅助。但为防止移植物脱落，通常需要制动一段时间，当上肢被固定时，则远端的关节可以进行活动训练。此时期的训练强度由小到大，循序渐进，逐渐脱离早期的代偿性的辅助器具的使用。制定的挑战难度要适中，以增强患者的自信心及自我实现感（图4-3-1）。

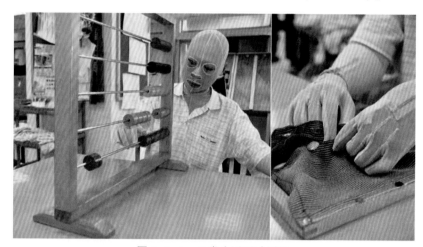

图4-3-1　日常生活活动训练

（四）患者及家属教育

患者及患者家属在该时期应认识到烧伤后造成的功能障碍，烧伤康复团队应做好患者及家属心理状态的监护及提供支持。同时告知患者家属如何在日常生活中训练患者的基础生活活动能力，促进患者在真实环境中的表现能力，并告知患者家属尽量使患者独立完成功能活动，必要时再给予帮助。

三、住院后期及门诊阶段

此时期患者的伤口已经愈合，开始形成瘢痕。此时期康复的主要目的为最大化地促进患者参与日常生活活动，促进身心功能全面康复。主要康复的内容包括：持续心理支持，维持关节活动度，肌力、耐力训练，减少瘢痕增生，教授患者及患者家属伤口及瘢痕的护理技巧，增强患者基础性日常生活活动能力及工具性日常生活活动能力，帮助引导患者回归家庭、工作、学校、社会等。

（一）日常生活活动能力

此时期除进行巩固性的基本生活活动能力训练如洗澡、修饰、上下楼梯、如厕、穿脱衣等外，还需要进行工具性的生活活动能力训练，如在超市购物、菜市场买菜、乘坐公共交通等。治疗师可以在家中对患者进行治疗，也可以与患者共同在真实生活场景中进行演练，使得患者能够尽快地融入并适应家庭生活、社会生活。此时期也可以利用辅助器具、环境改造来进行代偿性的活动，最大限度地提高患者的生活自理能力和参与能力。

（二）瘢痕护理及管理技巧

住院后期及出院后患者应做好瘢痕及伤口的护理工作，减少瘢痕增生及并发症的发生。压力衣是瘢痕管理的主要手段，压力治疗需要治疗师有规律的监测，以减少影响骨骼生长等问题。详见瘢痕管理相关章节内容。

瘙痒也是烧伤瘢痕的主要问题。瘙痒带来的持续不适可能会影响患者对压力衣的依从性，并导致皮肤起疱。继续抓挠或摩擦瘢痕组织可能会导致瘢痕组织增厚。使用清洁衣服、润肤霜和药物可以帮助减少瘙痒。然而在多数情况下，这些方法可能不完全有效。未来需要制定有效的预防和控制瘙痒的方法，提高患者对压力衣使用的舒适度、美观和依从性。在科研方面也需要进一步研究引起瘙痒的细胞机制。

（三）引导患者回归学校、工作

一篇系统性回顾文章发现，烧伤后66%的患者能够重返工作，也有研究称烧伤后重返工作的患者高达74%~97.5%，耗时为4.7~24个月。一些研究显示，大于50%的烧伤患者重返原工作岗位，但也有报道显示只有37%的可以重返原工作岗位，多数烧伤患者需要换工作。烧伤总体表面积、烧伤深度、手部烧伤所占的百分比、烧伤后手术修复的次数、住院周期等都是与患者回归工作相关的影响因素。其中烧伤总体表面积被认为是主要的影响患者是否能回归工作及需要多久回归工作的影响因素。

对于成年患者，治疗师应做好预估及职业评估工作，判断患者出院时的功能状态是否能够与患者伤前所从事的作业活动相匹配。如果患者仍具备先前职业的工作能力，则在进行作业活动时侧重于与该职业相关的技能训练；如若患者不具备回归先前职业的能力，作业治疗师可以与患者及患者家属进行沟通，进行职业规划，并进行相关的职业技能训练，促使患者能够进行有意义的作业活动，减轻患者家庭及社会经济负担，也增强患者的自尊和自信心。

相较于成年患者，儿童患者重新回归学校结交玩伴更加困难，治疗师可以联合患者家长、学校、老师，在做好患儿的心理疏导工作及瘢痕后续管理工作，减少患儿因瘢痕带来的负面影响的同时向患儿的同学进行解释，减少对烧伤患儿的嘲笑，促使患儿早期尽快适应学校生活。

（四）患者及患者家属教育

出院前对患者及患者家属的教育至关重要，并需要面面俱到。包括心理状态的转变、维持独立日常生活活动能力的意义及重要性、伤口管理（敷料更换的方法、禁忌事项等）、瘢痕护理的技巧（防晒方法、润肤的频率等）、压力衣的穿脱，清洁方法、后续的就诊等。治疗师在患者出院后仍应定期做好患者随访工作，包括上门随访或电话随访，做好患者的管理工作。患者出院后因为路程或者其他原因，后续的就诊评估可能不能及时进行，Joanne等人曾提出采用视频记录的方法，记录患者回归家庭、社会后的功能表现，此方法既可以作为再次就诊时的评估记录，也可以作为一种监督方法保证患者家庭康复的进行。

（五）现代科技在作业治疗中的应用

随着科技的发展，更多的现代技术运用于烧伤后的作业治疗中，如虚拟现实（visual reality，VR）技术、视频游戏等（图4-3-2）。运用这些技术通过操纵不同的游戏来达到作业训练的目的，同时游戏也可以分散烧伤后患者的注意力，减少烧伤后疼痛。游戏和软件可以满足不同患者的不同需求，达到增加关节活动度、刺激认知功能（注意力）、改善日常生活活动能力（喝水、做饭等）等目的。现代技术VR等的运用能够增加治疗的趣味性，对于儿童患者来说，可以增加治疗的主动性、分散注意力，减少疼痛。多项研究表明，VR和视频游戏可以有效地减少烧伤后患者的疼痛和焦虑。但是由于技术不成熟，设备费用较高，在康复训练中的应用还存在局限性。

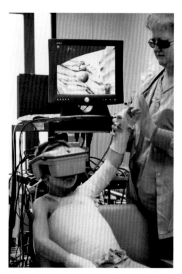

图4-3-2　虚拟现实技术在儿童烧伤康复科的运用

作业治疗是烧伤康复过程中必不可少的一项，早期体位摆放、夹板运动、瘢痕管理、功能训练及教育等多种介入手段，能够促进实现最终的目的，即提高患者日常生活活动能力，提高患者的生活质量。

（夏斯曼　邹仕波　王常印）

第五章　烧伤职业康复

烧伤职业康复是最大限度地恢复和提高烧伤患者的身体功能和生活自理能力的重要手段，尽可能恢复烧伤患者的职业劳动能力，从而促进烧伤患者重返工作岗位和全面回归社会。对于成年烧伤患者来说，烧伤后重返工作岗位是康复过程中的一个重要阶段，也是他们康复后的最终目标。因烧伤后出现容貌发生变化，心理和情绪发生改变，烧伤后导致长时间脱离工作岗位，工作习惯及体能耐力等方面均需要重新适应，这带给烧伤患者职业康复很大的挑战。根据不完全统计，只有66%的成年烧伤患者在伤后6个月内能重返工作，而47%成年患者在烧伤2年后仍未能成功重返工作。

烧伤职业康复主要包括的内容有：职业能力评定（职业调查、工作分析、功能性能力评估及工作模拟评估等）、工作强化训练、工作模拟训练、工作重整和体能强化、工作行为训练、工作安置等，同时还包括职业技能的培训及就业潜能的开发，协助烧伤患者发掘自己的潜能，提高就业技能。

第一节　烧伤职业能力评定

一、基本概念和意义

烧伤职业能力评定是根据一般规定的工作要求，进而测量和评估烧伤患者个人能否承受或保持某工作任务能力的一个系统过程（图5-1-1、图5-1-2）。

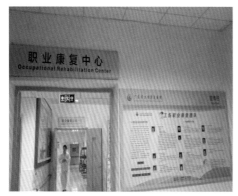

图5-1-1　职业康复评估室

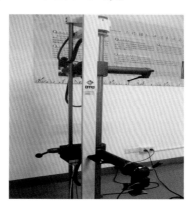

图5-1-2　职业康复工具

二、烧伤职业评估的基本要求

（1）职业能力的评估可在职业康复的训练过程中多次进行。

（2）可在患者返回工作岗位后，在工作场所中进行。

（3）在进行职业能力评定前，评估人员在对烧伤患者进行职业能力评估时应遵循一定的流程。

（4）评估人员在对烧伤患者进行职业能力评估时需考虑与职业相关的因素。

（5）评估人员要充分考虑烧伤患者个人在重返工作的过程中需要考虑的因素。

三、烧伤患者职业能力评定方法

（一）基线能力评估（baseline functional assessment）

如果没有特别指定工人会返回某一工作岗位，一个总的烧伤患者职业评定可以在参考美国职业分类大典里已量化的工人特征的基础上进行。包括一般的身体能力测试，如：坐、站、步行、平衡、攀爬、跪地、弯腰、蹲、伸手拿取、提举、运送、推、拉、运动协调、精细灵活度、中度灵活度、抓握和捏力等。

（二）工作能力评估（job capacity evaluation）

如果已知烧伤患者会返回某一指定工作，已知功能上工作的描述或经过工作分析已明确了主要的工作要求，这时应该进行工作能力评估。工作能力评估主要是评估个人身体功能与工作要求之间相匹配的程度，获知该职位所需要的主要的身体能力要求等（图5-1-3）。

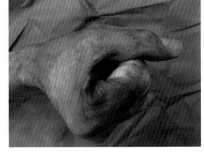

图5-1-3　手部功能评估

四、烧伤患者职业能力评估内容

烧伤患者职业能力评定主要内容包括职业调查、工作分析、功能性能力评估及工作模拟评估等。

（一）职业调查

烧伤患者的职业调查可以被认为是职业能力评价的第一个阶段。其主要目的是收集患者受伤前后的相关信息，在与患者进行职业调查面谈时，可收集以下资料。

1. 烧伤患者一般个人资料　包括姓名、性别、年龄、教育程度、联系地址、所住楼层。

2. 家庭背景　婚姻状况、家庭成员及年龄及其工作情况、是否是家庭经济支柱。

3. 工作经历　以前所从事的工作及工作任务、工作期限、离职原因。

4. 医疗历史　过往是否有其他疾病，如心脏病或高血压等。

5. 雇佣关系　雇主态度，雇佣关系等。

（二）工作分析

工作分析是指观察和描述工作任务和特别工作状态的一个系统过程。工作分析的目的是：逐步分解指定的工作任务；找出指定工作的主要工作要求；确定导致人体功效方面压力的原因，该原因可能与工作方法、工作场所设置、工具使用或设备的设计有关。分析改良设备的需要、工作方法或工作场所，这样可使评估者的工作更加安全有效率。以下主要介绍两种不同的工作分析方法。

1. GULHEMP 工作分析系统　GULHEMP 工作分析系统是 Leon F. Koyl 博士在加拿大工作期间发展起来的，GULHEMP 是英文字母的缩略词，它代表着：General health（G）一般体格情况，Upper limb（U）上肢，Lower limb（L）下肢，Hear（H）听力，Eye（E）视力，Mental（M）智力水平，Personality（P）人格特征。

该系统将工人的工作能力和工作要求进行匹配，然后很容易得到结果。包含 7 个部分的内容：一般体格情况、上肢功能、下肢功能、听力、视力、智力水平和人格特征。每一部分代表一个功能区域，每部分都分级为 7 个水平上的匹配级别，从完全适合（一级）到完全不适合（七级）。评估者可以使用 GULHEMP 工作分析系统来评估工人在这七个部分的职业能力，获得的数据可以用来评估工作的功能要求特性。通过该方法可以很容易完成这七部分里面工人能力和工作要求之间的比较。

2. 美国职业分类大典（dictionary of occupational titles，DOT）系统　该工作分析系统是由美国劳工局人力资源管理系统发展出的标准的工作分析方法，也是目前最常用的工作分析系统。在美国职业分类大典（DOT）工作分析系统中，工作分析主要是由工作特性和工人特性两部分构成：工人特性是指工人从事某工作岗位时所需接受的各种训练，如岗前培训、进修或学徒训练等，主要体现为当公司或企业招聘时规定应征者应该具备的资格条件，或经训练后应该具备的资格条件。工作特性指工人在执行工作时，对资料、人和事物处理方面的表现，即在心理、人际关系与实际行动上的表现水平。

以"力量"为例，美国职业分类大典（DOT）分别根据工作的特性对重量/力量，频率做了分类和说明（表 5-1-1、表 5-1-2）。举例说，偶尔（少于 1/3 的工作时间）运送少于 10 磅重物的工作量称为轻体力劳动级别。

表 5-1-1　美国职业分类大典对工作时间和频率的说明

分类	时间和频率说明
N	不需要
O	有时（1/3 工作时间）
F	经常（1/3~2/3 工作时间）
C	常常（2/3 以上工作时间）

表 5-1-2　工作特性身体要求（单位：磅）

身体要求水平	偶尔*	经常*	常常*	典型的能量要求
极轻	<10	—	—	1.5~2.1 MET
轻	<20	<10	—	2.2~3.5 MET
中度	50	20	10	3.6~6.3 MET

续表

身体要求水平	偶尔 *	经常 *	常常 *	典型的能量要求
重	100	50	20	6.4~7.5 MET
极重	>100	>50	>20	>7.5 MET

* 偶尔代表少于 1/3 的工作时间

* 经常代表介于 1/3 至 2/3 的工作时间

* 常常代表大于 2/3 的工作时间

（三）烧伤患者功能性能力评估

功能性能力评估是针对烧伤患者从事与工作任务相关的某一项工作能力而进行的一项综合及客观的测试。功能性能力评估的主要目的是基于安全及独立的原因，决定患者在工作过程中能从事哪些工作。

功能性能力评估形式上的多样化就必须强调治疗师灵活地选择测试的项目，而且能够根据具体情况或需要对方法进行改良。如果使用的测试形式仍然不能明确一些未知的功能上的不足，那就需要进行更多的、更全面的测试项目。

1. 功能性能力评估的具体内容

（1）躯体功能评估：躯体功能评估是针对患者当前或已证明的身体能力的一个基线评估，评估内容包括躯体移动能力、力量、感觉、手功能、粗大和精细的运动协调，以及维持工作所需要的心血管耐力等。

1）功能测试：

a. 测试内容：功能测试按照测量的指标和功能的重要性分成三部分，第一部分主要包括：提举、运送、推、拉；第二部分主要包括：攀爬、平衡、步行；第三部分主要包括：弯腰、跪地、蹲、坐、伸手拿取、操作、手指精细动作、触摸。

b. 测试指标：第一部分测试的指标主要是范围/距离、重量/力量、频率、持续时间。第二和第三部分测试的指标主要是距离和频率。美国职业分类大典（DOT）分别根据工作的特性对重量/力量、频率做了分类和说明（表5-1-1，表5-1-2）。

除了以上的功能测试项目，有些内容不需要评估经常，例如语言能力、听力、视力，但可通过观察或团队内其他专业成员的报告上得出。

2）疼痛的测试：烧伤后瘢痕的疼痛常常是影响患者能否持续工作的重要因素之一。疼痛的测试可以采用 0~10 数字疼痛强度量表表示疼痛的分级水平（表5-1-3）。但要注意一点的是，评估者必须在评估前和评估后对疼痛的程度做出说明，以便于监控评估过程中患者对评估内容的反应。同时也要指导患者学会在工作期间的松弛方法，以缓解疼痛。

表5-1-3　0~10 数字疼痛强度量表

	不痛										剧痛
刻度	0	1	2	3	4	5	6	7	8	9	10
评估前	0	1	2	3	4	5	6	7	8	9	10
评估后	0	1	2	3	4	5	6	7	8	9	10

3）关节活动度的测试：烧伤后常会因瘢痕的挛缩而导致关节活动度受限，上肢尤其是手部、手部烧伤对重返工作岗位影响最大。关节活动度的测试主要是以肩关节、肘关节、腕关节、掌指关节、指骨间关节为主，通过测量相关的活动度，与相关的工作任务进行分析配对，可以帮助治疗师更客观地评估患者的工作能力（图5-1-4）。

4）上肢功能测试：上肢功能测试主要包括手的灵活性测试、握力、捏力（指腹捏、三指捏和侧捏）的等长肌力测试，腕关节的屈伸，肘关节的屈伸，前臂的旋前旋后，肩关节屈、伸和内、外旋的等长肌力、爆发力、耐力的测试。

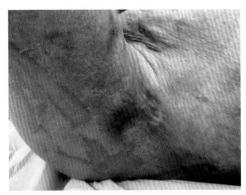

图5-1-4　检测肩关节活动度

5）工作能力配对：躯体功能测试的最后阶段。在对患者受伤前所从事的工作进行分析的前提下，可对烧伤患者目前的身体能力水平与工作要求水平进行测试和比较，重点发现患者与工作要求对应的躯体功能受限的地方，以便于在下一阶段的工作能力强化训练中有针对性地进行（表5-1-4）。

表5-1-4　烧伤患者身体能力水平与工作要求水平的配对测试

任务	能力水平	工作要求水平	是否符合要求	建议
双侧提举 地面至髋关节				
髋关节至肩关节				
肩关节至过头				
右手提举 地面至髋关节				
髋关节至肩关节				
肩关节至过头				
左手提举 地面至髋关节				
髋关节至肩关节				
肩关节至过头				
运送（双手）				
右手				
左手				
推				
拉				

（2）烧伤患者智能能力评估。智能能力的评估包括智力水平和认知能力的评估，

例如注意力、记忆力、沟通能力、遵守指令的能力、学习能力、解决问题的技巧、决定能力和组织能力。对于烧伤患者，一般的情况下烧伤患者不需要智能能力的评估，若因烧伤导致窒息等原因引起的智力水平和认知能力的改变，则需要进行智能能力评估。测试方法主要以量表和观察为主，量表使用方面，国内学者比较倾向于应用韦氏成人智力测验和瑞文推理测验。由 Mueller 等于 1983 年编制的神经行为认知状态检查量表（the neurobehavioral cognitive status examination，NCSE），已由香港学者编译成中文版本并广泛应用于中国人群中，可考虑实际需要进行运用。

（3）工作行为评估。工作行为评估包括：评估患者的动机、外表是否得体、出席/守时、对工作任务的注意力、自信心、监管下的反应、能否接受建设性批评、人际关系和生产能力、心理、压力和对挫折的承受力等。除了强调应用适当的评估手段或方法，患者在评估过程中能否积极参与也是我们非常强调的重要内容之一，因为该问题直接牵涉到评估结果的可靠性。治疗师应该在详细了解患者个人资料、家庭情况、工作背景及赔偿相关信息的基础上，初步了解患者是否有就业的意愿。就业意愿的评估可以通过面谈或利用一些自评问卷，如林氏就业准备评估量表（lam assessment of employment readiness）来初步判断患者的就业意愿。

（四）工作模拟评估

工作模拟评估主要根据各种基于工作任务而涉及的身体活动，尽量设计和仿效在现实工作生活中真正的工作任务，从而得出能否重返工作岗位的职业能力建议。工作模拟评估一般包括如下三种形式：

1. 工作模拟器械（BTE Primus / BTE 工作模拟器 / LIDO 工作模拟平台）（图 5-1-5） 该类工作模拟训练器利用多种工具配件来模拟大部分工作上所需要的上肢基本动作，工具配件可根据工作的实际需要而采用不同的阻力进行评估，此类器械一般都能打印出评估数据、日期、持续时间等资料，可作为评估结果的凭证。

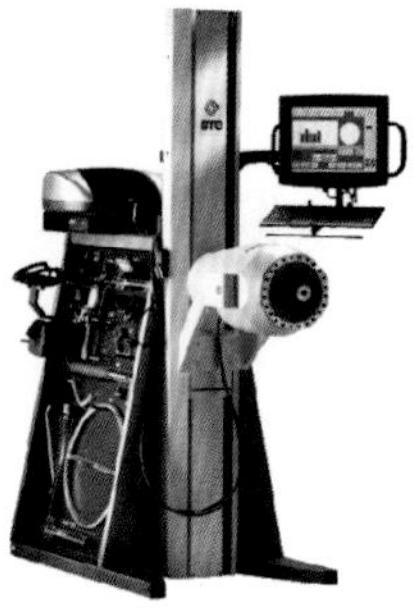

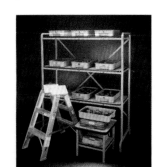

图 5-1-5　工作模拟器械

2. Valpar 工作模拟样本（Valpar Work Samples）（图 5-1-6） Valpar 工作模拟样本包含 20 多种不同设备，主要用来评估及训练，可以独立使用或与设备间配合使用。该设备可以帮助预测一个烧伤患者的工作能力是否适合于大部分工业或生产行业的要求。该工作模拟样本需配合美国劳工局的职业分类大典进行评估工作。

3. 模拟工作站 为伤者设计不同的工作站，通过使用真实的工具、器材、材料及场地来模拟真实的工作活动，并使用固定的工作方法和程序，来达到模拟评估及训练的目的。工作站包括一般工作站和行业工作站。一般工作站包括提举/转移工作站、组装工作站、攀爬作业工作站等，主要是让烧伤患者模拟具体某一特定的

图 5-1-6　Valpar 工作模拟样本

操作任务。行业工作站主要包括建筑工作站、电工工作站、水管工作站、驾驶工作站、

文职工作站等，主要对某种特定行业的烧伤患者进行模拟评估（图 5-1-7）。

通过模拟评估，评估者可以从实际或近似真实的工作场所中，评估烧伤患者的工作潜能，或当前面对或应付一般工作要求的能力表现。进行评估时，可以在评估前先对患者的受伤前工作环境进行现场工作探访，既可以从其雇主或同事口中得出更详尽的工作任务安排，也可以实地了解其工作环境，便于设计更真实的工作场所进行评估。

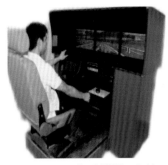

图 5-1-7　驾驶模拟工作站

案例分享：

李某，男性，58 岁，伤前工作岗位为杂工。受伤诊断为右手热压伤（图 5-1-8）。

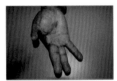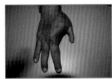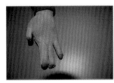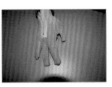

右手拇、示指压砸毁损伤（术后）：1.拇、示指及中指末节指骨粉碎性骨折 2.手指内神经血管肌腱肌肉毁损 3.手指皮肤碾挫缺损

图 5-1-8　右手热压伤

治疗师通过职业调查及工作分析，了解到患者受伤前岗位属于操作性作业岗位，并需要较大体力强度，随后进行了详细的职业能力评定（图 5-1-9）。

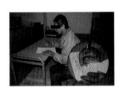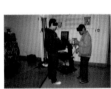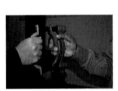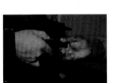

填写就业准备评估量表 Eval Tech功能性评估　　握力测试　　捏力测试

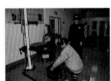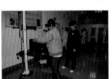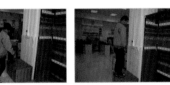

提举能力测试　　　　　　　　体能、耐力测试

图 5-1-9　职业能力评定

治疗师对李某进行了职业能力评定后，结果显示其右手抓握力量及上肢力量存在不足，影响其使用右手完成日常操作任务，作为右利手，其手部力量、灵活性远远不能满足原工作要求。根据评估结果，治疗师给予安排职业康复训练，详见下一节。

第二节　烧伤职业康复训练

一、烧伤职业康复训练目的

烧伤职业康复训练的目的是通过重建烧伤患者的身体功能，协助患者达到工作要求的基本能力，从而达到重返工作的目标。

二、烧伤职业康复训练要求

（1）确保烧伤患者在职业康复训练中的安全，防止出现训练意外。

（2）进行各种职业康复训练之前需要进行必要的热身训练。训练前热身是任何运动训练的重要组成部分，热身的重要性在于可以避免训练时损伤的发生，减少损伤的风险系数。

（3）在训练前，治疗师也需要进行一些筛查，将风险降至最低，筛查用表可参考下表5-2-1。

表 5-2-1　职业康复评估/训练前健康筛查问卷

姓名：　　　　　性别：　　　　　年龄：　　　　　日期：

1	你的医生是否曾经告诉你心脏有问题？	是 / 否
2	你的心脏和胸部是否经常出现疼痛的症状？	是 / 否
3	你是否经常出现头晕的症状？	是 / 否
4	你的医生是否曾经告诉你血压过高？	是 / 否
5	你的医生是否曾经告诉你身体的某个关节出现问题而不适宜进行治疗活动？	是 / 否
6	除以上所提出的问题外，有没有其他身体问题限制你进行治疗活动？	是 / 否
7	你的年龄是否超过65岁及有没有经常运动的习惯？	是 / 否

如在以上问题选择一个或一个以上"是"的时候，必须先向医生查询患者的身体状况是否适宜进行评估或治疗活动；如在以上问题的答案全部是"否"时，患者的身体状况应该是适宜进行评估或治疗活动。

三、烧伤职业康复训练的主要方式

（一）一般功能性训练

1. 功能性训练的基本原理　对于烧伤患者而言，烧伤导致身体机能受到不同程度的伤害，同时也影响到患者完成某些工作活动的身体能力。训练技术须以个体的体能需求为基础，针对功能障碍及工作要求加以训练。在功能性训练中，治疗师通过指导患者完成各种身体能力动作、模拟任务及器械训练，并以训练任务的形式规定工人的训练量及频率，渐进式增加训练的强度，从而达到提升患者身体能力的目的。

2. 常用的训练场所、器械（图5-2-1、图5-2-2）　　BTE工作仿真器（BTE Work

Simulator，BTE Primus）、多功能组装架、训练平台、训练台阶、训练斜坡等。

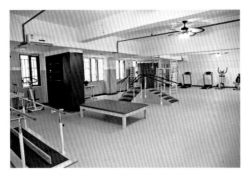

图 5-2-1　职业康复场所

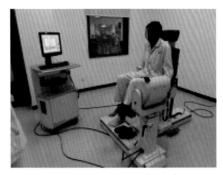

图 5-2-2　职业康复器械

3. 训练方法　在职业康复训练中有几种常用的体能耐力训练方法，如：步行耐力训练、上下楼梯耐力训练（图 5-2-3）、提举能力训练、运送重物训练（左手/右手/双手）（图 5-2-4）、维持蹲姿作业耐力训练、上肢操作的工作耐力训练等。每一个动作依其能力高低及需执行的时间频率又分成高、中、低三个等级。

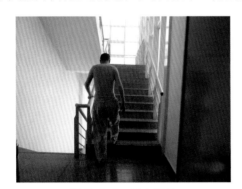

图 5-2-3　耐力训练

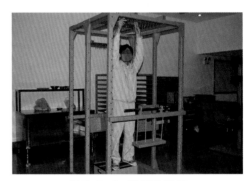

图 5-2-4　送重物训练

（二）工作强化训练

工作能力强化（work hardening）是指通过循序渐进的具有模拟性或真实性的工作活动来逐渐加强患者在心理、生理及情感上的忍受程度，继而提升他们的工作耐力、生产力及就业能力。对于烧伤患者的职业康复训练，治疗师须根据患者的烧伤部位及程度进行针对性的训练。手部烧伤主要导致手部操作能力受损而使工作能力下降，限制患者返回工作岗位。而下肢烧伤的患者则需要考虑下肢移动能力及下肢血液循环障碍而导致的站立/步行耐力方面的问题。这些部位的烧伤需要针对性地强化训练。

工作强化训练根据所选实施训练方案的地点不同，可以分为在康复机构内进行的工作能力强化训练、在工厂、企业内实施的现场工作强化训练和工作模拟训练。

1. 医疗机构内工作能力强化训练　由于烧伤的直接结果及长久没有参加工作及社会活动，患者出现体能、耐力下降。①在康复机构内通过指导患者运用合适的方法（例如正确的姿势、人体动力学原理、工作方法调整等）来控制工作过程中可能受到的来自症状的困扰；②计算机或自动化的器材，例如 BTE 工作模拟器；③一些能模拟实际工作所需的体能要求的器材，例如仿真工作台（Work Cube）、多功能组装架等。常用的方法及器具使用包括工作重整是为了使患者的体力得到恢复和使患者的功能与复工要求相适应，提升工作精神集中力、自信心，能够改善人际关系、自我处理压力或者调整低落情绪（图 5-2-5）。

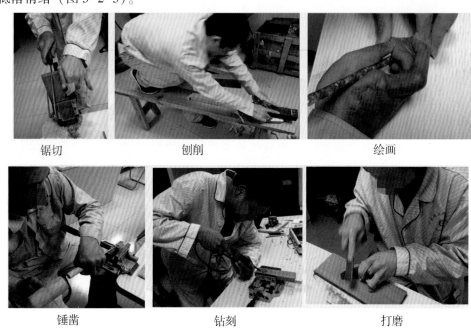

锯切　　　　　　　刨削　　　　　　　绘画

锤凿　　　　　　　钻刻　　　　　　　打磨

图 5-2-5　一组机构内职业康复训练

2. 工厂、企业内的现场工作强化训练　烧伤患者在机构内接受了一段时间的工作强化训练后，体能耐力得到提高，为了更直观地评估患者能否完全适应真实的工作岗位，现场工作强化训练可以为治疗师提供更直观的判断依据。

现场工作强化训练为患者提供一个很好的返工过渡平台，通过真实的工作环境及工作任务训练，重新建立患者的工作习惯，提高患者重新参与工作的能力，协助其尽早建立"工作者"角色，使公司能够更早、更妥善地接纳患者，减少社会资源的浪费（图 5-2-6）。

现场强化的工作内容包括：

（1）现场工作分析评估：为了确定一个现场工作强化方案的特殊需求，治疗师需要先进行现场工作分析评估，了解患者的具体工作岗位的工作流程及方法、所需使用的工具及设备、工作环境的人体工效学风险因素、公司的态度等信息。

（2）训练设备和空间的选择：对于烧伤的患者，远离高温、粉尘的环境尤其重要。甚至有些患者出于对原工作环境、原生产设备的恐惧，治疗师在安排现场工作强化训练时也需要考虑这些因素。

（3）实施现场工作强化训练：根据工作内容的不同，选择在真实的工作环境中安排烧伤患者进行工作强化训练。

现场工作强化训练过程中，治疗师需特别关注患者再次受伤的可能性，因此治疗师

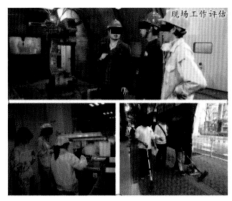

图 5-2-6 企业内的现场工作强化训练

可以选择适当和有预防性的活动计划。现场工作强化训练过程中也要注意工作行为的训练，在训练的过程中，强调烧伤患者主动记录训练的情况，训练登记表可参考表 5-2-2。通过记录表的信息，治疗师可以得知烧伤患者的工作耐力及患者重返工作障碍的自我缓解方法及时间，患者也可以通过记录表的信息得知个人的工作能力，提高复工信心。

表 5-2-2 现场工作强化训练记录表

训练日期及时间	训练任务	持续时间	休息/停止次数	休息/停止原因	缓解时间

3. 工作模拟训练 工作模拟训练主要是通过一系列的仿真性或真实性的工作活动来加强患者的工作能力，从而协助他们重返工作岗位。工作模拟训练的目的在于提高患者对工作的要求、工作表现和工作行为的持久性，依据患者之前或以后的工作环境和需求来对他们进行训练。

常用的模拟训练器具，包括：

（1）运用各种不同的工作样本（Work Samples）来模仿患者在日常工作中的实际要求，最常用的是 Valpar 工作样本。

（2）计算机或自动化的工作模拟器（图 5-2-7）。

（3）运用各种不同的模拟工序，如木工或金工，来尽量模拟实际工作中所要求的工序。

（4）模拟工作站（图 5-2-8）。

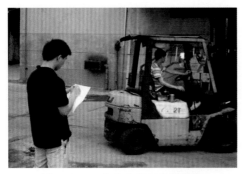

图 5-2-7　自动化的工作模拟器

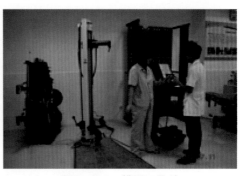

图 5-2-8　模拟工作站

1）提举工作站：模拟日常工作中的搬抬任务，可分为不同的工作姿势体位要求，如地面—腰水平、腰水平—肩水平、腰水平左右来回等（图 5-2-9）。

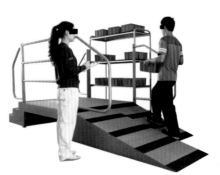

图 5-2-9　提举运送工作站

对于烧伤患者而言，此工作站可以提高患者的体能耐力，适合工作中有要求体力性搬抬的工作者，且在进行模拟训练时穿插进行人体工效学知识宣教。特别注意，如果患者烧伤合并有骨折情况，在进行此项训练时需要考虑骨折愈合情况，避免再次受伤。

2）提举及运送工作站：模拟日常工作中的搬抬、运送及携带任务。

3）组装工作站：模拟在不同的姿势体位、高度进行的手部作业，以及在蹲姿、坐姿或者站姿进行手工的组装操作（图 5-2-10）。此类工作站适用于手部烧伤的患者，可以提高手部工作的灵活性及协调性，通过工具的模拟使用，协助烧伤患者重新寻找原工作中使用工具的感觉，有利于烧伤患者重新建立"工作者"角色。

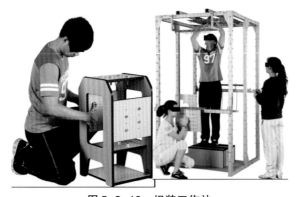

图 5-2-10　组装工作站

4）电工工作站：模拟真实的电工作业（图 5-2-11）。此类工作站适用于康复中后期的受电烧伤的电工，在其病情稳定后给予工作模拟训练，有利于协助患者克服对电的恐惧，增强患者重新参与工作的信心。电工工作站同样可以用于电工技术的培训，让患者掌握新的技能。

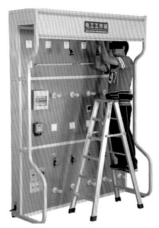

图 5-2-11　电工工作站

5）建筑工作站：此工作站可以模拟建筑工地的各类工种，包含有粉墙、翻沙、铺地板、铺砖等建筑工作项目（图 5-2-12）。

建筑工作站适用于在建筑工地从事各类工作的患者，可以模拟其真实工作任务及工具，通过此类工作站训练能够协助烧伤患者逐渐将自己的角色过渡到现实工作中。

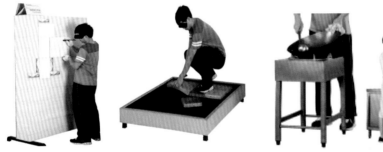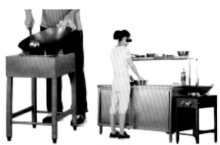

图 5-2-12　建筑工作站　　　　图 5-2-13　厨师工作站

6）厨师工作站：根据厨房内的厨师工作任务而设计，工作站要求有铁锅、铲、勺子及锅架等炊事工具，可以选取米粒、小卵石作为替代材料。工作站的训练目的是提高患者的站立工作耐力、手部抓握力量及灵活性，适用于从事厨房工作的人员（图 5-2-13）。对于烧伤患者，若患者烧伤前为厨师工作，则需要考虑患者烧伤后能否克服对火的恐惧及对厨房内高温环境的适应情况，否则应该考虑是否需要调整工作岗位。

7）驾驶工作站：训练设备有 BTE 工作模拟器、汽车驾驶模拟器等，可以模拟车辆驾驶动作中的方向盘操作、手抓握和推拉操作杆，以及左脚踩离合、右脚踩刹车和油门（图 5-2-14），通过模拟训练能够恢复或代偿受伤司机的驾驶工作能力。

8）文职工作站：训练方案依据办公室的人体工效学风险评估结果而设计，主要适用于办公室人员的工作姿势训练及职业卫生宣教，指导患者掌握预防职业损伤的相关知

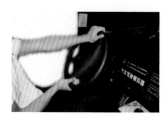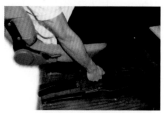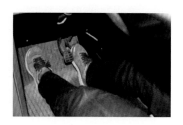

图 5-2-14　驾驶工作站

识，让患者学习重新设计自己的职业环境。此工作站也可以作为患者提高坐位工作耐力的训练项目，以及手部损伤患者的手功能训练。

（5）工具模拟使用训练：患者通过使用实际工具或者模拟工作器具，可以提高工具运用的灵活性及速度。患者烧伤后，特别是手部烧伤的患者，因为瘢痕的增生、挛缩，导致手部活动度及灵活性受限，影响手部操作功能。治疗师通过安排患者使用一些手动工具，如螺丝刀、扳手、手锤、木刨、钳子等，通过工具模拟使用，协助患者重新寻找原工作中使用工具的感觉，有利于烧伤患者重新建立"工作者"角色。

四、职业康复训练的注意事项

在进行工作强化的过程中，治疗师往往需要安排患者进行一些体力性的训练。但在进行训练前或进行训练中都必须特别注意一些危险的警告信号。例如高血压、骨折未完全愈合等，这些情况均不适宜接受某些体力性的训练。

进行工作强化计划前，治疗师必须细心检查以确保患者的身体状况是否适合接受体力训练，除了详细查阅患者的病历记录外，还可以使用简单、可靠及有效的筛选工具，例如，由美国运动医疗学学会所提倡的进行体力训练前的问卷（Physical Activities Readiness Questionnaire，PAR-Q）。

（一）职业康复强化训练的禁忌证

（1）严重认知障碍患者。

（2）严重高血压。

（3）严重心脏病患者。

（4）骨折早期或未完全愈合。

（5）急性损伤。

（6）有明显外露伤口或伤口愈合不良。

（7）恶病质或明显身体虚弱患者。

（8）严重痛症患者。

在训练中，治疗师需要不定时地检查患者的血压及心率，尤其是那些有心脏病及高血压的患者。如果发现血压持续在 150/100 mmHg 或以上，或心率超过安全线时，便应实时停止训练，让患者休息，如状况持续便应暂停训练。如果在训练中出现持续不断的剧烈疼痛，治疗师应该彻底检查在训练中是否触伤患处。如果在每次训练结束后都出现疼痛，而这些疼痛亦会随休息而消散，这些疼痛便可能是因为身体在短时间内未能适应训练的运动量而出现的自然反应，治疗师可以做出适当的解释。

（二）职业康复强化训练的风险预防管理

职业康复强化训练强调模拟现实中的工作环境及工作任务，让患者参与工作活动，由于现实工作中存在较多不确定因素，这些因素可能会导致患者再次受伤。为使再次受伤概率降到最低，治疗师在设计训练方案时非常有必要考虑特殊情况的处理。

1. 可能出现的受伤风险包括

（1）骨折或内固定松脱、断裂。

（2）训练中出现持续不断的剧烈疼痛。

（3）有心脏病及高血压的患者在抗阻训练中出现血压增高、头晕等。

（4）提举、运送或攀爬训练时出现腰背损伤或跌倒摔伤。

（5）因使用器械、工具操作不当造成损伤。

（6）因现场操作不当、工厂设备故障或训练强度过大而造成患者损伤。

2. 处理方法

（1）及时停止治疗，询问患者情况，减轻患者的紧张情绪。

（2）监测患者情况，做必要检查，以判断损伤程度。

（3）及时联系医生做相关处理。

（4）立刻上报相关负责人。

3. 预防措施

（1）治疗前审阅患者的 X 线检查报告、病历等临床资料，充分了解患者的病史。

（2）详细询问患者的身体情况（必要时进行训练前的问卷 PAR-Q），细心筛选以确保其身体状况是否适宜接受体力训练，严格遵守训练禁忌证。

（3）训练前充分给予解析，提醒注意事项，训练中必须特别注意一些危险的警告信号，如表情、疼痛描绘等，如果发现血压持续在 150/100 mmHg 或以上，应停止训练。

（4）初次训练选择低强度，训练强度循序渐进。

（5）训练中充分保护，确保在安全的情况下进行训练。

（6）在使用器械进行训练前，治疗师必须理解所用器械的原理及结构，并熟悉其正确的使用方法，使用之前应先行对器械进行检查，以确保器械能够正常使用。

（7）现场强化训练中，治疗师必须先向专业人士了解所用器械的原理及结构，并熟悉其正确的使用方法。使用之前应先请专业人士对器械进行检查，以确保器械能够正常使用。

案例分享（续第一节）：

李某经职业能力评定后，治疗师根据患者的功能受限情况及工作岗位的功能需求，给予安排工具模拟训练、BTE 模拟训练器等职业康复训练（图 5-2-15）。

患者经职业康复训练后，由治疗师等工作人员陪同返回公司进行工作安置。公司调整患者到"门卫"岗位，主要任务为在门卫值班室内值班，负责公司大门开关和来访车辆、人员登记。患者工作适应良好，最终顺利返回"门卫"岗位。

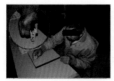
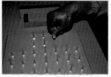
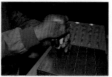
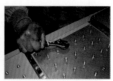

右手捏力及精细操作训练　　　　右手工具抓握训练

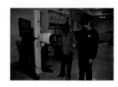
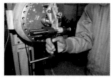
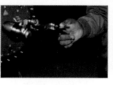
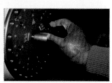

Eval Tech职业功能训练　　　抓握训练　　　捏力训练　　　腕关节活动度训练

图 5-2-15　职业康复训练

第三节　职业技能培训

职业技能培训是为了让患者通过培训获得新的劳动技能，从而能够重返工作岗位。技能培训的目标在于以促进就业为导向，适应劳动者职业生涯发展和经济社会发展的需要，突出培训的针对性和实用性。根据患者自身的伤残情况，结合其本人的就业意愿及工作岗位需求，侧重实用技能的培养，或针对患者的创业意愿和条件，结合创业项目的要求开展自主创业计划的指引与培训。

患者在烧伤后，往往会造成身体功能的障碍，使他们无法再从事原来的工作。因此，他们需要寻找新的、不同于之前的工作以维持生计。但大部分的患者，由于受教育程度低，或学习能力较低，受伤后无法找到合适自己的工作，甚至无法找到维持生活的工作。针对这类患者可以采取再就业培训的方式协助寻找新的工作。

烧伤患者技能培训可以分为一般性技能培训和专业技能培训两大类。

一、一般性技能培训

一般性技能并没有具体专业技术上的要求，适用于各个层次的患者。一般性技能培训在实际应用中极为广泛，在转换工作或再就业方面对患者具有很大的帮助。

（一）电脑技能培训

电脑技能对身体功能的要求并不高，只要具备一定的手功能，大部分烧伤患者都能够胜任电脑技能学习，并一定能够通过学习掌握基本的技巧，使用电脑完成各项基础工作。电脑技能培训要注意个体化原则，对于伤残等级、受伤部位不同的患者，电脑技能培训要个别对待，有的放矢。对于使用电脑有困难的烧伤患者，特别是手部烧伤的患者，需要通过改装过的鼠标及键盘或其他辅助器具，如轨迹球鼠来让患者进行电脑操作（图5-3-1）。通过电脑培训和训练可进一步提高患者的肢体功能，如手的灵活性、手眼协调性等。

而对于面部烧伤的患者，因为容貌改变的原因可能存在一定的心理障碍。这些患者可以先尝试在网络上和其他人进行交流，慢慢地打开自己封闭的心扉，同时增强自己和外界沟通的信心，最后逐渐改变自己自卑的心理阴影，走出家门，融入社会。

（1）各种办公软件的应用：这些工作一般对身体功能要求不高，较适合烧伤患者再就业的需要。受伤工人还可通过使用基本的办公软件来制作出一些自己的作品，如用Word写自己的心情日记，写生活感想，写小说，写散文等，可以改善他们的情绪，提高成就感，有利于患者的心理康复（图5-3-2）。

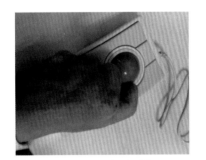 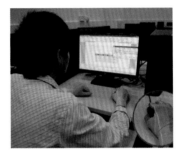

图 5-3-1　轨迹球鼠　　　　　　图 5-3-2　办公软件学习

（2）网络商务：烧伤患者也可以在网站上开设自己的网店进行销售，或者建立自己的独立的网站进行销售，实现创业梦想。

（3）平面、二维及三维动漫设计：烧伤患者学习平面制作和动画制作的设计后，可以成为平面设计和动漫设计人员，为有需要的公司提供服务。

（二）手工艺技能培训

手工艺技能培训是指通过培训，使烧伤患者掌握一门以手工制作为主的技能。患者接受手工艺技能培训，不仅可以锻炼手功能，还能发挥自己的想象力，做出承载自己思想的产品进行售卖（图5-3-3）。

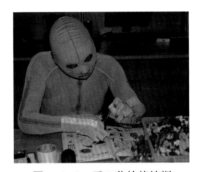

图 5-3-3　手工艺技能培训

二、专业技能培训

专业技能培训是为提高烧伤患者职业技能水平和受伤后再就业能力组织开展的培训。烧伤后由于身体的残疾，不少患者无法再从事原来的工作，他们面临着重新就业的问题。这部分患者有接受专业技能培训的需要，以此获得新的专业技能。

1. **传统专业技能培训**　专业技能培训的职业范围主要是针对《中华人民共和国职业分类大典》中的第六大类：生产、运输设备操作人员及有关人员。这其中有：车工、铣工、磨工、镗工、铸造工、焊工、冷作钣金工、工具钳工、维修电工、计算机维修工、手工木工、精细木工、砌筑工、钢筋工、装饰装修工、电气设备安装工等。针对以上专业技能培训，参加培训的烧伤患者必须掌握相应的专业知识。因此，专业技能培训的培训师需要具备相应的专业资格，康复机构可采取与相应的职业院校或培训机构合作的形式，输送患者至专业机构内进行培训，协助考取相应的资格证书，获得上岗资质

（图5-3-4）。

2. 新兴专业技能培训　随着社会不断地发展，新的职业不断涌现，需要更多的新型人才。因为是新兴职业，就业前景广阔，且可以和社会上的其他劳动者站在同一起跑线上，更有利于患者就业。这些职业有物业管理师、公共营养师、公关员、烘焙师等（图5-3-5）。

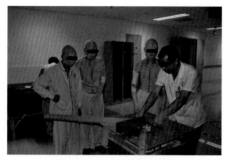

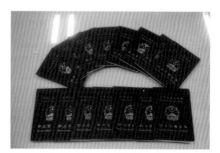

图5-3-4　木工技能培训　　　　　　　图5-3-5　职业资格证书

专业技能培训的目标在于把烧伤患者培养训练成为具有一定文化知识和技术技能的合格的劳动者，把具备一定职业经历的患者训练成适应新职业岗位需要的劳动者，以适应转换职业的需要。

案例分享：

患者唐某，33岁，原工作岗位是质检员，诊断为：①躯干二度烧伤；②腕和手三度烧伤。职康治疗师为患者安排了职业康复评估和训练，为促进患者更好地重返工作，技能培训师为患者安排了1个月的手工及电脑技能培训，主要包括手工发夹、串珠制作、电脑基础训练、Photoshop图像处理、网上开店等培训项目（图5-3-6、图5-3-7）。

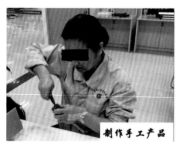

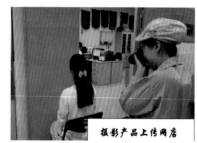

A　　　　　　　　　　　　　　　　　　B

图5-3-6　手工及电脑技能培训

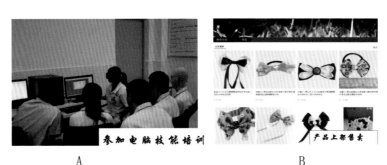

A　　　　　　　　　　　　　B

图 5-3-7　电脑技能培训后产品上架售卖

第四节　工作安置

工作安置主要分为重返工作岗位的工作安置和再就业的工作安置两大类。

一、返回原单位的工作安置

职业康复的最终目的是让患者能够重新获得工作的机会，并维持其工作而获得持续薪酬。目前国内的职业康复中，康复患者最多的选择出路仍是返回原来的单位工作。根据患者康复情况的不同，他们将：①返回原单位原工作岗位；②返回原单位并适当调整工作任务；③转换至其他合适的工作岗位。

（一）职业康复的复工计划

复工计划是指为协助患者重返工作岗位而制订的职业康复方案，包括评估、训练计划、工作调整及渐进式复工，方案由工作人员与患者、单位主管三方共同商讨制订，由职业康复工作人员推动复工计划的执行。

工作人员通过现场工作评估、岗位试工（现场工作强化训练），为患者的复工提出职务调整及工作改良建议，并推动渐进式复工计划的执行。复工计划的目标是协助患者返回原单位工作，使患者能够适应工作岗位要求并获得持续的薪酬。复工计划适用于保留部分和大部分劳动能力的患者，这类患者有就业意愿并积极配合职业康复协助。

（二）服务流程

（1）治疗师得到患者、用人单位同意后，安排工厂探访服务。

（2）与用人单位面谈，让单位了解患者的身体康复情况，可以通过现场工作能力测评等方式评估患者当前的工作能力情况。

（3）经现场工作评估后，与患者、用人单位讨论需特别安排的工作任务，找出工作风险因素，提出工作安置措施（图 5-4-1）。

（4）治疗师全面综合患者情况，提出渐进式复工方案及时间表，与用人单位保持紧密联系。若遇上难题，可以促进用人单位与患者一起找出双方可以接受的解决方案，同时会根据实际情况及时调整复工计划。

（5）出院前给予针对性的职业能力评定，职业治疗师提出重返工作建议。

（6）用人单位需要向患者所在部门同事知会有关患者的复工安排，以便取得同事配合，有助于建立融洽的工作气氛。

（7）治疗师定期跟进患者的工作情况，如遇问题可提供适当介入。

（8）个案完结：患者适应工作岗位，持续3个月获得工资薪酬。

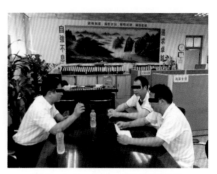

图5-4-1　提出工作安置措施

（三）烧伤患者的工作安置

烧伤不仅给患者造成肢体躯干的肌肉损伤，还会对温度敏感并产生社会心理问题。因此，烧伤患者的工作安置需要考虑不同的因素，需要针对烧伤患者进行工作安置协调（5-4-2）。

1. 对高温环境敏感的烧伤患者　降低工作站的温度，在工作位置上使用电扇或空调；使用清凉背心或者其他保温服装；在炎热的日子里采用弹性工作制，允许在家工作。

2. 对冷敏感的患者　提高工作站的温度；使用便携式局部加热器；多穿保暖衣物或者羊毛织物；戴手套；衣物穿戴之前先预热；在寒冷的日子里允许在家工作。

3. 同事之间的相互配合　让所有职工了解他们在工作改良方面应有的权利；为同事和班组长提供敏感性培训；避免强迫职工参加与工作不相关的社会活动。

4. 压力和情绪　采取鼓励和帮助措施；向职工提供咨询服务和帮助措施；在工作时间如果感觉不适，可以向医生和其他相关人员打电话求助；允许职工根据身体情况适当休息。

案例分享：

吴某，男性，41岁，诊断为：①特重度烧伤；②全身多处火焰烧伤，烧伤总面积约60%（深Ⅱ度50%，Ⅲ度10%），原职业为电焊工。烧伤后因右肘关节活动度受限，影响其右手进行电焊操作；且患者的瘢痕瘙痒情况较明显，不能适应原高温的工作环境。经工作人员与公司负责人协商，进行现场工作评估及工作安置协调，将患者的工作岗位调整为室内，非高温环境的门卫岗位（图5-4-3，图5-4-4）。

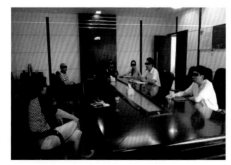

图5-4-2　进行工作安置协调

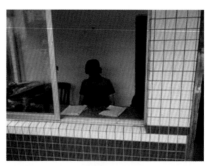

图5-4-3　安置至"门卫"岗位

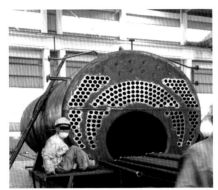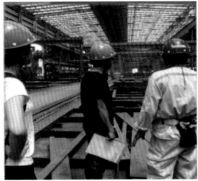

图 5-4-4 现场工作环境评估

二、再就业工作安置

再就业工作安置是指治疗师协助患者获得合适职业的过程。由治疗师提供的再就业服务主要有职业调查、职业设置及职业培训。

(一) 职业调查

职业调查经常用于帮助没有具体职业目标的患者确定职业潜力和可能的职位。职业调查中治疗师可考虑患者工作经历、工作技能、康复潜力、工作习惯、职业适应力等情况。为了确认竞争性职业可能的合适程度，治疗师也可对其进行职业匹配，确定特定职业主要涉及的身体要求与个体能力的匹配程度。

(二) 职业设置

根据患者目前和将来可能的发展潜力，可有不同的职业设置情况，包括保护性职业、扶持性职业和竞争性职业。保护性职业是指安排患者在带有保护性质和没有竞争性的职业场所，如庇护场所工作；扶持性职业是指介于保护性职业与竞争性职业之间的职业，患者虽然可以独立工作，但是需要某些特殊的支持。而竞争性职业是指在公开的劳动力市场所谋取的职业。由治疗师提供的职业设置服务是把工人放置在被确认的工作职位的一个过程。

一般来说，职业设置的过程可以被分为职位获取、职位维持及职务调整三个过程。

1. 职位获取 主要包括为患者寻找可能的工作岗位，例如与可能的雇主联络，联系劳动局或相关就业机构；或为患者提供有用的就业信息和技能培训，如就业市场信息，患者的职位猎取技巧培训等。

2. 职位维持 主要是对于重返工作岗位后的患者，可获得治疗师的支持和帮助，通常包括处理在工作岗位中身体或心理的压力。支持方案一般包括有与职业相关的社会技能培训、压力处理和疼痛处理等，这些方案可根据个体或群体情况而设计。

3. 职务调整 职务调整或设备环境改进的目的是提高患者的工作成绩和工作承受力。通过重新设计工作流程、工作场所或者使用的机械/工具，在工人和工作岗位之间获得较好的人体功效匹配。同时，可减少工人所承受的躯体或心理压力，从而提高工作效率。

（三）职业培训

职业培训的目的是提高患者对特定工作的熟练程度，包括职业技能培训和理论培训，可由治疗师完成培训计划。若有必要，可通过合适的渠道推荐患者到其他相应的社会机构、政府或残联系统职业培训机构，来弥补医院内职业康复服务不足的方面。

（冯兰芳）

第六章　烧伤社会康复

一、社会康复的概念

社会康复是全面康复的重要组成部分，与医疗康复、职业康复、教育康复共同组成了康复的四大支柱。国内外对社会康复的定义大多是从方式和目标两个基本点出发，即动员社会各界力量，链接资源，改善生活环境，为伤残患者的生活创造适宜的外部环境，最终促使伤残患者与社会环境进行良性互动，使他们可以平等地参与社会生活。本书的社会康复定义为从社会学和社会心理学角度出发，采取各种措施，有效地调适或重建患者伤残适应的行为，为他们创造一种适合其生存、发展和实现自身价值的环境，以达到全面参与社会生活的目的。

社会康复的服务对象是以伤残患者为主体，从致残原因的社会因素考虑，从解决社会问题入手，为伤残患者的社会生活开展全面的服务。社会康复不仅是连接伤残患者与社会的桥梁和纽带，更是为伤残患者全面康复铺平回归之路并实现康复最终目标的手段。

从事社会康复的专业人员，应遵循社会工作、社会心理学和康复心理学的理论基础、原则和方法，着重帮助康复对象解决所遇到的各类问题，缓解各种矛盾，帮助他们重新参与工作及社会生活。社会康复的实现，一方面依靠伤残患者自己的努力，另一方面依靠社会的大力支持。社会康复的措施是针对伤残患者个人的或针对社会整体的。社会康复工作主要通过各种康复机构和社区康复、家庭康复来实现，社区康复中的社会康复工作主要由社会工作者来承担。

二、烧伤的社会康复

烧伤是突发性的事件，常导致毁损性的伤害，甚至造成永久性的残疾。烧伤患者不仅承受极大肉体痛苦和精神打击，而且还背负着巨大的经济压力，对家庭、工作单位均带来巨大的负担。由于烧伤临床及康复治疗的特殊性，烧伤患者住院治疗和康复的周期较长，容易造成患者与家庭和社会脱离或隔离，加之烧伤致残性高，治疗过程漫长痛苦，烧伤后患者的社会心理问题也较为突出。

烧伤社会康复的主要目的就是帮助烧伤患者解决伤残后的各种个人伤残适应问题、家庭问题及如何重新融入社会的问题。烧伤社会康复伴随在烧伤后的各个康复阶段，针对患者不同阶段的伤残社会心理适应状况，需要采取不同内容的干预措施。

烧伤社会康复主要运用个案管理服务模式，通过伤残后的社会心理调适、社区生活适应训练、社区资源整合与支持、对重返工作岗位的适应、伤残后的经济保障等方面的干预，提高烧伤患者的自我效能，提升他们解决问题的能力，协助其解决具体问题，改善烧伤患者的生活和工作环境。烧伤社会康复的各项干预措施旨在推动烧伤患者尽早适应伤后的康复进程，达到与功能水平相适应的独立状态，回归社区现实生活及提高患者生活质量。

第一节　烧伤社会康复的干预技术

一、烧伤的伤残适应康复辅导技术

（一）伤残适应康复辅导的基本概念

伤残适应康复辅导也称为伤残适应康复咨询，属多学科交叉的心理咨询专业范畴。从20世纪70年代开始，心理咨询作为一个独立的心理学专业分支，在英美等西方国家发展迅速，在我国的发展则不足20年。在国内出版的文献中常常将心理咨询和心理辅导看成两个可以通用互换的概念。

康复辅导是以推动伤残适应为主要功能的系统性助人过程，将辅导原理和技术运用于服务过程中，协助伤残患者探索、理解和处理他们面临的困难，包括创伤事件的危机处理、情绪及情感的自由表达与接纳、伤残后功能障碍的调适等，有效地发展和利用具体资源，推动伤残患者获得建设性的转变，达成其个人成长、职业生涯及独立生活的目标，最终实现其重返工作，家庭及社会生活。辅导过程通过自我倡导及心理、行为、职业和社会的介入，涵盖沟通、目标设定及有效益的成长或改变。它强调康复辅导专业人员与伤残患者双向合作，辅导员应尊重伤残患者个人意愿和个人价值观。

（二）烧伤的伤残适应康复辅导模式

1. 个案辅导　也称为个别辅导。在辅导服务中，服务关系仅涉及辅导员和烧伤患者。在康复机构内，往往采取有限次数的咨询服务，辅导员职责包括：①根据烧伤患者所处的伤残适应阶段，给予咨询者积极的关注和理解，做出适当的沟通，耐心陪伴，建立合理的自我概念或目标；②鼓励他们正面表达情绪，发展和激发潜能，协助他们订立可实现的具体目标及有效措施，处理面对的现实问题或困难，提升解决问题的能力；③辅导员与烧伤患者讨论及示范新的且适当的行为模式，探讨未来生活模式的安排（图6-1-1）。

2. 小组辅导　又称团体辅导。亚龙（Yalom）认为团体辅导的改变是一个非常复杂的过程，它随着人类各种体验的复杂的相互性而产生。团体辅导有11个主要治疗因素，包括灌注希望、普遍性、传递信息、利他主义、家庭关系重现、提升社交技巧、行为模拟、人际学习、团体凝聚力、宣泄和存在意识。对烧伤患者采用小组辅导进行集体干预，一方面可以协助烧伤患者舒缓由突发性伤害而产生的社会心理障碍，接受及适应伤残的限制，预防患者由于伤残而导致的社会功能失调，另一方面可以协助烧伤患者建立正常的人际交往网络、增强自我意识并激发其重拾改变自我的动机。烧伤的小组辅导

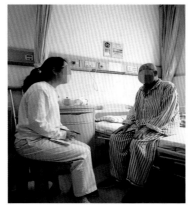

图 6-1-1 个案辅导

中，辅导员作为领导和推动的角色，利用小组辅导的技巧，促进小组成员间的分享、相互支持，协助烧伤患者解决个人问题，调适或建立适当的康复目标及行动，推动小组成员的改变（图 6-1-2）。

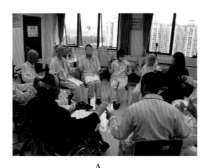
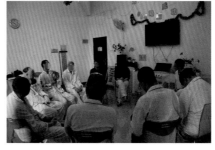

A B

图 6-1-2 小组辅导

3. 家庭辅导 即以家庭为咨询对象，为因烧伤导致的家庭关系问题提供咨询服务。烧伤患者在受伤后遭受重大的创痛，经历漫长的康复过程，在此过程中家庭成员同样经历着情绪及情感的变化。一方面，烧伤患者本人较难接受伤情带来的改变，特别是伤情较重者，会担心自己成为家庭的负担，担心家庭成员的抛弃及隔离，在自我知觉的负面影响下，可能会做出破坏婚姻及家庭的行为，例如自我封闭、沉默、愤怒，甚至暴力行为。而家人因为家庭角色的变化，照顾的压力或对未来的担心，往往也会出现情绪抵触、身体排斥或人际隔离的行为。家庭关系的辅导，主要协助烧伤患者及其家属，探索原有家庭系统模型中的家庭角色价值，家庭成员间互动，诸如交流沟通、问题与解决、情绪表达、功能限制应对处理等问题，推动家庭成员之间的理解和行为支持（图 6-1-3）。

4. 电话辅导 莱斯特（Lester，1974）指出电话辅导可以提高来访者对积极改变的感受。研究发现，大于 2/3 的来访者表示对电话咨询高度满意。在患者离开康复机构重返社区的适应期，辅导员通过电话为烧伤患者提供持续性及支持性的咨询服务。通过这

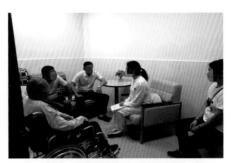

图 6-1-3　家庭关系辅导

种持续性电话跟进对患者返回社区遇到的问题进行及时的处理及支持，有助于促进烧伤患者的社区融合，更好地实施社区康复计划，保持康复过程中习得的伤残适应策略和行为，预防烧伤患者返回现实社区生活后出现功能倒退及社会关系退化等问题。

（三）烧伤的伤残适应康复辅导策略

1. 不同社会角色伤残适应康复辅导策略　受性别、年龄、个人成长经验、文化背景、生活角色及社会经济地位等因素的影响，伤残适应的进程往往呈现个别化的趋势。烧伤患者的性别、年龄阶段及家庭角色的差异，使他们面临的困难有所不同。

已婚男性是家庭经济的支柱，是家庭事务的决定者，背负教育子女的责任、赡养父母的责任，而且背负较高的社会期望。事故发生后，他们面对的主要困难是家庭角色的转换。已婚男性的"一家之主"的角色受到冲击，不再是家庭经济收入支柱。

已婚女性通常是家庭成员日常生活的照顾者，也是家庭经济的支持者，子女教育的责任人。当事故发生后她们遇到的困难可能是失去照顾家人的能力，失去了工作，甚至面临被抛弃，影响到婚姻。

未婚烧伤患者通常生活负担相对较轻，个人较少考虑未来的生活规划。但外观损毁者的自我知觉趋向负面，他们大多数担心影响到将来的婚姻和就业。

对于处在不同人生阶段、不同社会角色的烧伤患者，辅导员应该根据患者所面对的特殊需要提供因人而异的康复辅导策略。伤残适应康复辅导策略包括以下几点：

（1）专业的陪伴：烧伤患者在辅导中得到理解和关怀，以促进其伤残适应的进程，提高自信，规划未来生活的事项及权衡生活目标的优次。

（2）家庭辅导：邀请烧伤患者及其家属一起进行家庭关系的辅导，强调彼此照顾和支持的重要性，制定家庭生活的目标，协助其重新适应新的家庭角色，承担家庭的责任。

（3）适当的沟通技巧：协助烧伤患者学习并不断练习向家人讲授伤残康复辅导的技巧，包括子女和父母。

2. 不同康复阶段的伤残适应康复辅导策略

（1）康复早期：以中立、实事求是的态度，专注地聆听，接纳烧伤患者的反应。给以温和的陪伴与全力的支持，容许他们表达感受和发泄情绪。反映及澄清他们的表达及关注，在情况许可下提供适当的信息，为避免打消烧伤患者的希望，给予正确但笼统的信息，使他们对自己目前的状况有一个较合理的全面概念。

（2）康复中期：此阶段，烧伤患者伤残适应表现为尝试接受的时期，因此辅导过程中，需要提供尽量全面的、科学的资讯，使烧伤患者获得有效的康复信息，尽早澄清与其将来生活密切相关的事项，让烧伤患者尽早做好心理准备，面对将来生活的改变。辅导员通过同理心的关注、聆听、支持及肯定，鼓励烧伤患者去表达及讲述其害怕、不安等感受，反映及澄清烧伤患者的感受有助于提升他们的理解及洞察能力，从而推动其接受与适应伤残，强调烧伤患者的强项及优点，协助患者面对功能的限制及实践其个人能力。

（3）康复后期：此阶段烧伤患者即将离院，在其伤残适应心理发展阶段处于接受最终的永久功能障碍状态。辅导的重点是加强其自我概念，整合自我知觉，接受最终的永久功能障碍及在情感上失去的那个"旧我"或"原本的我"。重新澄清个人价值观及生活优次选取，增强患者的责任感及其对生活的内在控制感，教导其解决困难的方法及做出决定的技巧。设立具体及有时限的目标，协助烧伤患者对其他可能出现的情况做出预先安排。

（4）适应期：持续跟进已出院的烧伤患者，对他们适应社区生活和调整心理状态提供支持，推动他们重新与社会融合。

（四）烧伤的社会适应性训练技术

1. 社会适应训练的目的　社会适应能力指个人独立处理日常生活与承担社会责任达到他的年龄和所处社会文化所期望的程度。有学者将社会适应能力定义为相对于个人年龄与文化背景、独立处理日常生活与承担社会责任的能力，是先天的潜能和社会环境相互作用的结果。社会适应能力主要包括两个方面，一方面是作为个人能独立完成和处理日常生活的能力，另一方面是作为社会人能完成社会所赋予其责任的能力。烧伤患者临床和康复问题的复杂性，使其住院治疗康复周期较长，常常遗留严重的功能残障。由于长时间的住院，功能障碍的影响，很多的烧伤患者对医院环境产生依赖，长时间脱离社会环境，容易出现社交退缩，社会适应不良的问题。因此，在康复期间应对烧伤患者进行社会适应训练，以提高其社会适应能力促进其与社区融合。

2. 社会适应训练的策略　根据患者烧伤的程度及部位的不同，选择社会适应训练的时机与方法。在康复的早期和中期，烧伤患者会重点关注身体功能的恢复，此时介入的重点是与烧伤患者建立信任关系，协助解决情绪困扰；或通过团体辅导，建立同辈支持，在团体过程中进行情境模拟训练，练习患者的应对技巧，提升烧伤患者对预设环境的应对能力。渐进式地安排外出训练，及时总结分享，处理烧伤患者在实际融入社会时遇到的具体困难及各种情绪。在康复中、后期，则可增加烧伤患者的社区实践训练活动，即在真实的社区环境下，开展小型聚会、购物、郊游、贩卖、工作岗位实习等有意义的活动。

在社区实践训练活动的计划和组织过程中，可以邀请烧伤患者参与讨论计划的制订与实施，使他们清晰自己的角色和任务，从中体验到自己的能力，提升自信心，锻炼其生活的角色，还可以利用社会实践活动的经验，与患者或照顾者讨论未来安排，寻找社区中可以利用的资源，如残联、社区医疗网络、家庭成员支持，制订可实现的未来家庭生活规划。

3. 社会适应训练的方式 在日常的康复工作中，社会适应训练主要以团体辅导和家庭关系辅导的方式开展。社会适应训练需要照顾到烧伤患者的需求，也需要现有资源的配合。社会适应训练可以在模拟的环境下进行，也可在社区真实的环境里开展服务。

4. 社会适应训练的内容

（1）沟通技能训练。

1）沟通技巧的模拟训练：主要通过角色扮演、观察、分享、讨论、认知重构、家庭作业等形式，练习交谈时的目光对视、体态、姿势动作、面部表情、语调变化、声音大小等，引导烧伤患者提升沟通的意愿与技巧。

2）实地人际交往技能训练：通过任务小组的治疗方式，配合实际的操作，安排烧伤患者进行实地人际交往技能训练，如超市购物任务小组中安排烧伤患者练习如何接受别人眼中的自己、回应他人的目光、与他人形成关系的技巧，从模拟的场景到实际的场所渐进式地协助他们习得人际交往技巧。

（2）家庭关系处理技巧训练。伤残造成的压力给烧伤患者的家庭关系也带来负面影响。在其康复过程中，家庭成员与烧伤患者本人都承受着治疗过程的痛苦，经济的压力，周围环境的排斥或歧视，甚至是隔离。另一方面，因残疾观念的影响，社会对残疾的认识度及接纳度较低，烧伤患者在发生伤残事故后不敢及时对亲朋好友交代伤情，或者亲友的过度关心及照顾也会对烧伤患者带来压力，造成接触减少或人际排斥。

在康复过程中，通过家庭辅导，鼓励烧伤患者与家庭成员分享各自的情绪、情感、沟通模式及对事件的应对方式，重建家庭成员之间的信任、关怀与支持。在团体辅导过程中，通过角色扮演、场景模拟、观察、朋辈分享等技术，提升患者自我知觉能力，学习和改善与家人相处的态度、技巧和行为。

（3）获得社会资讯及使用社会资源的训练。烧伤患者受伤后面对的境况与受伤前有所差别，资源拓展训练的目的是帮助患者有效地描述自己所存在的问题和症状，恰当地提出问题和要求、并习得求助的技能，在需要时能找到相关的资源及时帮助，发现自身或社区网络中现有或潜在的资源，拓展获得资源帮助的途径，提升使用资源的能力。

（4）社区生活技能的训练。烧伤患者因身体功能限制及心理上的自卑等因素，导致他们外出的动力不足，外出的机会减少。因此在住院期间，排除生理影响因素后，应尽早安排他们外出训练，防止或减少社交退缩的负面影响，减少对医疗环境的依赖，促进患者适时出院返回社区。在训练中，首先是鼓励烧伤患者在现实生活环境中体验陌生人注视及议论，尝试接受并适应，然后再做出合适的回应，如安排患者以任务小组形式，练习购物、聚餐、乘坐公共交通工具（地铁、出租车、公交车）、参加社区生活体验、参观博物馆、看电影等社会文化生活，在整个训练中使烧伤患者了解面对的困难，分享习得的经验，练习应对的技巧，促进患者正面的表达情绪，提升解决困难的能力，引导他们提高社区生活的信心和动力（图6-1-4）。

（5）工作场所的适应融合训练。康复后，有的烧伤患者需要重返原单位工作，有的需要重新到公开就业市场再就业，有的会选择自雇。大部分的烧伤患者都担心重新回到职场后的人际适应不良。在康复后期需要为有工作意愿的烧伤患者提供进入职场前的心理调整及具体技能的训练，如职场人际沟通技巧、面试技巧分享、工作技能再学习

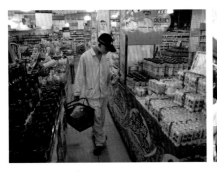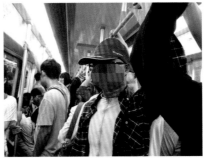

A   B

图6-1-4 社区生活技能的训练

等。通过模拟的方式协助烧伤患者进入工作的角色，提升重返工作岗位的信心（图6-1-5）。

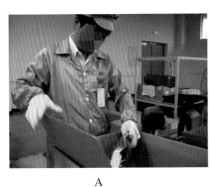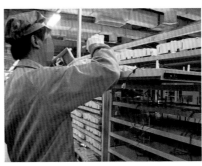

A   B

图6-1-5 工作场所的适应融合训练

（五）出院准备计划

1. 出院准备计划的定义　在烧伤患者入院时，社会康复工作人员评估和确定他们的出院目标，有计划地协调烧伤患者、家属或照顾者、康复医疗团队及社区资源，为患者提供完整和连续性的服务，包括住院期间的个案辅导、家庭关系辅导、社区资源转介及出院后健康安全环境的协调等。

2. 出院计划的目的

（1）提高烧伤患者和家属自我照顾能力，改善健康状况，保障家庭与社区之间的连续性照顾。

（2）成本效益的控制，提高患者和家属的生活品质。

（3）减少患者住院天数及再住院率。

3. 出院计划的内容

（1）出院后应持续医疗及服用的药物提供。

（2）与疾病、健康照顾有关的自我照顾计划。

（3）预防性的卫生教育内容与计划。

（4）出院后日常生活能力与功能独立性水平的评估。

（5）出院后照顾环境的评估。

（6）患者及家庭健康评估。

4. **出院计划的流程**

（1）在烧伤患者入院时，召开由各专业人员参加的康复评价会，获得烧伤患者康复目标和康复计划的资料。

（2）召开烧伤患者的个案会议，烧伤患者及其家属需要参加，评估和确定患者出院后可能的安排。

（3）协调烧伤患者及其家属和康复医疗团队，提供适当的专业服务，保障出院目标的达成。

（4）对于能够返回工作岗位的烧伤患者，向用人单位说明烧伤患者出院的安排计划，并取得配合和支持。

（5）若烧伤患者的出院安排涉及当地的社区资源，专业人员需要提供必要的资讯、支持和转介服务。

（6）协调出院后居家环境改造或其他社区康复的支持。

（7）保障出院后的定期持续性跟进。

5. **出院计划的评估内容**

（1）住院期间的康复治疗计划与目标。

（2）烧伤患者及家属对伤情的认知，社会心理状态，家庭及社会资源，康复目标。

（3）出院安排的可能性：

1）重返社区：居家环境改造、家庭康复训练技巧、照顾者压力管理、持续的医疗照顾计划、未来生计安排等。

2）长期医疗照顾：社区的家庭病床、残联的康复门诊或是居家的康复指导等。

3）制订出院准备计划方案。

6. **出院计划的方案实施**

（1）康复辅导：伤残适应，家庭关系，人际关系，压力处理，疼痛管理，生活重整——未来生活规划指导、安排日常生活时间表及家庭财政收支情况。

（2）社会适应行为训练。

（3）居家环境改造。

（4）家庭康复技术指导。

（5）社区资源协调与转介。

7. **出院后的安置与跟进** 略。

8. **出院计划档案记录** 略。

第二节　烧伤患者的社会支持网络

一、社会支持网络的内涵

社会支持网络理论是 20 世纪 70 年代在美国首先发展起来的。社会支持网络理论的基础在于人类在遭遇生活事件时，需要资源以应对问题。社会支持网络的定义指从家庭、亲朋好友、社区、社会非营利组织，以及政府等支持者那里获得物质、信息、陪伴及情感等各种资源支持的社会网络。

一般而言，根据烧伤患者的基本生存需要和社会性需要，社会支持网络大致目标包括：①促进生理功能康复；消除之前的依赖心态，树立自主意识；提升解决问题、表达及应对的能力；②自理日常生活及帮助家务劳动；③增强职业能力；④参与社会事务，担当公民责任；⑤发掘自身潜能，实现自我等。

二、烧伤患者社会支持网络的构成

在烧伤患者社会支持网络中存在着不同性质的支持主体，一般而言，这些主体包括家庭、亲朋好友、社区、社会非营利组织、政府及专业的社会工作者和志愿者等。根据不同社会支持网络理论，不同性质的社会关系与具体的社会支持网络所提供的社会支持有所差异，家庭给烧伤患者提供的支持和政府所提供的支持在具体内容上具有不同功能。具体的构成包括：家庭、亲友与邻里、民间非营利组织、社区服务、政府、社会工作者、志愿者、扶助的政策与法规。

（一）家庭

对烧伤患者来说，家庭成员及亲属所提供的社会支持是最基础和最重要的保障机制。家庭是烧伤患者日常生活的重要场所，伤残问题与家庭密切相关，主要是由于家庭在健康和康复中的重要角色，以及烧伤对家庭成员及其身心功能的影响。在众多的社会支持源中，家人或亲密伴侣这些"重要他人"的支持是最原生、最靠近个人及最主要的支持。特别对于新受伤的烧伤患者，家人的支持能协助他们减少贯穿在工伤处理、医疗处理过程中的负面情绪，进一步接受伤残的事实，提高应对压力的信心和技巧。在烧伤患者家庭中，家人除了可提供工具性的支持，如日常家居照顾、陪伴看病、监督服药、经济支持、工作等，还可提供必要的心理支持，如情绪支持、自尊支持、情感支持和身份角色认可等。

（二）用人单位

单位的支持对烧伤患者来说非常重要。若用人单位表现积极与合作，委派相关人员就烧伤患者关心的问题与患者及家属进行友好协商，给予经济和情感上的双重支持，这些配合能减轻烧伤患者及其家庭的心理及经济负担；反之，患者及其家庭若无法与单位进行良好的沟通与对话，对未来感到迷茫，情绪上则会表现焦虑和浮躁，影响患者治疗和康复的进展。

（三）政府

对烧伤患者提供社会支持的形式是基于社会保障制度，以各级残联为中介，保障他们的基本生活权利。政府组织包括：社区居委会、村民委员会、残联和妇联等部门。他们的功能更多地是针对物质上贫困的群体提供社会保障与社会福利。各级残联是烧伤患者社会支持的特别重要的主体，政府在整个社会支持系统中始终发挥着主导性、决定性作用。政府对他们的支持包括康复救助、社会保障、就业培训、扶持烧伤学生和烧伤家庭子女就学、扶贫等。

（四）个人社交关系

参与正常的社交活动是烧伤患者融入社会的一个重要元素。亲朋好友主动表达关心或伸出援助之手，对于患者来说无疑是雪中送炭。亲朋好友鼓励和带动患者融入社会，参与以健全人士为主的社交活动，使患者感到集体归属感，明确其在集体的定位；可以引导患者回归社区，激发与他人互动的兴趣和动机。它是一种非正式的社会支持，是解决个人及社区问题的"第一防线"。这种社会支持网络是补足正规社会服务的一种有效支持模式。

（五）住院的病友

在住院期间，烧伤患者会自动结交一些经历相似的住院病友。他们一起讨论受伤相关的话题，这种自发的同病相怜的非正式支持，能让烧伤患者在倾听别人故事的同时，得到心理的慰藉、鼓励，产生共鸣，减少孤独感，进一步在共同经验的相互鼓励及带动下，一起参与社会实践活动（图6-2-1）。

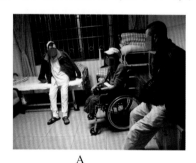

A   B

图6-2-1　烧伤患者互助

（六）专业技术人员

专业人员可协助烧伤患者维持固有网络或构建新的网络，专业人员包括医生、护士、治疗师、社会工作者、所在社区工作人员等。医疗团队可以提供专业的医疗康复服务，社会工作者或社区工作人员可作为直接服务者，动员网络里面的亲人、邻舍、义工，共同营造关爱和支持性的社区氛围或通过监督或辅助义工团体或互助组织的发展，为烧伤患者建立一个强有力的支援网络。

综上所述，社会支持网络的每一个方面都非独立运作，各方面相辅相成，合理地整合和利用烧伤患者的社会支持网络，可协助烧伤患者克服伤残带来的心理和身体功能的限制，尽快融入受伤前及受伤后形成的社会网络中。

第三节　个案管理

一、个案管理的概念

个案管理是一种合作的实践，包括：预估、计划、协作、参与、监督并评估为满足个体的健康与人类需要所要求的选项与服务。其特色包括倡导、沟通及资源管理，以提高品质和实现低成本的介入和结果。

二、烧伤患者个案管理员的角色

烧伤患者的康复不仅仅限于临床的单一专业介入，更为重要的是为烧伤患者提供有利于生理、心理、社会的全面康复。因此个案管理员需要有跨专业的学习和工作的能力。烧伤患者个案管理员的主要角色如下：

（一）全面康复的提供者

个案管理员需要为烧伤患者提供个别性的评估，了解他们的需要、确定烧伤患者现存及潜在的问题，从而安排切合烧伤患者身体及心理需要的整体性医疗及康复计划。

（二）康复服务的协调者

个案管理员需定时与相关者，包括烧伤患者、企业人事主管、社会保障部门及跨专业的医疗康复团队成员等沟通协调，了解康复计划的进度，确定所有专业康复计划都依时间表按时完成。

（三）康复治疗计划的管理者

个案管理员作为烧伤患者康复计划的"守门员"，负责监测康复计划的执行及质量，确保康复计划是有效及符合经济效益，康复进展如有转变，则需要根据转变而修改烧伤患者的康复计划。

（四）咨询者

个案管理员需要向烧伤患者及家属解释制订的康复计划，使其更了解康复治疗计划及检查过程。另外，需要向烧伤患者解释患者应有的权益和责任。

三、烧伤患者个案管理的工作流程

烧伤康复个案管理的工作主要分为六个阶段：建立关系、预估、计划、取得资源、整合、结束关系，它们构成一个连续性的过程。

（一）建立关系阶段

建立关系是一个过程。建立关系的方法有很多种，包括介绍自己及在个案管理过程中的工作角色；收集与烧伤患者康复有关的资料信息，如存在的角色、需要、处理方法、对接受帮助可能产生的负面影响、会谈方法等。同时还包括建立一种互相信赖的服务关系和澄清互相之间角色期待。

（二）预估

个案管理在预估过程须确认三件事：第一，对于烧伤患者所需要解决的问题及造成此问题的原因；第二，在解决问题的过程中，烧伤患者需要运用的可行的方法；第三，烧伤患者用这些可行的方法同时可能遇到的障碍。个案管理员需要逐一列出烧伤患者需要解决的问题清单，并排出处理这些问题的优先次序。

（三）计划

计划是将在预估过程中搜集的资料转换成烧伤患者可以得到的协助，获得所需要的资源，解决个人及环境所造成的问题的一系列过程。

（四）获取资源

取得可运用的资源是一种可以将计划付诸实际行动的过程。所以个案管理者执行行动时，需要与烧伤患者可能运用的资源连接，并克服在取得资源时所遇到的任何困难。

（五）整合

当联系工作完成后，个案管理者还须负责确保烧伤患者的资源是否持续运用及随时查看资源是否有效地被运用。

（六）结束关系

当烧伤患者取得有效的资源后，他们需要解决的问题就会减少。当个案服务计划中所定的目标已有实现的可能性时，就可以考虑将个案管理服务推进到最后结束关系的阶段。

四、烧伤患者个案管理的成效

烧伤康复个案管理大部分情况下会特别关注那些损伤严重的患者，即高成本、康复周期长或需要多重服务的康复患者。良好的个案管理可以协调个体使用卫生保健服务的过程，使其达到成本有效且最佳品质的服务效果。从管理的视角看，个案管理模式是促进组织生产力管理最大化，相关成本最小化的过程。个案管理的目标是引导完成重返工作项目，通过减少损耗时间、训练时间和医疗成本，节约了"硬成本"；通过促进烧伤患者重返工作，间接提高企业雇员士气，节约了"软成本"。

采用个案管理的服务模式，个案管理员能够主动为烧伤患者提供个人化的适时及合适的医疗康复服务及重返工作的安排，促进烧伤患者的康复进度，从而协助他们尽快重返工作岗位，保持就业职位，协助患者及其家人重新面对及适应受伤后的生活。同时，若能鼓励企业参与配合个案管理的工作，将有助提高烧伤患者重返工作的机会，减少因受伤给企业带来的人力资源损失，并让企业履行良好的社会责任，最终减少因烧伤而产生的社会问题。

第四节 烧伤的典型案例

一、案例分享

(一) 烧伤患者背景信息

男性，32 岁，中专文化，已婚，妻子与患者同在东莞打工，育有一子两岁，在老家由岳父母照顾。入职东莞一家外资性质单位工作一年余，与用人单位签订了两年的劳动合同。

(二) 社会康复介入的时间以及相关的流程

1. 初期评估　入院后 3 d 内接触到社会康复科的工作人员，从身心社三方面进行初期的评估，患者的情况如下。

（1）与用人单位的关系：烧伤患者与用人单位的关系良好，单位按照规定支付相关待遇，且给予充足的关心和照顾。

（2）工伤处理：东莞工伤，用人单位购买工伤保险，但工伤认定结论书尚未下达，尚未进行劳动能力鉴定。

（3）康复期望：烧伤患者从临床医院大致了解伤情预后的情况，期望通过康复治疗改善右手灵活性，减少瘢痕的增生。

（4）伤残适应的情况：初期面谈时患者情绪稳定，主动交谈，工伤后患者面容毁损，极少进行外出活动，介意别人对自己的目光关注，担忧面部病情的预后情况。由于手功能灵活性受限制，患者认为劳动能力受到很大的影响，对再就业及未来生活存在担忧，患者的自我效能感很低。

（5）家庭关系：已婚，妻子与患者在同单位工作，工伤后停工照顾患者，儿子两岁，在老家由岳父母照顾。工伤后患者与妻子的关系有了很大的改变，妻子对患者较为依赖，夫妻之前的相处方式为患者照顾妻子，工伤后妻子对患者关注及照顾少，情绪易波动，经常对患者表达抱怨。患者受妻子情绪的影响明显，担忧如何面对和处理夫妻关系。

（6）亲子关系：患者对儿子较为疼爱，儿子小小年纪但已经很懂事，工伤后患者未见过儿子，他不知道形象改变后自己该如何面对儿子及应对儿子的教育问题，担忧亲子关系的问题。

（7）工作安排：用人单位已承诺过患者康复后回原岗位工作，工作任务做适当调整。患者满意单位的安排，也有信心胜任。

2. 社会康复工作人员针对此位患者的情况制订服务计划

（1）每周一次的康复辅导：政策资讯的提供、伤残适应的辅导、情绪的支持、提升自我效能感、家庭关系的辅导、照顾者情绪支持、亲子关系的辅导、未来生计安排探讨等。

（2）各类型的小组活动：提升患者技能、拓展社交网络、提高社会心理适应能力等。教育类、兴趣类、成长类、互助类等，主要有包括工伤政策条例讲座、技能培训小组、面试技巧培训、互助组同路人经验分享小组、"你行我也行"创业分享小组等。

（3）社会适应性训练：陪同患者在真实社区环境内适应，例如：超市购物、参加创业公司培训、到劳动力市场面试等（图6-4-1~图6-4-4）。

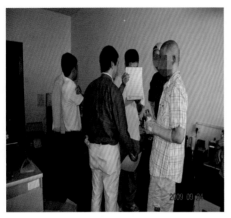

图6-4-1　患者参观热转印公司

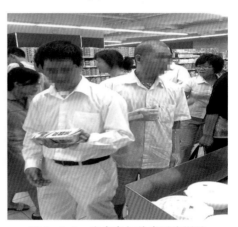

图6-4-2　患者参加外出适应训练

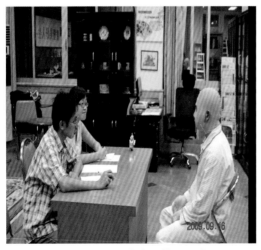

图6-4-3　患者参加模拟面试

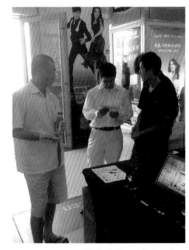

图6-4-4　患者参加现场面试

3. 出院时情况如下

（1）康复进展：面部颜色变浅，双手灵活性有明显改善，患者对康复效果满意。

（2）伤残适应：情绪稳定，主动交谈。患者认为自己的心态与刚入院时相比有了很大改变，自信心有很大提升，对职业生涯规划有清晰的计划；外出时不会介意别人对自己的目光关注。

（3）家庭关系：经过数次辅导员与患者家属的辅导、夫妻双方的辅导，患者认为最好的办法是改变自己，适应妻子的行为与表达方式，以此改善家庭关系。

（4）工作安排：用人单位目前处于停产状态，仅保留几名工作人员留守岗位，患者打算出院后回公司休养，自学专业知识，备考职业资格证，服从单位的安置。若单位破产则返乡再就业或者自主创业。

（5）亲子关系：患者计划出院后回家，鼓励自己以正面、乐观的心态与儿子接触，向儿子交代自己的伤情。

4. 返回社区后持续性地跟进服务　患者出院后，辅导员定期与患者保持跟进，患者重返社会后的情况为：

（1）出院后返回老家，在与儿子的接触中，儿子的理解及对患者的关心令其感动，患者认为自己在儿子面前有了很大的自信。

（2）春节后患者返回东莞，用人单位安排宿舍，由于用人单位仍处于停产状态，患者目前暂时没有工作的安置，患者自学为主。

（3）患者经常与妻子外出，坦然地面对陌生人对自己的关注目光。

二、小组案例分享——"重塑自我 沟通无限"烧伤患者互助发展小组

（一）活动背景

烧伤患者在受伤后面临着各种各样的压力，除了病情上的痛楚，更为重要的是形象改变后，自身心理上、社会交往上的压力。很多烧伤患者伤后很长一段时间封闭自我，终日消沉，即使经过时间的磨炼，他们希望自己可以变得积极，重新面对生活，但却不知从何做起，放不下内心各种各样的担忧与顾虑。同时，有些烧伤患者在彼此间的接触中，他们会互相交流康复治疗的经验，并积极地寻找精神上的支持。但也有烧伤患者习惯把压力堆积在心里，长期得不到缓解，故希望在同辈的互助小组中，烧伤患者可以完全投入到小组中，释放心中的感受和压力，接受自身的改变，促进自身的成长。同辈之间的支持，在烧伤患者的伤残适应、重塑自我、社会交往等方面，可以起到积极的推动作用。

（二）小组活动的目的

（1）通过小组成员对自己伤后各种心情的分享，让小组成员知道自己不是单独的一个，从而得到同路人的支持。

（2）让小组成员认识并接纳自己的改变。

（3）通过小组成员的互相认识及了解，增大成员的社交圈。

（4）外出实践，走出社会。

（5）锻炼自己的勇气。

（三）小组的对象

在医院接受康复治疗的烧伤患者，张贴宣传海报，鼓励患者踊跃报名，同时由个案管理员推荐及其他部门同事转介。小组人数 6~8 个人，小组形式可为封闭式小组，通过签订小组协议要求小组成员按时参加每节的小组活动，若期间有小组成员感觉不适，可与工作人员交流。

（四）小组的目标

（1）帮助小组成员增强沟通、交流技巧，找到 2~3 个朋友。

（2）建立小组成员间的合作关系，完成指定的小组任务。

（3）在工友群里得到相关信息，解答心中疑惑与担忧。

（4）在小组中互相支持帮助，学会交流沟通，舒缓心理压力。

（5）帮助组员更好地认识自己，接纳自己，进而欣赏自己，达到自我成长。

（五）小组理论支持

1. 社会支持网理论 社会支持网概括而言就是社会支持的提供机制，是社会个体从社会和他人处获得的支持的总称。广义的社会支持包括物质帮助、行为支持、亲密的互动、指导、反馈、正面的社会互动等六种形式。根据社会支持的接受者和施与提供者的不同，将其分为正式社会网络和非正式社会网络。正式社会网络包括政府、企业、社区组织和市场（职业介绍所、人才交流中心和广告等）。非正式的社会网络包括五种关系：血缘关系、亲缘关系、业缘关系、地缘关系和私人关系。开展的互助小组里，烧伤患者之间在地缘和私人关系上得到促进和加强，从而形成一种"病缘关系"，相互支持同行。

2. 学习理论 通过小组活动，让组员学习倾听、沟通的技巧，学习安慰、分享的重要性。在此，小组活动中会涉及体验式学习的活动和游戏，充分调动组员参与的积极性，在游戏中学习，在学习中娱乐。

（六）小组活动设计

小组活动设计内容包括破冰环节、认识自我，认识及接纳自我、沟通技巧、情景模拟、外出实践等。

（杨晓姗　欧阳亚涛）

第七章　烧伤儿童教育康复

教育康复是全面康复的重要组成部分，是顺应社会发展需求而产生的一门新兴学科，是在医教结合、综合康复理念指导下，整合教育与康复的手段和方法，有效地为兼具教育与康复两种需求的人提供服务的一门综合科学。它涵盖教育学（包括特殊教育学）、康复治疗学及心理学的相关内容。目前国内外开展烧伤儿童教育康复的机构还比较少。

第一节　烧伤儿童教育康复的需求特点

一、教育康复对象的需求特点

教育康复的主要对象是儿童，包括残疾儿童和问题儿童等。关于儿童的年龄界定，1989 年国际《儿童权利公约》界定的儿童是指 18 岁以下的任何人，但由于近代儿童发育超前，从儿童生理、心理发育来看，真正的儿童期是 12 周岁之前，此类人群都是正处于学龄前和小学阶段，而且年龄比较幼小。不同年龄段的儿童受教育需求有所差异，0~12 岁儿童的教育需求如下：

（1）0~3 岁为婴幼儿期，是儿童身心迅速发育时期，也是自我意识和探究意识的萌发期，教育的重点是保护孩子的好奇心，培养初步的语言与交往能力，做好与同龄孩童的交往准备。在这个年龄段的烧伤患儿，每日重复的康复治疗及伤情本身的疼痛令患儿产生恐惧心理，对康复治疗环境较为排斥，家长需处理患儿的创面、生活起居，难以给予烧伤患儿高质量的陪伴，久之，也让患儿对康复治疗依从性降低。因此，该年龄段的患儿，不仅需要激发其自我意识和探究意识，保护其好奇心，同时，需要运用综合手段对患儿家长进行早期教育和相关知识的指导，让患儿获得高质量的陪伴与引导。

（2）3~6 岁的儿童处于身心发展和性格形成的关键时期，这一阶段所受的教育属于启蒙教育，主要重点是培养稳定的情绪情感、良好的个性品质与行为习惯，形成初步的自我保护意识，激发其求知欲。同时，此年龄段是儿童入托的年龄，儿童对社交的渴求得到了飞跃式的发展。若发生烧伤事故，长时间的住院生活让儿童脱离原先的社交圈，得不到替代性补偿，使儿童产生孤独感，且此年龄段的孩子自我觉察能力及表达能力尚不完善，家长也难以进行疏导及协助。因此，康复治疗期间，为烧伤患儿创造和谐的社交环境，营造"幼儿园"式的教育环境及氛围，是教育康复的重要举措。

（3）6~12岁的孩子为小学时期，教育需求除了家庭教育外，主要为教学知识的摄入，培养孩子的良好生活和学习习惯。同时，该时期也是孩子自尊、自信养成的重要时期，自主意识逐渐强烈，逐渐形成个人的性格和人生观。此年龄段的儿童遭遇烧伤事故，容易产生自卑感及挫败感，渴望尽早重返校园，但是会承受课业知识滞后及伤后难以融入同伴的双重压力。

因此，康复期间的烧伤儿童患者，除了躯体功能的康复外，与同龄孩童的相同教育需求同样需要重视，且与正常儿童教育需求的不同之处也需要特别关注。

第二节　烧伤儿童教育康复人员的专业技术要求

从事烧伤儿童教育康复人员应该有社会工作、教育学（包括特殊教育学）、康复治疗学及儿童心理学、儿童社会工作、家庭治疗学等知识的背景，同时具有爱心及耐心。具体要求如下：

一、岗位要求

（1）社会工作相关专业毕业后从事儿童康复教育一定时间的社会工作者。

（2）经过儿童社会工作和家庭治疗相关培训，成绩合格，能够独立进行儿童社会工作评估和家庭辅导操作者。

二、岗位承担责任

（1）负责项目的整体策划。

（2）负责项目的整体运营管理工作，包括根据多元智能理论进行课程的设计、日常活动的筹划，儿童课堂参与人员的培训考核和课程评估。

（3）负责专业志愿者、慈善组织的对接，调动更多的资源参与到住院儿童课堂。

（4）儿童小课堂场地和基础设施的提供。

（5）负责落实儿童小课堂日常运作工作，开展儿童课程和日常活动。

（6）儿童个案管理工作的实行，与患儿家属、主治医师、社工共同商定住院期间教育康复学习计划，扮演沟通者和连接者的角色。

第三节　烧伤儿童教育康复实施

鉴于烧伤病种的特殊性，患者需要在康复医院度过相当漫长的一段时间，儿童因为自身伤情的变化多样及身体自身生长速度的原因，康复期间需要更多、更仔细地观察与康复介入。对于3~12岁学龄前及学龄期儿童来说，长期的住院经历势必会影响其受教育权利，而且烧伤康复毕竟是一段暂时的过程，学龄期儿童终归需要重返校园。为了减少其康复后重返校园的衔接困难，有必要针对不同年龄的烧伤患儿开展相对应的教育康复。

烧伤康复科住院患者中，绝大多数为成人患者，儿童患者集中于烧伤整形及烧伤康复科，一方面是由于烧烫伤事故目前已成为儿童意外伤害的重要原因，因烧烫伤致残的儿童逐渐增加；另一方面是由于烧伤康复的重要性已日益被大众所熟知，临床治疗之后，越来越多的家长会将烧烫伤患儿转入康复医院，接受系统的康复治疗，以减少功能的障碍。但是，相对于整个医院的康复患者而言，作为少部分群体的烧伤患儿，在"医院"这个大群体中逐渐脱离了同辈群体的共处机会，心理学家皮亚杰曾提出："孩子与同伴交往是克服性格孤僻和自我中心的良好途径。交往对孩子具有独特的心理价值，这是亲子关系代替不了的。"烧伤患儿在康复过程中需承受密集、辛苦的康复训练，长期处于负性情绪中，陪伴的家长疲于应付照顾患儿的饮食起居及病房延伸训练，无暇顾及烧伤患儿的身心发展，也对如何进行亲子陪伴和心理调适表示无助。

在烧伤康复过程中，烧伤患儿不仅有躯体功能康复的需求，还有受教育的需求。如前文所述，不同年龄段的儿童应当享受与之年龄相匹配的教育权利，但由于烧伤的病种特点，烧伤儿童同样要和成人一样经历漫长的康复期，以对抗身体发育与瘢痕增生所致功能障碍的冲突。因此，烧伤患儿只能推迟入托、入学计划或者暂时停止就学安排，但并不等于烧伤儿童在康复过程中就没有受教育的需要。长期康复住院生活，与同伴社交的缺失、烧伤后心理调适正确引导的缺乏，令烧伤患儿的教育康复显得尤为重要，因此，烧伤儿童的教育康复是摆在医务工作者面前不可忽视的问题。

鉴于烧伤病种的康复特点，有的烧伤儿童康复时间久，长期的住院治疗康复势必会对其接受教育产生影响，为了减少学龄期儿童康复后重返校园的衔接困难，同时提升烧伤患儿康复期间的康复动力与积极性，有必要针对烧伤患儿开展相对应的教育康复。

一、儿童烧伤教育康复的目的及意义

烧伤的教育康复学不同于常规的教育康复学，烧伤儿童不存在认知障碍，开展烧伤教育康复有着自身需求及目的，教育康复主要对象是儿童，因此教育康复的目的也主要围绕烧伤儿童的需求设立，针对烧伤儿童开展教育康复，希望达到以下目标。

（一）保障烧伤儿童受教育的权利

烧伤患儿住院期间，原先正常享有的义务教育被迫中断，教育康复的重点在于通过营造合适的学习环境、适合烧伤患儿的学习模式，让烧伤患儿保持已有的学习习惯，以使其离开医院、重返校园时能够顺利衔接、尽快适应学校正常的学习状态与进度。

（二）将同龄烧伤患儿集中起来

营造"课堂"氛围，集体式的环境让烧伤患儿能够进行同辈群体间的互动，满足同辈群体社会交往的需求，同时满足该年龄段儿童正常的社会心理发展需求。

（三）康复治疗的参与

烧伤儿童康复住院期间主要的生活内容是康复治疗的参与，疼痛及重复的治疗项目容易让患儿产生消极负面情绪，丰富多样的教育康复内容及方式，令烧伤患儿能重新感受到自己"正常"的生活方式，并有效改善自身情绪，促进其情绪管理能力的提升。

教育康复实施过程中均需要烧伤患儿主动参与，患儿在书写、口语表达、活动配合上均能调动躯体各部位的参与，无形中促进烧伤患儿躯体功能的训练，也使烧伤患儿重新树立"我能行"的正面自我评价及信心。

另外，对于烧伤儿童的家庭及康复机构而言，教育康复的开展，其目的及意义同样不容小觑。

1. 对于烧伤患儿家长　住院期间开展教育康复，使其意识到烧伤患儿的全面康复，不仅仅是躯体功能的康复，患儿的教育、认知、社会心理发展同样重要，烧伤患儿经过康复后躯体功能改善，能够顺利重返校园，重新融入社交圈，才是康复的意义及根本目标。

2. 对于康复机构　传统的医学模式已经从"医疗模式"转变为"身—心—社"的全面康复，针对烧伤儿童开展教育康复，是"全人康复"理念的体现，也是烧伤儿童康复效果的良好助力。同时，国内目前开展教育康复的机构极少，率先探索教育康复，有助于教育康复模式的探索及研究。

二、教育康复适应人群

0~12岁无严重认知功能障碍的烧伤患儿或者其照顾者/家庭成员为教育康复适应人群。

三、儿童烧伤教育康复实施

（一）场所

1. 设立"儿童辅导室"　专门设立"儿童辅导室"（图7-3-1），采用轻松、活泼的布置格局，室内光线明亮、充足，适当配有卡通挂画、贴纸等，地板可用地垫、木地板，室内摆放儿童玩具、书籍类物品，为儿童营造愉悦、放松的辅导环境及氛围。

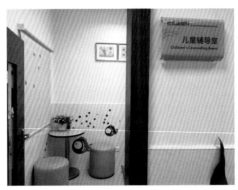

图7-3-1　儿童辅导室

2. 开展"住院患者儿童小课堂"　在烧伤患儿康复住院时给患儿营造舒适的环境，使其在健康允许、与其他治疗不冲突的情况下接受教育康复，协助其减少康复后重返校园的衔接困难，同时使其在住院期间能够保持与同辈交流、与社会融合的权利与机会，促进其伤残适应、接纳自我（图7-3-2、图7-3-3）。

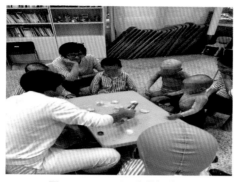

图 7-3-2　开展科学探索课

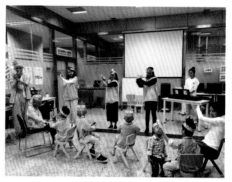

图 7-3-3　开展科学实验课

（二）设备与用具

儿童辅导室、儿童桌椅、放松道具、画板和画笔、面谈需要的问卷或记录纸、绘本或益智类玩具（图 7-3-4）。

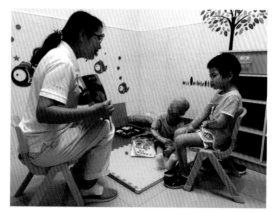

图 7-3-4　儿童辅导室内低龄烧伤患儿开展绘本阅读课

（三）操作规程

1. 个案式教育康复计划　社工提前收集烧伤患儿的基本资料，准备可能需要的互动和放松道具，布置环境。与烧伤患儿照顾者预约时间，并说明教育康复的目的，商定教育康复的进行计划、时间和地点。

（1）要求：

1）尊重烧伤患儿及其家属的意愿，一起制订康复教育服务计划。

2）服务计划应详细和具体，符合儿童康复教育的宗旨和目标。

3）教育康复实施者向住院烧伤患儿及其照顾者介绍服务的内容和目的，遵守知情同意和保密原则，取得其同意和支持。

4）教育康复进行过程中保持开放的身体姿势，适当的目光接触，恰当的面部表情和专注的态度，与烧伤患儿或者其照顾者建立信任及适当的专业关系。

5）过程须目标明确，节奏有序。第一阶段协助烧伤患儿及其照顾者/家庭成员澄清需要转变及提升的关键问题；第二阶段为烧伤患儿提供持续性的教育康复服务方式；

第三阶段贯彻计划并获得结果。

6）服务过程中教育康复实施者应敏锐识别危机和风险因素，及时进行介入。

7）教育康复实施者应提前告知烧伤患儿及其照顾者/家庭成员结案的时间，让其做好心理准备，帮助处理离别情绪。

（2）服务原则：

1）个别化原则：教育康复实施者应把烧伤患儿视为独立、独特的个人，尊重烧伤患儿的个别需要，制定个性化的教育康复服务方案。

2）知情同意和保密原则：教育康复实施者应尊重烧伤患儿及其家长的监护权和知情同意权，须向家长说明教育康复服务的目的和服务计划，征求家长同意，并及时向家长反馈烧伤患儿在过程中的危机情绪和行为。

3）服务对象利益优先原则：教育康复实施者应优先考虑烧伤患儿的利益和需要，从儿童身心发展特点出发提供教育康复服务，保障烧伤儿童的利益。

4）生态系统原则：教育康复实施者应重视家庭的作用，运用生态系统的观点，从烧伤患儿自身及其家庭、朋辈群体、社区学校、服务机构等的互动关系中识别所需资源，提供专业服务，促进儿童发展。

2. 小组式教育康复计划

（1）目的和意义。根据儿童生理、心理特点和成长、发展的需要，提供治疗性、支持性、发展性的小组服务，提高烧伤儿童伤后社会心理和认知行为的适应能力，改善烧伤儿童及家庭与社会环境间的互动和关系。

应用人类发展理论、认知行为理论、社会学习理论及专业小组辅导技术，通过小组动力及小组治疗因子，为住院烧伤儿童提供社会心理行为调适、情绪支持、能力提升、社会交往等方面的训练。

（2）适应证。根据儿童身心发展程度划分，小组主要招募3~12岁无严重认知功能障碍的烧伤儿童及其家庭。

（3）设备与用具。儿童活动室、儿童桌椅、游戏道具、多媒体设备、相机、纸张及小组内容要求的其他实施设备。

（4）操作方法与步骤：

1）根据烧伤儿童的心理社会及年龄所对应的教育需要，确定小组的目的，选择合适的小组辅导技术和活动内容安排，制订教育康复小组计划。

2）筛选组员，向烧伤儿童及其家长解释和探讨小组功能及目标，取得家长的同意和支持，修正小组目标或活动安排，确保小组目标和内容与住院患者的需要匹配。

3）确定小组辅导的频率和长度，准备小组所需的物资和小组辅导的场所。

4）在小组辅导过程中，第一步要澄清专业工作人员和组员对小组目标的期望，建立小组规则。小组辅导初始阶段，建立专业工作人员和组员之间的信任，形成小组的凝聚力。小组辅导中期，重点是小组规范及小组治疗性因素的应用，推动住院患者小组目标的实现。小组辅导结束阶段，巩固小组过程中所学，回顾小组经历，增强行为改变练习，处理分离焦虑，提出和接受反馈。

（四）儿童烧伤康复教育活动的实施

针对不同年龄段的烧伤患儿提供教育康复服务，目前开展教育康复的机构，教育康复实施者以社工为主导者，依据社会工作三大手法，从个案、小组、社区着手，开展综合、多元化的教育康复服务。教育康复的活动具体安排如下：

1. 0~3岁烧伤幼儿个案工作

（1）0~3岁烧伤幼儿：属于敏感期，身心发展的关键主要在于语言和动作的发展，教育康复活动以指导患儿家长进行高质量的陪伴与互动，例如绘本阅读及益智游戏互动。

1）接案：烧伤患儿入院3 d内，社工致电其照顾者/家庭成员预约时间面谈，告知面谈时间及地点。在与患儿家长的面谈过程中收集患儿的成长经历、家庭早期教育方式、患儿的兴趣所在等信息，并向患儿家长说明教育康复的意义，征求其同意患儿参与教育康复的意见及建议。

2）计划：根据接案情况，与患儿家长共同制订针对患儿个性化的教育康复计划，包括时间、频率、内容、家长家庭陪伴作业及目标等。

3）记录：每次的教育康复服务后，将社工与烧伤患儿及其家长的互动、烧伤患儿及其家长的表现等以书面形式记录，必要情况下寻求督导分析及指导。

4）中期评估：与烧伤患儿家长一起，评估患儿在接受教育康复后阶段性的表现及收获，患儿家长的意见及执行结果，检视并根据烧伤患儿或其家长的建议调整教育康复服务方案。

5）结案：患儿家长提前告知社工患儿的出院时间，社工对家长进行居家教育方案的指导，叮嘱患儿家长持续进行患儿的教育介入，减少烧伤给患儿伤后的社会适应能力带来的负面影响。

2. 3~6岁烧伤儿童个案工作

3~6岁烧伤儿童：根据儿童身心发展规律，此年龄段的儿童对社会交往、同伴交流的需求较高，但由于伤情限制，烧伤儿童处于相对封闭的医院环境，且在康复医院中，儿童群体数量并不多，烧伤儿童只能分散、独立活动，故针对此年龄段儿童，烧伤康复科尝试进行探索，以"住院儿童成长小课堂"形式开展。

3. 6~12岁烧伤儿童个案工作

6~12岁是孩子自尊、自信养成的重要时期，自主意识逐渐强烈，逐渐形成个人的性格和人生观。同时，该年龄段的烧伤儿童，处于九年义务教育阶段，接受教育是最主要的权利，针对此年龄段的烧伤儿童，教育康复的开展以个案及小组两种方式同时介入，内容主要以补习其对应的学校功课为主，小组式学习；同时辅以个别化的社会心理辅导，介入其烧伤后的社会心理调整，提升其伤残适应的能力。个案工作流程说明如下：

1）接案：烧伤患儿入院3天内，教育康复实施者电话约见患儿家长/监护人，约定面谈时间及地点。在与患儿家长的面谈过程中收集患儿的成长经历、教育经历、患儿的兴趣所在、伤后改变等信息，并向患儿家长说明教育康复的意义，方式以小组形式为主，个别面谈为辅，同时征求其同意患儿参与教育康复的意见及建议，与患儿家长共同制订服务计划，服务内容可以是个案辅导，也可以根据个案需求制订学习计划，由教育康复实施者连接专才义工为个案补习与个案学校同步的课程。

2）计划：根据初次接案情况，与烧伤患儿共同讨论，制订针对患儿个性化的教育康复计划，包括方式、时间、频率、内容及目标等。

3）记录：教育康复实施者观察患儿参与个案及小组的表现，并在个别面谈时与患儿建立、加深信任关系，弱化烧伤对患儿带来的社会心理负面影响，强化教育康复过程中患儿的正面表现，提升患儿的自信心，并将患儿的表现及在小组中与同伴、与教育康复实施者的互动以文书形式记录，视需要寻求督导指导及分析。

4）结案：患儿或其家长需提前告知其出院时间，教育康复实施者对其进行家庭教育康复的指导，并进行资源链接，令烧伤患儿在家中休养、自我康复锻炼期间继续进行教育康复的介入。

第四节　烧伤儿童教育康复工作——个案工作典型案例

一、基本资料

梁某，男，9岁，2018年7月11日因煤气泄漏爆炸致火焰烧伤，诊断：①全身多处火焰烧伤60%TBSA（Ⅱ°～Ⅲ°）；②全身多处瘢痕增生。伤后先后至两家综合医院进行多次手术治疗，于2018年9月3日转入烧伤整形及烧伤康复科。

教育经历：个案在读小学三年级，伤后休学接受治疗。

二、背景资料

（一）家庭情况

家中原有四口人，父母、5岁的弟弟，受伤前患儿与弟弟一直在老家跟随外公外婆生活，父母在外地工厂打工，7月份学校放暑假后，父母将梁某及其弟弟接到打工所在地过暑假，第二天早上母亲起床做早餐，即发生煤气爆炸事故，一家四口均重度烧伤，母亲入院后因抢救无效宣告死亡，患儿及弟弟、父亲先后转入康复医院进行康复治疗。

（二）社会支持网络

患儿家庭贫困，伤后巨大的医疗费支出均由亲友发动社会筹款募捐而来，患儿入院后的生活照料由其伯母、堂姐等亲戚负责。

三、教育康复介入过程

（一）接案

入院后的第二天，社工分别与患儿父亲、患儿面谈，收集患儿基本信息、过往教育经历、伤后改变，与之介绍教育康复服务，共同商定教育康复服务计划。

1. 患儿表现　初次面谈，患儿拘谨，言谈不多，社工从关注其入院适应情况着手，表达关心，并收集其伤前受教育经历。

2. 患儿父亲表现　与患儿父亲谈及患儿的教育康复服务时，患儿父亲表示患儿至今尚未知晓母亲已离世的事实，希望社工避免触及这一问题，给予患儿时间，重点进行躯体功能的锻炼，以尽可能减少瘢痕增生及躯体功能活动障碍。关于教育计划，患儿父亲表示患儿伤情较为严重，需要康复时间较长，目前重点是康复治疗，暂时不进行学业的辅导，但同意社工邀请患儿参加小组式教育康复，即"住院儿童小课堂"，通过与同伴的交流、交往改善伤后的负面情绪、提升康复治疗参与积极性。

（二）计划

（1）社工尊重患儿父亲关于患儿的教育康复意见，邀请患儿参与小组式教育康复即"住院儿童小课堂"，对患儿在小组中的参与性、表现、互动等进行田野式观察，根据患儿变化对教育康复服务内容进行调整。

（2）分别与患儿在其他康复科室的主管治疗师沟通，讨论患儿在康复训练过程中结合教育理念的康复训练方式。

（3）向患儿及其父亲讨论教育康复内容，征求双方意见。

（三）记录

1. 教育康复小组工作　患儿欣然接受小课堂的邀请，并于每周"一、三、五"的固定课堂时间准时来到小组协助老师进行课堂准备。在小组中，患儿作为"带领者"的角色，能够带动其他组员的参与积极性，表达欲望及参与性有明显提升（图7-4-1，图7-4-2）。

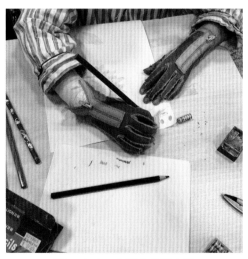
图 7-4-1　个案在绘画小组

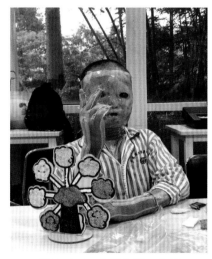
图 7-4-2　个案在手工小组

2. 教育康复个案工作　小组进行期间，约见患儿进行一对一面谈，引导患儿开放式分享自身观点及想法，在课堂的收获、意见，并适时延伸至患儿对于伤残事实的看待及接纳。信任关系建立后，患儿可以袒露心扉，与社工分享自己烧伤后的情绪及苦恼，有效进行情绪宣泄，社工进行正面引导及灌注希望，鼓励个案积极参与康复治疗（图7-4-3）。

3. 教育社工辅导个案工作　在患儿入院 5 个月后，社工再次征求患儿及其家长关于课业补习的意见，患儿表示希望能在出院后返校升到四年级就读，但对自己能否跟上进度表示担忧，社工征求患儿父亲意见，得到其同意后，随即联系有家教经验的义工资源，为患儿提供三年级下学期的课业辅导，目前患儿在按期进行课业辅导中（图 7-4-4）。

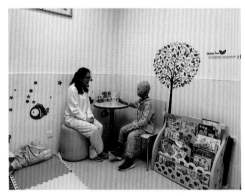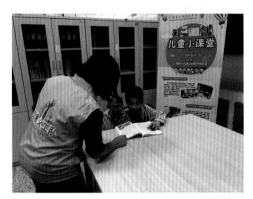

图 7-4-3　个案在教育康复个案工作中　　　图 7-4-4　专才义工在为个案补习功课

（四）总结

针对烧伤患儿的教育康复工作，需要在教育康复理念指导下，整合各方资源，让"教育"融入"康复"，并根据患儿的身心发展阶段介入不同方式的教育康复，个案、小组、社区三大方法综合介入，观察患儿改变，并视需要进行调整，属于个性化的介入方式。

第五节　烧伤儿童教育康复工作——小组工作典型案例

根据不同烧伤患儿各自的身心发展特点，在小组中赋予其不同的角色，例如，对同伴交往参与性、学习性渴求较高的烧伤患儿，在小组中主要以参与为主；对年龄稍长、自我觉察能力强、身心发展较为成熟的患儿，在小组中赋予其"学习助手"的角色，协助老师更好地带领小组，并对组内其他烧伤患儿进行适量的指导。

针对烧伤儿童的小组式教育康复服务，创造患儿与同辈的相处交流的机会，让他们在康复期间，不至于与学校、社会脱节，使他们逐步适应社会规范。同时，患儿在小组中相互合作的过程中，亦能相互陪伴、彼此支持，培养儿童的社会角色。

目前已探索出"住院儿童小课堂"模式，依据 Howard Gardner 教授的多元智能理论，秉持"相信每位儿童的天赋才能，尊重每位儿童的差异，以多元的方式给予每位患儿教育，陪伴患儿住院期"的理念，开设智能玩具、幼儿绘画、手工制作、儿歌欢唱、儿童影视、自然科学小实验、人文地理风情展、历史人物故事汇、安全教育等方面的课程。这些课程可以提升住院烧伤儿童多领域的学习经验，开启多元智能，同时通过多彩有趣的课程为住院烧伤儿童提供一个与同伴游戏、交流的机会，舒缓烧伤患儿的心理压力，提升社会生活能力（图 7-5-1~图 7-5-7）。

附：一组教育康复小组工作图片

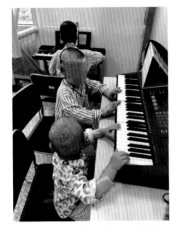
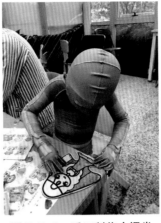
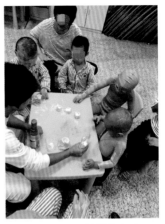

图 7-5-1　音乐韵律小课堂　　　　图 7-5-2　手工制作小课堂　　　　图 7-5-3　科学小实验

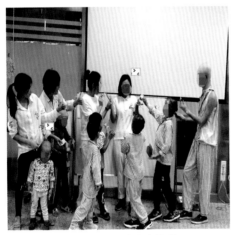
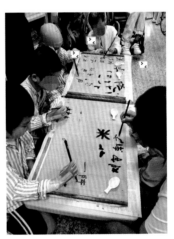

图 7-5-4　团队大作战　　　　　　图 7-5-5　小组式书法活动

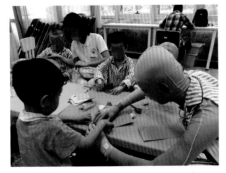
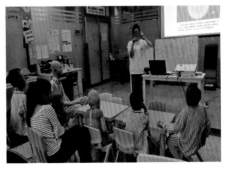

图 7-5-6　开展小组式手工活动　　图 7-5-7　开展小组式社会课学习活动

儿童小课堂于每周一、周三、周五开课，注重发展儿童的语言、逻辑—数学、音乐、空间、肢体—动觉、内省、自然观察等几项智能。每月最后一周的星期五为家长日，家长日邀请家长与住院儿童一起参加，为住院儿童及其家长提供亲子互动时间，同时加深儿童家长对儿童小课堂的理解。

课堂导师主要为社工，同时向院外招募有儿童教育经验的人士作为志愿者参与。

儿童课堂的教学方法参照 Thomas Armstrong 教授提出的 35 种教学法，让每一位患儿得到展示自我智慧的机会，带组老师在开展教育康复活动之前需做如下准备（表 7-5-1）：

（1）找出合适的主题：主题可结合重要节日、庆祝活动与时事，以幼儿的兴趣和需要为主要考量。

（2）分门别类将目标依照各项智力领域分类，并设计符合各个领域的教学活动。

（3）借由脑力激荡思考各种可能的教学活动。

（4）建立多元智慧主题，建立主题后，进行教学活动设计（图 7-5-2）。

（5）进行教学与反省修正，并对教学内容进行调整或修正。

表 7-5-1　教学方法

多元智能	课程设计	多元智能	课程设计
1. 语文智能	（1）讲故事 （2）脑力激荡 （3）录音 （4）写日记 （5）出版	5. 音乐智能	（1）旋律、歌曲、饶舌歌及吟唱 （2）唱片分类目录 （3）超记忆音乐 （4）概念音乐化 （5）心情音乐
2. 逻辑－数学智能	（1）计算与定量 （2）分类与分等 （3）苏格拉底式问答 （4）启发式教学法 （5）科学思维	6. 人际智能	（1）同伴分享 （2）人群雕像 （3）合作小组 （4）图版游戏 （5）模拟
3. 空间智能	（1）影像立体呈现 （2）彩色记号 （3）图画比喻 （4）思维速写 （5）图解符号	7. 内省智能	（1）一分钟内省期 （2）个人经历联系 （3）选择时间 （4）情绪调整时刻 （5）制定目标
4. 肢体－动觉智能	（1）使用肢体语言回答问题 （2）课堂剧场 （3）概念化动作 （4）操作学习 （5）肢体图		

表 7-5-2 在多元智能理论指导下，以天气为主题的系列教育康复小组式安排

单元名称		今天天气怎么样？
单元教学目标		（1）掌握有关天气的词语 （2）看懂天气预报图示 （3）掌握查询天气的方法
智力教学活动	言语/语言	（1）用专业词汇描述天气 （2）询问天气状况："今天温度如何""今天天气类型如何"
	逻辑/数理	（1）回忆近一周的天气状况 （2）对近一周的天气状况进行统计
	视觉/空间	（1）带组老师通过图片，引导患儿询问和描述天气 （2）带组老师引导患儿绘制一周天气图
	身体/动觉	（1）分组进行角色扮演 （2）扮演不同天气类型的形态及人体感知
	音乐/节奏	（1）带组老师寻找合适的天气歌谣 （2）带领患儿学唱歌谣
	交往/交流	（1）分组进行，组内交流不同天气的感觉和穿着 （2）各组进行口头汇报

第六节　烧伤儿童教育康复工作——社区工作典型案例

社区工作是指通过社会工作专业的技巧和方法对社区事务和人际关系进行有效有序的协调，使社区保持健康的状态和良性的发展。

在教育康复实施者的视角中，医院即是一个微型社区，为数不多的烧伤儿童，每日除了到各个治疗科室进行重复性的康复治疗，就是在病房在家长监督下进行病房延伸训练，几乎是"两点一线"的生活，在这个微型社区中的存在感更加弱小。针对烧伤患儿开展社区工作，让患儿通过"社区活动"增加与陌生人的互动交流，对于患儿克服烧伤后容貌毁损、生活改变带来的孤独感，通过完成特定事项、获得他人肯定提升自我价值感，提升其融入社会的动力及积极性，都有关键性的作用。

烧伤康复科的烧伤儿童教育康复工作中，社区工作模式目前主要以定期开展"义卖"活动为主，为他们提供学习社会技能的机会和平台，并由此活动营造"医院社区"互爱互助的氛围（图 7-6-1）。

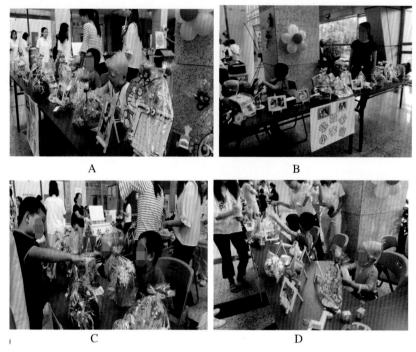

图 7-6-1　儿童义卖小市集

一、活动内容

儿童市集共分为中心义卖区、音乐助力区、零食分享区、手作体验区、宣传区、收银台六个区，每个分区以摆小摊位的形式进行活动，部分区活动形式如下：

（一）义卖区

以分组的形式，将两到三位小朋友共同的作品及其个人作品摆放至一张桌子上，在前期培训中引导小朋友为共同作品和个人作品赋予名字，并为作品构造故事，为每一件作品制作相关卡通卡片，上面打上作品名字、作品制作者及作品故事。

（二）手工体验区（分时间段开放）

1. 第一时间段　针对受邀嘉宾开放（在制作邀请函时，每一封邀请函配备一张体验券），可提供两种体验模式。①体验者可购买原料及其未加工产品，由小朋友提供技术支持，在体验者与小朋友完成工艺品制作后，体验者可将工艺品带走。②体验者可免费体验工艺品制作，主办方提供原料和未加工产品，由小朋友提供技术支持，制作完成的工艺品需放置在义卖区小朋友的场地进行义卖。

2. 第二时间段　针对游客开放，并在体验区一角设置蓝色体验卷发放区，每人仅限一张，体验方式如下：游客可选择不同价格的体验券，购买原料及其未加工产品后，游客可以与自己的子女一起制作，制作完毕后，体验者可将工艺品带走。根据工艺品不同种类制定不同价格。

（三）音乐助力区

供活动开幕时儿童展示才艺使用，在旁摆放儿童心愿墙。

活动过程中，间歇播报儿童义集的简介，借以引导游客参与体验，让游客对此次活动有个清晰的了解，获得更好的活动体验。

游客可向义工申请上台表演节目，进行助力，所有表演节目的游客可免费获得一份爆米花和体验自己制作棉花糖的机会。

（张胜岚）

第八章 烧伤矫形器应用

矫形器又称支具，国际上统一称之为ORTHOSIS，国内从20世纪90年代起统一称为矫形器。它是一种用于人体躯干、四肢表面的医用器具，通过支撑、固定机体达到治疗、改善和代偿骨骼、肌肉及神经系统病变所致的机体功能障碍。它置于身体外部，旨在限制身体的某项运动，从而辅助手术治疗的效果，或直接用于外固定以达到非手术治疗的目的。若在外固定的基础上同时加上压点，就可以用于身体畸形的矫正治疗。

矫形器种类繁多，用途各异，多由木料、塑料、金属、橡胶、皮革、高分子材料等制成。随着低温、高温热塑性板材、聚乙烯、聚丙烯、复合树脂及其制品，如聚乙烯泡沫塑料、复合海绵等新型材料的不断问世，应用生物力学理论设计的各类矫形器不断被开发，凭借其结构简单，轻巧耐用，穿戴方便，疗效可靠、可塑性强等优点，可以代替石膏广泛应用于临床。

矫形器按照不同使用部位，可以分为脊柱、肩、肘、腕、髋、膝、踝等几大类，其中以膝、肩、肘、踝支具应用最为广泛。现代康复支具完全可以满足术后制动、康复，功能恢复，控制关节渗出、本体感觉恢复等不同要求。

第一节 矫形器的作用

一、矫形器的作用

矫形器的作用包括：

（一）稳定与支持

通过限制肢体或躯干的异常运动来保持关节的稳定性，恢复承重或运动能力。

（二）固定与矫正

对已出现畸形的肢体或躯干，通过固定病变部位来矫正畸形或防止畸形加重。

（三）保护与免负荷

通过固定病变的肢体或关节，限制其异常活动，保持肢体、关节的正常对线关系，对下肢承重关节可以减轻或免除长轴承重。

（四）代偿与助动

通过某些装置如橡皮筋、弹簧等来提供动力或储能，代偿已经失去的肌肉功能，或对肌力较弱部分给予一定的助力来辅助肢体活动或使瘫痪的肢体产生运动。

二、矫形器的副作用

矫形器的副作用包括：
（1）肌肉萎缩和关节僵硬。
（2）固定失败。
（3）皮肤损伤。
（4）心理依赖。

第二节　矫形器的分类

一、按部位分类

（一）上肢矫形器

上肢矫形器的使用目的是保持肢体于功能位，提供牵引力以防止关节挛缩，预防或矫正上肢畸形，补偿上肢肌肉失去的力量及辅助无力肢体运动或替代手的功能等。上肢矫形器包括肩矫形器、肘矫形器、前臂矫形器、腕掌矫形器、手部矫形器（图 8-2-1、图 8-2-2）。

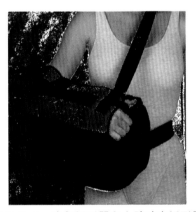 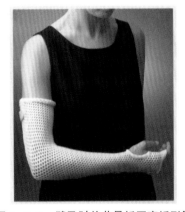

图 8-2-1　肩部矫形器和上肢动态矫形器　　图 8-2-2　臂及肘关节骨折固定矫形器

（二）下肢矫形器

下肢矫形器的主要作用是支撑体重，辅助或替代肢体功能，限制下肢关节不必要的活动，保持下肢稳定，改善站立和步行时姿态，预防和矫正畸形。下肢矫形器包括髋矫形器、膝踝足矫形器（KAFO）（长腿支具）、膝矫形器、踝足矫形器（AFO）（小腿支具）、足矫形器（图 8-2-3、图 8-2-4）。

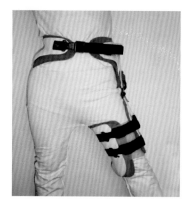

图 8-2-3　髋外展矫形器

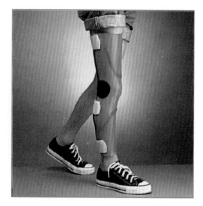

图 8-2-4　膝关节矫形器

（三）脊柱矫形器

脊柱矫形器主要用于固定和保护脊柱，矫正脊柱的异常力学关系，减轻躯干的局部疼痛，保护病变部位免受进一步的损伤，支持麻痹的肌肉，预防、矫正畸形，通过对躯干的支持、运动限制和对脊柱对线的再调整，达到矫治脊柱疾患的目的（图 8-2-5、图 8-2-6）。

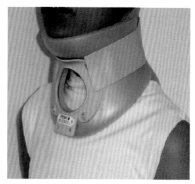

图 8-2-5　颈部矫形器

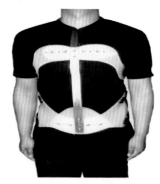

图 8-2-6　脊柱矫形器

二、按功能分类

1. 固定矫形器　如肩锁关节分离固定带（图 8-2-7）。

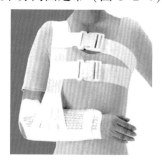

图 8-2-7　肩锁关节分离固定带

2. 矫正矫形器　如动态腕掌矫形器（图 8-2-8）。

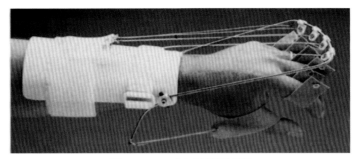

图 8-2-8　动态腕掌矫形器

3. 代偿矫形器　如补高用矫形器假肢（图 8-2-9）。

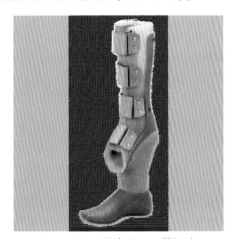

图 8-2-9　补高用矫形器假肢

三、按来源分类

1. 成品矫形器　快速简便，外观良好，价格相对便宜。如成品腕掌矫形器（图 8-2-10）。

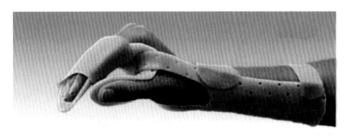

图 8-2-10　成品腕掌矫形器

2. 定制矫形器　固定可靠，针对性强，合体，但需要一定制作周期，费工费时。如用低温板材根据临床需要量体制作的腕掌矫形器（图 8-2-11）。

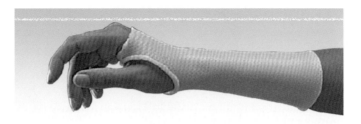

图 8-2-11　用低温板材根据临床需要量体制作的腕掌矫形器

四、按材料分类

1. 按制作矫形器的材料本身　分为塑料矫形器、金属矫形器、纺织品类矫形器、合成复合材料矫形器、碳纤矫形器等。如各种指套（图 8-2-12），头环背心矫形器——海洛式支架（图 8-2-13）。

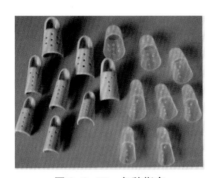

图 8-2-12　各种指套

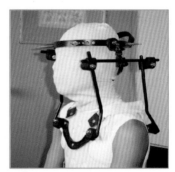

图 8-2-13　头环背心矫形器——海洛式支架

2. 按制作矫形器材料的质地　分为硬质矫形器与软式矫形器两种。如硬质腰骶矫形器（图 8-2-14）及软式腰骶矫形器（图 8-2-15）。

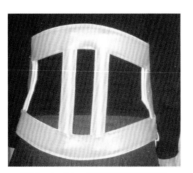

图 8-2-14　硬质腰骶矫形器

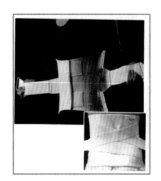

图 8-2-15　软式腰骶矫形器

第三节　选择矫形器的原则和方法

临床上一般根据肢体固定的范围和效果，矫形器的外观、重量与舒适度，矫形器的价格及患者的自制力等因素选择矫形器。

矫形器是医疗用品，选择和使用是否恰当对治疗效果有直接影响，所有的矫形器必须有医生处方才能使用。一般按照如下原则选择、使用矫形器。

一、检查及诊断

检查及诊断包括患者的一般情况、病史、体格检查，拟制作或穿戴矫形器部位的关节活动范围和肌力情况，是否使用过矫形器和使用情况。

二、矫形器处方

医生根据检查结果开具处方，内容应当包括患者的基本信息、诊断、使用目的、矫形器名称、材料、固定范围、体位、作用力的分布、戴用的时间及注意事项等。必要时可与矫形技师认真沟通后再做决定。

三、装配前治疗

装配前治疗主要是增强肌力，改善关节活动范围，提高协调能力，为使用矫形器创造条件。

四、矫形器制作

矫形技师根据医生处方完成矫形器的设计、测量、绘图、取模、制造、装配等程序。

五、训练和使用

矫形器正式使用前先试穿（初检），了解矫形器是否达到处方要求，舒适性及对线是否正确，动力装置是否可靠，并进行相应的调整。然后，教会患者如何穿脱矫形器，如何穿上矫形器进行一些功能活动。训练后，再检查矫形器的装配是否符合生物力学原理，是否达到预期的目的和效果，了解患者使用矫形器后的感觉和反应，这一过程称为终检。终检合格后方可交付患者正式使用。对需长期使用矫形器的患者，应每 3 个月或半年随访一次，以了解矫形器的使用效果及病情变化，必要时进行修改和调整。

六、矫形器的评定

矫形器处方交矫形技师配装或制作，患者戴用后应由处方医生检查评估是否符合治疗要求，固定可靠程度，对皮肤有无局部压迫。必要时返回矫形技师处进行修整。医生、康复师、矫形技师之间密切合作方可充分发挥矫形器的作用。

第四节　矫形器在烧伤康复中的应用

烧伤从受伤创面形成，到创面愈合、瘢痕生长过程中，根据不同时期的烧伤治疗特点，矫形器能够发挥一定的康复作用。早在 20 世纪 60 年代初，国外就开始应用矫形器治疗烧伤患者，随着科技的进步及认识的提高，近十年来矫形器在我国烧伤临床治疗中应用的比例也大幅提高，矫形器的应用贯穿烧伤康复的全过程。

一、烧伤康复治疗各个时期矫形器应用特点

（一）烧伤急性期

烧伤急性期的患者常常因为疼痛而将肢体放在屈曲位置，可通过佩戴矫形器将肢体置于伸展位，用以避免关节挛缩。矫形器以轻便为主，因为有烧伤创面，佩戴不宜过紧，使用时要便于创面换药及肢体早期活动（图 8-4-1，图 8-4-2）。

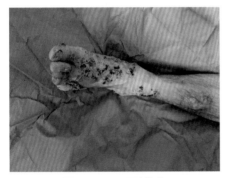

图 8-4-1　下肢烧伤

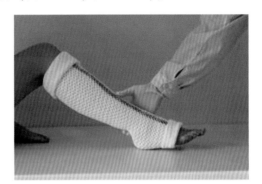

图 8-4-2　下肢烧伤应用软式矫形器

（二）烧伤创面修复期

烧伤创面修复期使用矫形器的目的在于减轻挛缩、辅助压力治疗、最大限度恢复肢体功能；在植皮时应用矫形器可以结合固定肢体，有利于皮片的成活（图 8-4-3，图8-4-4）。

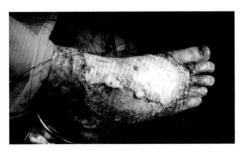

图 8-4-2　足踝处植皮

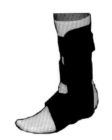

图 8-4-4　植皮后应用足踝矫形器

（三）烧伤康复后期

烧伤康复后期，对于残留的功能障碍，可通过使用矫形器代偿部分功能、改善肢体外观。通过适当的压力帮助减少瘢痕。在烧伤康复中只有正确掌握矫形器的适应证，明确其在整个治疗过程中的使用目的，才能使矫形器发挥应有的治疗作用（图 8-4-5，图 8-4-6）。

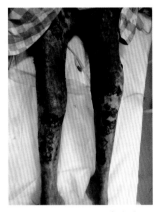 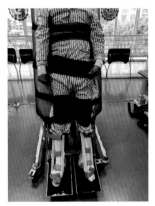

图 8-4-5　双下肢瘢痕　　　　　图 8-4-6　双下肢瘢痕应用矫形器

二、烧伤康复中常见的矫形器

（一）上肢烧伤矫形器

1. 肩外展矫形器　用于肩部及腋下烧伤。该部位烧伤最为常见的功能障碍是因为瘢痕挛缩导致的肩关节外展障碍和前屈障碍。在烧伤早期可使用肩外展矫形器将肩关节固定于外展 90°，水平内收 10° 位置。在患者能接受的情况下尽可能长时间穿戴，如果患者难以接受肩外展矫形器时可建议使用肩外展枕。如肩关节已发生挛缩，则应使用矫形器将肩关节固定于最大外展位并稍前屈 10° 位（图 8-4-7、图 8-4-8）。

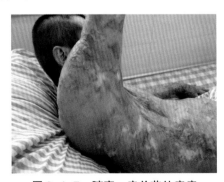 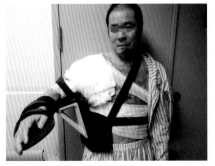

图 8-4-7　腋窝，肩关节处瘢痕　　　　　图 8-4-8　手术后应用矫形器

2. 肘部矫形器　用于肘部烧伤。肘部烧伤早期需将肘关节固定在对抗可能发生挛缩的位置。如肘屈侧烧伤则将肘关节固定在伸展位；肘伸侧烧伤则应将肘关节固定于屈曲位。若已发生挛缩，则应使用可调式肘矫形器将肘关节固定于最大矫正位，以提供持

续矫正力（图8-4-9，图8-4-10）。

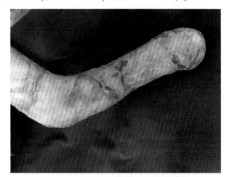

图8-4-9　肘关节周围瘢痕

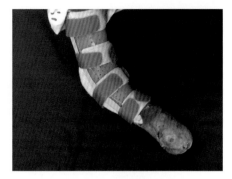

图8-4-10　应用肘部矫形器

3. 腕手矫形器　烧伤腕手矫形器多用低温板材制成，早期需将腕手关节固定在对抗可能发生挛缩的位置。若已发生瘢痕关节挛缩，则需用可调式腕手矫形器将腕和手关节固定于最大矫正位，以提供持续矫正力（图8-4-11、图8-4-12）。

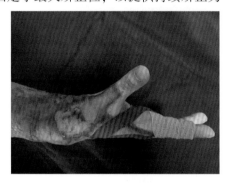

图8-4-11　手腕部瘢痕

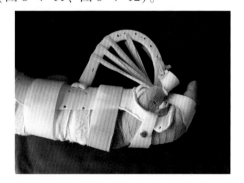

图8-4-12　低温板材腕手矫形器

（二）脊柱烧伤矫形器

1. 颈椎矫形器　用于烧伤早期维持头部良好位置，预防瘢痕挛缩。常用的有泡沫材料制成的费城颈托或用低温热塑板材量身定制的颈托。柔软的颈部轴环被用于预防肩颈之间的瘢痕造成的短颈畸形，一般在夜间使用。如果颈部前侧有瘢痕，则建议睡觉时使用颈部伸展位枕（图8-4-13、图8-4-14）。

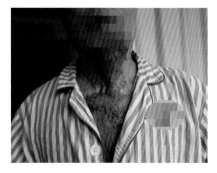

图8-4-13　颈部瘢痕

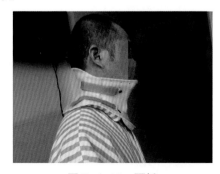

图8-4-14　颈托

2. 躯干矫形器　对于躯干一侧瘢痕挛缩所导致的脊柱侧弯，可配置躯干矫形器用以矫正背姿。矫正带用于防止因胸部大面积瘢痕挛缩引起驼背的发生，日间穿戴，如果驼背已经发生，则用热塑性材料制成的前后片矫形器，可对其提供持续的矫正力（图8-4-15，图8-4-16）。

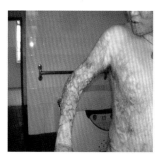 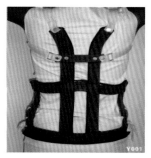

图 8-4-15　右躯侧瘢痕挛缩　　　　图 8-4-16　使用框架式腰骶矫形器

（三）下肢烧伤矫形器

1. 髋部矫形器　会阴部的烧伤易导致髋内收挛缩，早期应使用髋部矫形器将髋关节置于外展 45°~60°位，以防止会阴部瘢痕挛缩（图8-4-17、图8-4-18）。

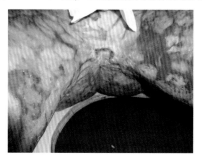 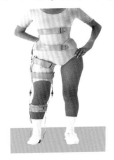

图 8-4-17　会阴部瘢痕　　　　图 8-4-18　可调式髋部矫形器

2. 膝部矫形器　为了利于日后步行，大面积烧伤早期通常需将膝关节固定在伸直位。如仅为膝关节前部烧伤，则需将膝关节固定于屈曲 90°位。对于已出现屈曲受限的情况，也可配置可调式膝部矫形器，将膝关节固定在最大屈曲位，再根据关节活动度改善情况，逐渐调整屈曲角度（图8-4-19、图8-4-20）。

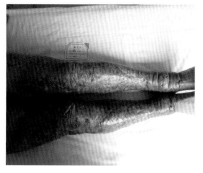 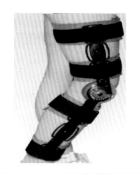

图 8-4-19　膝关节周围瘢痕　　　　图 8-4-20　可调式膝部矫形器

3. 踝足矫形器 足部大面积烧伤常常导致足跖屈、内翻畸形。在烧伤早期，可使用成品静态踝足矫形器将踝关节固定于功能位；对于已出现跖屈、内翻的情况，可在夜间佩戴带拉带的动态 AFO，将踝足固定于最大矫正位，用以提供持续矫正力；日间佩戴补高 AFO，用体重牵拉挛缩的踝关节；烧伤中后期，对于难以矫正的畸形，可定制矫形鞋，用于改善步态及防止畸形进一步加重（图 8-4-21、图 8-4-22）。

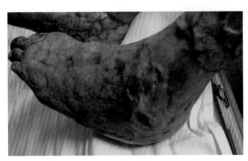

图 8-4-21 踝足矫形器使用

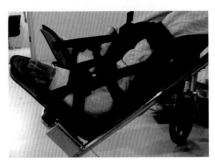

图 8-4-22 踝足矫形器使用

第五节 烧伤患者矫形器的使用时机

正确选择矫形器在烧伤治疗康复中的应用时机，可以延续手法治疗的效果，使康复治疗事半功倍。对矫形器的要求也应随着烧伤患者的临床治疗情况变化而改变。

矫形器在预防畸形和加重水肿之间也存在一定矛盾。如手部烧伤患者在复苏阶段，手背的皮肤由于水肿易产生爪形手畸形，使用静态矫形器可以预防手畸形的出现。但患者佩戴矫形器后，因为不能主动活动，而失去肌肉泵的作用，对消除水肿有不利影响。考虑到这一因素，在烧伤早期和术后应使用保护位或功能位矫形器，使肢体在矫形器保护下进行活动。在穿戴矫形器的同时，还应进行手内肌的等长收缩训练，以减少制动带来的不利影响。随着功能进步，逐渐增加主动和被动活动，减少制动时间。

矫形器越早介入疗效越好，应在创面愈合后，瘢痕形成之前就开始应用。制作烧伤系列矫形器的时候要服帖、透气，要有足够的、适当的压力，为达到理想的疗效，瘢痕处压力应持续保持在 1.11~3.3 kPa。取型及试型调整时要注意避免意外损伤，最终交付给患者使用的矫形器应有翻边、固定牢靠。矫形器师应耐心告知患者使用矫形器的目的，使之配合。要求患者几乎全天佩戴，最少佩戴 3~6 个月，若需间断时每次不超过0.5 h。经常检查压力是否适当，并随时根据创面或瘢痕的变化进行调整，以保证疗效。

对于没有关节畸形而瘢痕严重的患者宜早期应用矫形器，矫形器可以起到肢体功能的维护作用，关节畸形明显减少。

对于已出现挛缩的关节，可设计系列静态或动态矫形器，把关节固定在徒手最大矫正范围内，并根据关节活动度的改善情况，逐渐增加矫正力。从而避免手术或延缓再次手术时间。对于严重挛缩畸形的患者则需先实施手术松解，再佩带矫形器，并按照术后早期应用原则正确使用矫形器。

对于瘢痕引起关节畸形的患者早期应用矫形器可以明显改善畸形，改善的程度与应用矫形器的时机及关节畸形程度有明显的相关性。

第六节 烧伤患者矫形器的使用注意事项

患者在使用矫形器的过程中，需要充分地注意可能出现的问题及采取相应的处理方法。

一、矫形器穿戴后的检查

在穿戴矫形器后应仔细检查皮肤有无红肿、破损。烧伤患者的皮肤弹性不佳，矫形器施加过强或过量的应力刺激会造成皮肤破损、影响肢体血液循环，要随时观察肢体有无肿胀、皮肤颜色有无异常。特别是在初装的前两天更应注意。夏天应避免汗水的积累，防止皮肤感染，若有异常情况，应及时调节固定带或松解矫形器。

二、正确的穿脱方法

指导患者及家属掌握正确的穿脱方法，操作时按照程序逐一进行，做到安全、便利、不损害矫形器。

三、穿戴时间

矫形器穿戴的时间和次数取决于肢体功能情况和制作矫形器的目的。若患肢主动运动能力降低，则穿戴矫形器应相应增加，以维持功能姿势性及活动能力；若患肢能够在辅助下或独立行走，则可选择静态矫形器，并只在夜间穿戴。

四、定期复查

建议佩戴上肢矫形器的患者 1~2 个月返院复查，躯干和下肢矫形器的患者 3 个月或半年返院复查。以便矫形器师及时了解患者穿戴矫形器的情况，提出下一阶段的治疗方案，并对矫形器及时进行调整和修改，必要时给予更换。

五、观察瘢痕的增生或减轻，行走步状改善情况

使用自制可塑性热塑板矫形器有利于防治烧伤创面愈合后瘢痕增生挛缩致关节畸形。同时，矫形器对局部形成的瘢痕具有压力治疗作用，可防止瘢痕增生挛缩，对促进局部瘢痕老化有一定意义，对于皮肤表面压力疗法，矫形器施力点及压强的大小直接影响配置效果。但压强如何量化，又如何增减是矫形器工艺技术的难点。目前，仅仅依靠矫形师的经验和患者感觉进行适配，具有较大的不确定性，也给使用效果带来了一定影响。操作时可参考传统的压力垫制作方法。

六、矫形器的装配效果与材料性质密切相关

矫形器中常用的材料有聚丙烯、聚乙烯、低温板材等，本次热塑成型矫形器多采用聚乙烯板材制作，长久穿戴后有变形的现象发生，整体强度欠佳。个别热塑成型矫形器采用聚丙烯板材制作，与烧伤后新生皮肤直接接触柔性欠佳。所以，在选择矫形器的材料时，如板材种类、板材厚度，尚需综合考虑。

七、注意保持卫生，定期清洗，促使创面早日修复

由于个性化取型定制矫形器的制作工艺含有阳模修整的过程，而阳模修整时可以酌情在局部增、减石膏，所以免荷面与压力面更为精准，可以定位、定向、定量地施力，对瘢痕压力治疗的效果佳。低温板材制作时需在患者身上修改，免荷与施力面不足够精准，但是制作工艺得到了简化，也能满足保持肢体功能位等固定的要求。

（刘　毅　易先锋）

第九章　烧伤截肢后假肢的应用

假肢，也称"义肢"，是为恢复截肢者原有四肢的形态与功能，以代偿截肢造成的肢体部分缺损与功能缺失而制作和装配的人造肢体。假肢多采用铝板、木材、皮革、硅胶、塑料、高强度树脂、玻璃钢等材料制作，其关节采用金属部件，目前钛合金和碳素纤维材料已代替前述传统材料成为制作假肢的主要材料。

第一节　我国假肢的发展史

20 世纪 30 年代，伴随着少数大城市中个别医院内骨科专业的建立，支具室也同时组建，并开始安装由皮革、木材等材料制作的假肢和矫形器。所以，我国假肢和矫形器是与骨科专业同时起步的。当时，在少数大城市内也有外国人和私人开设的假肢厂，装配皮革与铝材制作的传统假肢，功能和外观都不佳。1945 年，张家口建立了解放区第一个假肢厂。

中华人民共和国成立后，全国各地陆续建立了归属民政部门管辖的假肢厂，在各省独家经营，安装以皮革、木材、铝板制作的传统假肢，技术主要来自欧洲、日本和苏联。1959 年以后，苏联的传统假肢技术在全国被广泛推广和应用。20 世纪 60 年代初，青岛假肢厂开始生产供应我国第一个非手工制作而且批量生产的假肢标准件——橡胶脚。而后，上海假肢厂和辽宁假肢厂研制成功索控机械手，但其握力较小，功能有限。1963 年，中国科学院上海生理研究所开始进行肌电控制假肢的研究，于 1970 年研制成功我国第一个实用化的肌电控制假手，使用效果良好，并进行了小批量生产和安装。20 世纪 70 年代以前我国在假肢技术方面的研究非常薄弱。

1979 年以后，随着改革开放，引进国外先进的假肢技术，特别是引进了可大批量标准化生产的骨骼式假肢产品，使我国假肢技术有了一次飞跃，并使我国假肢行业开始走上现代假肢的道路。骨骼式假肢零部件使用方便，无须手工单个制作，现代假肢接受腔技术的引入使假肢安装效果大大提高。20 世纪 80 年代初我国肌电控制假肢的研究有了很大发展。1980 年，中科院上海生理研究所研制的三自由度肌电控制上臂假肢已达到实用化水平，临床使用效果良好，并于 1983 年批量生产。同时，清华大学研制出二自由度肌电控制前臂假肢，也开始批量生产。其后江苏假肢厂和辽宁假肢厂研制成功开关式电动假肢于 80 年代末投入生产。1986 年，成立了中国假肢协会；1989 年，成立了全国残疾人康复和专用设备标准化技术委员会；同年，民政部组织了普及型骨骼式下肢假肢定型，促进了骨骼式下肢假肢的生产。中科院上海生理研究所在 1988 年成功研制出具有微处理器，各关节可协调动作的自由度肌电控制全臂假肢的基础上，于 1992 年又推出新一代肌电控制假肢系列，成为国内主流产品及首个进入国际市场的中国高科技假肢产品。1993 年，成立了国家假肢质量监督检验中心，加强了对假肢行业的管理。目前，除民政部门外，残联、卫生部门、民营企业等也纷纷加入假肢行业，而且，以德国 OTTOBOCK 公司、冰岛 OSSUR 公司、英国 BLATCHFORD 公司等为代表的外国公司和以台湾德林义肢为代表的中国港、澳、台地区公司也纷纷进入国内假肢市场。到 2007 年，国内假肢生产、销售和安装机构从 20 世纪 70 年代初的 40 余家发展到 60 多家，每年安装假肢 46 000 千件。虽然我国目前假肢行业取得了很大发展和进步，但与发达国家相比，还有很大差距。由于假肢行业从业人员少，国家投入少，具有自主知识产权的产品少，国内假肢产品市场大部分仍被境外企业所占领。

近年来，随着我国经济发展，国家加大了知识创新力度，好的假肢产品也在不断涌现。目前，我国假肢行业会以假肢直接与神经进行信息交换的神经接口技术这一该领域前沿研究为目标，深入开展假肢核心技术研发，努力提高产品竞争力，积极加强国际合作，在提升产品档次的基础上，争取在神经接口仿生手、高智能假肢等高端技术产品研发中取得突破。

第二节　假肢的种类

假肢可以分别按照使用部位与功用、使用时间及动力来源分类。

一、按假肢使用部位与功用分类

（一）上肢假肢

包括假手指、假手掌、前臂假肢、肘离断假肢、上臂假肢和肩离断假肢等（图 9-2-1~图 9-2-6）。上肢假肢属工作假肢，其结构轻巧，使用简单，能做日常生活和劳动中的简单动作。在早期上肢假肢的肢端有工具衔接器，装上专用的零件，如钢夹、钢钩、螺丝刀等，就可以拿起笔、牙刷、匙叉等进行写字、刷牙、进食等操作。其外表需戴上手套伪装。近年来推出的仿真上肢假肢，并无肢端工具衔接器等装置，也无须戴手套作为伪装，在开关控制下即可通过仿真手完成上述操作。

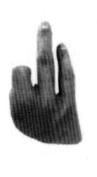

图 9-2-1　美容手指

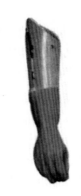

图 9-2-2　腕离断假肢

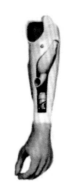

图 9-2-3　前臂离断假肢

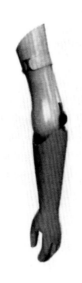

图 9-2-4　肘离断假肢

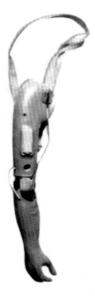

图 9-2-5　上臂假肢

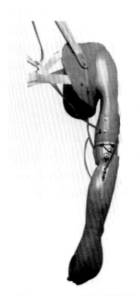

图 9-2-6　肩离断假肢

（二）下肢假肢

包括脚趾假肢、假脚、塞姆假肢、小腿假肢、膝离断假肢、大腿假肢和髋离断假肢等（图 9-2-7～图 9-2-11）。下肢主要的功能是承重和步行，正规的下肢假肢完全能达到这个要求。下肢行走中存在跌倒的危险性，故亦应考虑下肢假肢的安全性能。以往铰链式的假腿现在已逐渐被新颖的骨骼式假肢所替代，其使用起来更加方便和稳定。

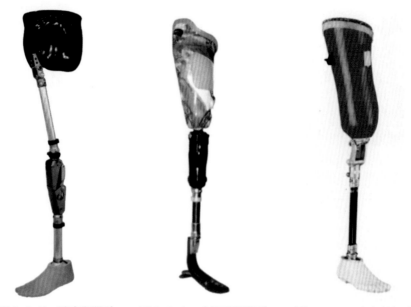

图 9-2-7　髋离断假肢　　图 9-2-8　大腿离断假肢　　图 9-2-9　膝离断假肢

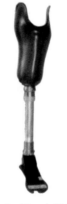
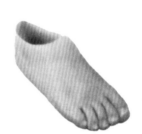

图 9-2-10　小腿假肢　　　　　图 9-2-11　半足假肢

（三）人工关节

人工关节包括人工膝关节、人工髋关节和人工脊柱等。

（四）装饰性假肢

装饰性假肢纯粹是为了美容需要，无任何功能。一般采用轻便材料，以健侧肢体为样式仿造，其主要目的是弥补截肢侧的身体外形缺陷，减轻患者的精神压力。此外，假发、假眼、假耳、假鼻、假牙、假乳和假臀等"义体"也属装饰性假肢的范畴。最近有学者将人造阴茎或人造阴道归属到"义肢"范畴。

二、按假肢使用时间分类

（一）临时性假肢

截肢伤口一般 2 周完全愈合。临时性假肢主要是让患者暂时使用，以促进患肢消肿和减轻疼痛。上肢在截肢后 3 周，下肢在截肢后 5~6 周就可以装配临时性假肢。使用时采用宽绷带紧扎残端，促使软组织萎缩，使残肢早日定型，此举可为装配永久性假肢创造条件。此外，在临时性假肢装配和练习过程中，也可帮助患者逐步树立起与病残做斗争的信心。

（二）永久性假肢

一般在截肢术后 5~6 个月，截肢后肌肉失用性萎缩，残肢体积缩小，残肢端定型。若残肢端关节活动良好，就可以按照残肢大小及局部组织的解剖生理情况，设计、装配永久性假肢。

三、按假肢的动力来源分类

（一）肌动假肢

利用躯干的胸大肌、肩胛带周围的肌或残臂的伸、屈肌，先用皮肤包绕一部分肌腹，做成一个皮肌管。肌管系上假肢的牵引索，皮管内肌肉收缩牵拉索带，可带动假肢关节活动，以完成一定的功能。

（二）使用外部动力的假肢

残肢无肌肉可利用，只能借助外部动力牵动假肢活动。按动力来源不同，又分电动假肢与气动假肢两种。

以假手为例，电动假手的电源为镍镉蓄电池，能启动微型直流电动机。电池与电动机均装在假肢内，利用肩肘活动开、关假肢的不同电钮，启动假肢上的机械传动装置，使手指张开与闭合、肘关节伸直与屈曲，活动灵活，可随意控制。气动假手是将液态 CO_2 装在钢瓶中随身携带，钢瓶的小管道与假肢上的微动气体阀门相通，靠气体冲出启动假手结构，完成一定功能。其结构比电动假手简单，费用较低，也容易维修，但是启动时噪声大，工作性能较差，随身携带钢瓶也不方便。

此外，还有一种肌电假手，它是利用前臂或上臂伸、屈肌群收缩时产生的肌电生物电信号，由安置在皮肤上的电极引出，经过装在假肢内的微电脑系统放大处理后启动袖珍直流电动机，带动假肢活动。大脑可以有意识地指挥肌肉收缩活动，进而也就能随意支配肌电假手动作。假手的手指完成一次张开与闭合称为一个自由度动作。肌电假手可以完成三个自由度动作，即手指张开与闭合、腕部内收与外展及肘部伸直与屈曲，而且各关节的动作可以协调连续完成。

第三节 假肢的结构与选择

根据假肢的种类与用途不同，其设计与制作的重点存在差别，以满足不同的功能需求。与此同时，还必须考虑到患者的年龄、性别、职业、个体条件等因素。此外，假肢制作时有不同种类的材料可供选择，目前多选择钛合金和碳素纤维材料。无论何种类、用途与材料，假肢的基本结构类同，一般包括接受腔、悬吊与固定装置、骨架、终端和外壳等部分。

一、假肢的结构

（一）接受腔

接受腔是残肢与假肢的连接部分，它必须稳定、准确地传导假肢与残肢的相互作用力，以利运动的控制。一般多采用合成树脂与多种增强纤维材料制成，内衬柔软而有弹性的皮革、泡沫塑料等（图9-3-1）。接受腔与残肢应紧密贴服以便均匀受力，尤其是肌电假肢，接受腔需精确适合残肢，从而保持假肢活动时电极紧贴在皮肤上。此外，残肢贴服接受腔时还需松紧适度，过紧会引起残肢循环障碍，过松则因无摩擦力而达不到承重目的。

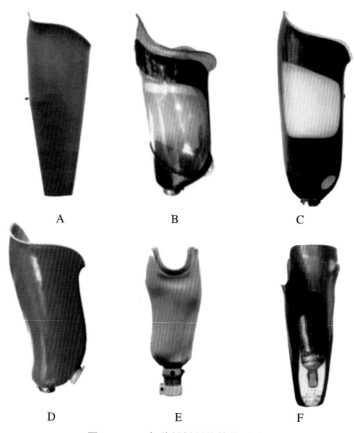

A   B   C

D   E   F

图 9-3-1　各种材料制作的接受腔

残肢在接受腔内的承重方式有骨突负重、残肢端承重和残肢的周径或侧方负重等三种。接受腔壁上开有通气孔，用于引流残肢分泌的汗液。接受腔不能限制近侧的关节活动，随着残肢随体重增减或生长发育而发生的体积变化，接受腔也必须及时进行相应改变。

（二）悬吊和固定装置

假肢具有一定的重量和长度，只有牢固地固定在残肢或躯干上，才能发挥其杠杆作用。悬吊和固定装置是使假肢与身体连接牢固并传导动力的装置，有的悬吊和固定装置有真正的吊带与牵引索，有的则利用骨隆突卡合或吸着而不再加悬吊。

传统的装置铰链与裹套的假腿使用很不方便，限制了膝关节运动功能的发挥，现已被无膝关节金属铰链与无大腿皮勒的 PTB 及后来推出的包膝式的髌韧带负重 PTS 假腿和 Müster 式小腿假肢所取代。

（三）骨架

骨架是假肢的主要承力和长度调节者，分为内骨架与外骨架。最早采用木柱，后来采用铝壳，现代多用金属管外套美容塑料罩。

（四）终端

上肢为手，形式多样，包括美容塑料手、用于持重的钩手、灵巧的多维机构手和肌电控制手等。下肢为足，有单轴运动和多轴运动的足，以及最新的储能足等。

（五）外壳

用于假肢的保护和美观。

二、假肢的选择

（一）患者方面的考虑

1. 患者的意愿　使用假肢应尽可能恢复患者的生活方式，适合患者的工作需要，满足患者的使用能力和意愿。所以，在装配假肢之前必须详细了解患者各方面的情况与要求。对寿命可能不长，或不可能实际使用假肢的患者，应尽早装配装饰性假肢，并免去训练使用功能性假肢的麻烦。

2. 患者的工作性质　在选择假肢时应根据工作性质不同选择不同材料制作的假肢。为从事重体力劳动的患者装配假肢，就需要选择用钢材制作的假肢；处于汽油等有机溶剂工作环境中的患者，不宜选择橡胶等材料制作的假肢。此外，工作负荷和强度与假肢的悬吊和固定装置也密切相关。

3. 患者的体能与智能　一般而言，膝下假肢步行的能量消耗较正常步行多 25%～45%，膝上假肢则多 65%～100%，所以，心肺功能比较差的患者难以正常使用假肢。伴神经损伤者，由于肌肉失神经支配，肌力不良，就不适合使用功能性假肢。对缺乏学习能力，尤其是短期记忆力差的患者，不宜选择使用复杂的假肢，因为假肢的穿脱维护和使用均有一定的技巧，必须经过相当的训练才能掌握。假肢步行的感觉输入减少，平衡力差，需要视力代偿，若视力太差也不能使用假肢步行。

4. 患者的生活环境　在选择假肢时还应充分考虑到患者的生活环境，如地面不平或过于光滑，使用假肢步行将会非常困难。对距离假肢中心较远的患者，宜选择不太需要维修的假肢。

5. 其他　在选择假肢时除了要认真考虑上述因素外，还必须考虑到如下因素：

（1）患者的年龄：若年轻、运动量大，就要选择轻便、灵活的假肢；老年患者、运动量少，则适宜选择安全性高的假肢。

（2）患者的性别：女性不适合选择体积较大的假肢，男性一般应当选择体积强大的假肢。

（3）患者的身高和体重：每种关节都有适合它的人群和适用的体重范围，体重大的患者在选择关节时要强调适用，否则会影响假肢的使用寿命；而体重较小者若选择适合体重较大者的关节就会感到很沉重，走路费力，也不易控制步态。

（4）患者的活动量：若患者需要从事体力劳动则应选择耐用型假肢，若运动量大就应选择万向踝等。

（5）根据假肢的价格与患者的经济状况量力而行。

（二）其他人员方面的考虑

假肢的制作、选择、装配、训练、使用、维修是一项系统工程，需要一组人员参与完成才能保证假肢的使用达到满意的效果。

1. 手术医生 手术医生在确定截肢平面时，在可能的情况下应尽可能考虑到装配假肢的需要。若局部没有条件，也不必像过去那样过度强调截肢平面的重要性，但应在手术后立即开始为装配假肢做准备。

2. 康复医师 专长假肢的康复医师最了解康复与假肢的关系，也了解患者的全面情况，因此，康复医师是完成假肢选择、装配、训练、使用这项系统工程中各有关专业人员的协调者和仲裁者。

3. 假肢师 假肢师是假肢的设计者和制造者，由独立的技师担任，也可能另有监督指导的工程技术人员。

4. 治疗师 治疗师主要负责假肢装配后假肢使用的训练。

5. 家属 家属与患者假肢的使用、维修密切相关。因此，装配假肢前必须考虑到家属的愿望，并取得家属同意。装配后也应教会家属使用和维护假肢。

6. 心理医师与社会工作者 假肢的使用效果好坏与患者的主观努力有关，所以，在患者选择、装配、训练、使用假肢的过程中，如果有心理医师或社会工作者参与其中，将会产生有益的效果。

7. 保险公司或其他福利机构 一般来说，假肢的价格不菲，一些新型材料制作的高智能、仿生假肢相当昂贵，大多数患者无法承受。因此，选择假肢时应充分考虑到患者的支付能力，最好通过保险公司或其他福利机构支付。

（三）安装假肢的残肢条件

装配假肢时应当考虑如下因素：

1. 残肢长度 随着假肢制造技术的不断进步，尽管装配假肢的截肢平面目前已不再过度强调，但是适当的残肢长度对选择、安装一个功能与外形良好的假肢还是非常有益的。残肢长度过短，就无足够的杠杆力量和肌力去稳定与控制假肢；残肢长度过长，会妨碍假肢关节的置入，也容易导致残肢端循环障碍。一般来讲，成人合适的截肢部位，前臂和上臂均在中、下 1/3 交界处；小腿从膝关节间隙至骨截端不短于 10 cm，即胫骨粗隆下 5 cm 与踝上 5 cm 之间，腓骨上段比胫骨应短 1.5~2 cm；大腿在中、下 1/3 交界处。

2. 残肢端有无不适感　残肢在接受腔内应能够耐受压力和摩擦，且无任何不适感。若残肢端内骨残端过尖或存在骨嵴突起，或发生神经瘤、局部感染炎症等情况，就会引起残肢端疼痛不适，影响假肢的安装与使用。

3. 残肢端瘢痕生长情况　截肢时应当尽量利用周围组织条件，按照截肢切口设计原则做切口，以便使切口及伤口愈合后的瘢痕位于非压迫部位，若切口瘢痕显著增生则不利于装配假肢。

4. 残肢端外形　一般来说，按照截肢原则施术，将会确保残肢端保留有适量软组织，且外形呈现圆锥形。若残肢端肌肉保留过多，就会因局部臃肿而无法置入接受腔。

5. 残肢近端关节功能　残肢近端关节功能的好坏直接关系到假肢的安装和使用。若残肢近端关节挛缩强直，就无法安装假肢，即使安装，也无法正常使用。

总之，只要残肢端血运不良，不能耐受接受腔压迫与摩擦，或残肢端有骨刺、神经瘤，或残肢端伤口愈合欠佳并存在局部炎症等情况时均不适宜装配假肢。除此而外，患者年老体弱，活动能力差、无法承受假肢重量；或患有顽固性残肢痛、精神失常等病症而无法支配假肢活动也属装配假肢的禁忌。

第四节　假肢使用的训练

一、假肢训练的意义

假肢的使用效果不仅取决于截肢水平和假肢的设计，更重要的是取决于患者的体力和智力，因为在训练过程中的各个环节都有一些技巧，也需要通过反复练习增强对假肢的适应与使用能力，这需要患者具备一定的耐力与毅力。

二、训练前准备

正式训练前，应使患者熟练掌握清洁残肢的方法，预防残肢皮肤出现问题。清洁残肢的具体方法是：每晚睡觉前应用温水和肥皂洗涤残肢，用干毛巾沾干，切忌擦干；然后局部外涂油脂；次日晨起局部外涂滑石粉。

残肢的衬套每晚也要采用软性肥皂洗涤，平放晾干后再用。接受腔每晚采用同法清洗擦干。假肢各关节每2~3周润滑一次，擦拭干净后局部喷涂硅树脂。吊带与牵引索每周使用皮革皂清洗一次。

三、手术后期训练

上肢假肢者，一般按照下列步骤进行训练：双上肢尽可能前伸以外展肩胛；肩胛靠拢以内收肩胛；耸肩以抬高肩胛；上臂尽可能前上举，侧上举，后伸和内、外旋。以上动作每项重复5遍，每小时做3~4次（图9-4-1）。

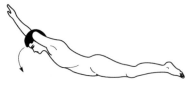

A. 俯卧位，双上肢伸直位举过头顶，后顶部，上半身后仰，胸部离开创面缓慢进行多次

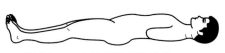

B. 仰卧位，双上肢平伸置躯干旁，用力压向创面

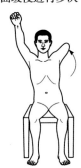

C. 坐在椅子上，双上肢从躯干旁位置外展上举，尽可能高举

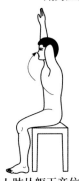

D. 双上肢从躯干旁位置开始向前平伸，逐渐上举，尽可能高举

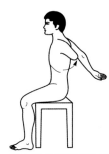

E. 双上肢从躯干旁位置开始尽可能后伸

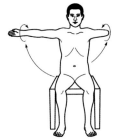

F. 双上肢从躯干旁位置开始外展到平肩的高度，前臂再旋后

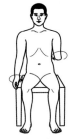

G. 双上肢靠近躯干旁，尽量使双上肢内、外旋

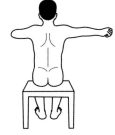

H. 双上肢外展至肩高度，尽量向后伸，使双肩胛骨同时内收，向脊柱靠拢

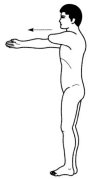

I. 站立位，双上肢向前平伸至肩高度，然后向前推伸，使双肩胛骨外展向前

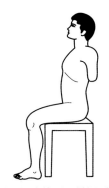

J. 尽量挺胸伸腰，做深呼吸

图 9-4-1　上肢截肢者残肢体操

下肢假肢者，每天俯卧4 h以预防髋膝挛缩，腿下不得垫枕。俯卧位时，夹紧两侧臀肌并后伸残肢；仰卧位时，膝伸直抬起；侧卧位时，将残肢外展；同时，要训练残肢近侧关节全范围的主动活动。如此训练既增强肌力，又训练关节，但应逐渐增加活动量（图9-4-2、图9-4-3）。

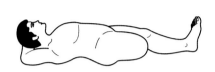

A. 取仰卧位，腰部放松、紧贴床

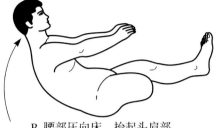

B. 腰部压向床，抬起头肩部但不取坐位

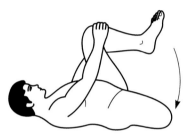

C. 双手抱健侧膝，让健侧膝尽量贴近胸部，尽量使残肢后伸，贴床，但避免腰部离床

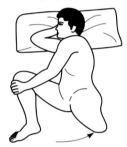

D. 手抱健膝屈曲健肢，取侧卧位。残肢向上，尽量伸直

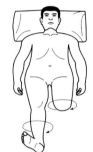

E. 双下肢内、外旋

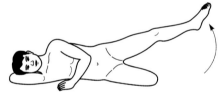

F. 取残肢在下的侧卧位，身体变直，足尖朝上，抬高健肢

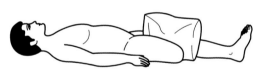

G. 双腿间置一小枕，用力夹挤小枕

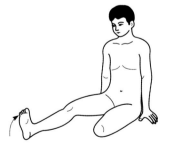

H. 取坐位或仰卧位，使足呈内收背屈

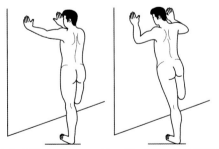

I. 站在离墙壁50~60 cm处，肘、膝伸直双手顶住墙壁，保持直立位。逐渐屈曲双肘，但尽量保持足跟不离地

图9-4-2 大腿截肢者残肢体操

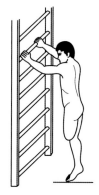
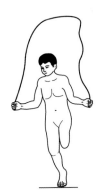

J. 双手紧握木梯蹦跳　　　　　　　K. 跳绳

图 9-4-2　大腿截肢者残肢体操（续图）

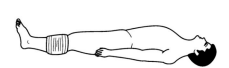
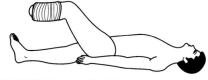

图 9-4-3　小腿截肢者，残肢捆沙袋训练伸直膝关节力量

四、假肢前期训练

拆线后至佩戴假肢前，主要训练是将残肢端以一定的压力尽可能包紧，并且每 4 h 重包一次，其目的是使残肢端与接受腔尽可能相匹配，另外，在包裹压力下配合伤口外用预防瘢痕的各种贴膜也更有利于有效预防瘢痕增生（图 9-4-5～图 9-4-8）。与此同时，拍打残肢端以促进脱敏。一侧下肢截肢者，应学会单腿站立平衡或依靠拐杖站立行走；双下肢截肢者，开始轮椅转移训练。

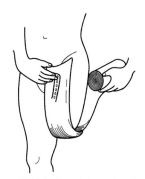
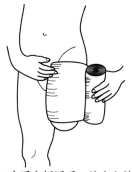
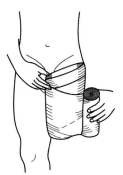

A. 从前方腹股沟部开始，完全绕过残肢端，到后方臀大肌沟部，至少往返2次

B. 在后方折返后，从内向外缠绕数次，以防向下滑脱

C. 从残端尖部向上方8字形缠绕，近松远紧，越到尖部越紧

图 9-4-5　大腿残肢弹力绷带包扎方法

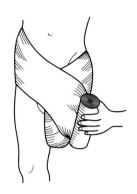

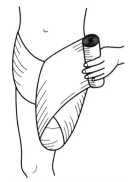

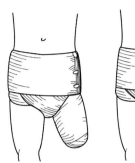

D. 为了固定好，可绕过对侧髋部上方，在残端外方交叉

E. 从骨盆斜下的穗状绷带绕2次，仔细覆盖会阴部，防裸露部分的突出肌肉

F. 最后绕过腰部结束。右图示缠绕不好时出现两侧"尖角"。缠绕后应像左图一样给人以整齐舒适外观

图 9-4-5　大腿残肢弹力绷带包扎方法（续图）

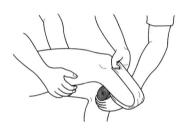

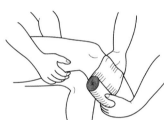

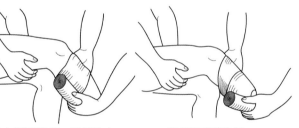

A. 前方从髌骨下方开始，后方到腘窝部，至少往返2次

B. 从后方折返绷带，然后从内向外环绕数次，以防绷带滑脱

C. 8字环绕残端尖部

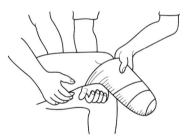

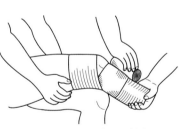

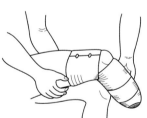

D. 用本图的方式继续缠绕，最后绕到股骨踝上部分

E. 为不影响关节活动，髌骨应暴露在外

F. 越靠残端缠的越紧，最后在膝上方结束

图 9-4-6　小腿残肢弹力绷带包扎方法

155

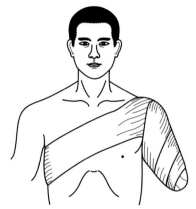

图 9-4-7　上臂残肢弹力绷带包扎方法
参照大腿残端缠绕方法，要领相同，为防止脱落环绕对侧腋下方

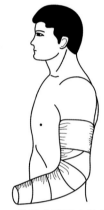

图 9-4-8　前臂残肢弹力绷带包扎方法
参照小腿残端缠绕方法，要领相同。为方便肘关节的活动，暴露肘后方

五、假肢期训练

假肢期的主要工作是假肢的选型、处方、制作、修饰、佩戴和心理适应等。

下肢假肢训练自不负重开始，开始时先佩戴 15 min 后脱下，逐渐延长到 30 min，至患者无不适或不良反应则开始行走训练，实施该项训练必须在治疗师的指导、帮助和监护下进行。在此基础上，再开始生活和劳动技能的实用性训练。首先训练站立平衡，然后训练健腿迈步或退步，而且自一开始就要训练双下肢的步长和负重量相等（图 9-4-9~图 9-4-11）。

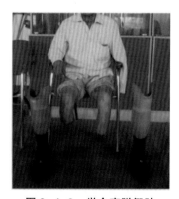

图 9-4-9　学会穿脱假肢

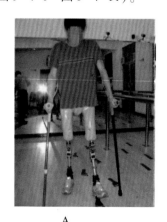

A

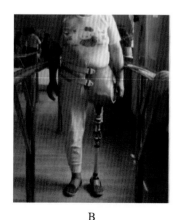

B

图 9-4-10　训练站立平衡

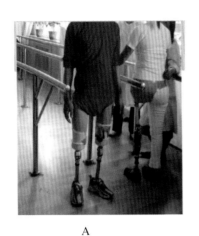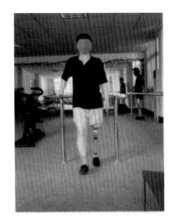

A   B

图 9-4-11　练习行走

上肢假肢训练自穿脱开始，后学习控制。学习控制时先训练利用假肢处理日常生活，再训练工作技能。

假肢部件损坏时及时送假肢师检修，患者不得自行修理。

六、随访期的处理

佩戴假肢后必须定期随访，检查并处理皮肤破损、骨质过长等并发症，纠正不良姿势以避免形成习惯，填充因残肢软组织萎缩造成的接受腔空隙。佩戴后最初 1~3 个月的随访尤为重要。

七、假肢使用的局限性

膝下截肢对行走功能影响较小，但也不可能完全正常。由于平衡能力差，膝上截肢者不能持重和长距离行走，上下楼梯和坡道也困难。因其屈膝不便而必须使患肢始终处于低位，即上坡时健肢先上，患肢跟进；下坡时患肢先下，健肢跟进。双侧髋关节离断者，使用假肢如同截瘫者，十分费力，所以，此类患者大多数选择装饰性假肢，并以轮椅代步，而不选择使用假肢行走。

第五节　装配假肢后的并发症及其处理

一、皮肤并发症及其处理

（一）排汗与汗渍

截肢后体表面积减少，导致单位面积皮肤的排汗能力增强以达到人体的热平衡。而诸多制作假肢的材料透气性差，影响散热，结果造成假肢有汗渍，促使细菌和霉菌的生长。汗渍还可将假肢接受腔材料溶解成为抗原，清洁剂本身也可能有抗原性，均可引起局部变态反应。潮湿皮肤的抗摩擦力减少，感觉能力也下降。

（二）擦伤

负重与摩擦既产热又擦伤皮肤。残肢皮肤与接受腔接触不良时容易造成皮肤擦伤，而假肢边沿及假肢的活动与固定部分的交接处也是容易造成皮肤擦伤的部位。皮肤擦伤后由于小血管充血与出血形成暗褐色斑，或因汗腺导管损伤导致小疱或血疹形成，严重者可能发生化脓性汗腺炎。

处理：

（1）制作假肢时应当考虑残肢端与接受腔的良好接触，以减少承筒活动；外口和活动与固定部分的交接处修整适宜；尽可能选择透气性能良好的材料。

（2）预防霉菌感染可以选择5%甲醛清洗假肢并用乙醇擦干，晚上使用抗霉菌药液，早上则使用粉剂。

（3）全身使用抗胆碱能药物，局部用硫酸铜或福尔马林即可减少汗腺分泌。

（4）毛囊炎可用抗生素，或行切开引流。

（5）中厚皮片移植导致的局部感觉迟钝或感觉过敏可以采用泡沫塑料、肢套、油性或粉状润滑剂，或手术处理。

（三）幻觉

幻觉是指截肢后患者仍有肢体存在并伴局部刺痛、瘙痒等感觉，且时常企图用已被截肢的手搔抓或用已被截肢的腿行走。这是截肢后的正常现象，一般会在短期内迅速消失，但有少数患者可持续很长时间，甚至长达十数年。该现象有利于患者学习利用假肢。4岁以前截肢者、先天肢体失能者或截肢前早已丧失肢体功能者无此现象。幻觉的理论解释很多，一般认为是截肢前大脑皮质感觉的痕迹，这从大脑皮质感觉电位的分布即可得到证明。

幻痛指不存在的肢体的疼痛和严重感觉异常。幻觉属正常现象而幻痛则不正常，常见于压榨伤并延期截肢者，而伤后立即截肢者少见。幻痛可以持续也可以间歇发生，发生率早期严重者为5%~10%，持续严重者约1%，并有可能导致性格改变。幻痛的性质包括挤压痛、灼痛、紧缩痛等，可由排便、抽烟、激动等多种原因诱发，呈阵发性发作，持续约数分钟。幻痛产生的机制不明。一种假说认为肢体缺乏正常输入的抑制性影响，主要经过多突触途径经脊髓作用于脑干网状结构。截肢时由于大量感觉神经纤维被破坏，传入到达网状结构的抑制性影响减少，其结果是各级神经活动反复自我增强，当神经元池的兴奋达到一定水平后就产生兴奋性输出，从而导致幻痛出现。

1. 处理　幻痛属内生性的，手术治疗、神经阻滞麻醉效果均欠佳，或效果短暂。

紧缩性幻痛可以采用对称的健侧肢体运动或两侧肢体同时进行对称性运动的方法进行治疗。虽然有时患肢的运动是意念性的，也可能缓解疼痛。超强电流刺激和按摩、震颤、热疗都可能有效。闪电样幻痛是一种真正的刺激性神经痛，神经干的超声治疗、冷疗、激素注射均有效；因其发生短暂，全身麻醉性治疗没有必要。此外，残肢或幻肢烧灼性疼痛和坐卧不安性疼痛，肤色可以正常、发红或发绀，衣服与气流刺激均可诱发，患者常将残肢重重包裹以避免刺激，实为烧灼性神经痛。自主神经封闭治疗、抗胆碱治疗、止痛剂、经皮神经电刺激、针刺、电刺激均可减轻症状。交感神经切断可能有效，脊神经根切断和脑叶切除的效果可疑。

2. 预防 包括术前告诉患者术后可能出现的幻觉是正常现象。术后应认真处理伤口，预防伤口感染；创面愈合后宜及早进行残肢局部拍击、按摩和震颤，以及残肢的主动与被动运动和幻肢的意念性运动；尽早安装临时性假肢或装饰性假肢。出现幻痛以后首先尝试采用普鲁卡因封闭治疗，包括过敏区局部封闭、周围神经与神经根封闭等，也可行超声治疗、棘间韧带高渗盐水注射治疗。若普鲁卡因封闭治疗无效，则可考虑采用石炭酸封闭。一切手术治疗均无长久效果，但躯体感觉大脑皮质切除有效。心理治疗有时有效。幻痛一旦消除，应尽早装配假肢，并进行积极的患肢运动以防幻痛复发。

（四）残肢痛

残肢痛指残肢端局部疼痛，其发生原因可能是因为神经瘤受压的结果，也可由残肢端瘢痕粘连与出现骨刺导致。

处理：首先是行局部保护，尽量用海绵等包裹残端以避免残端受压；其次可以用叩打、摩擦、按摩等方法脱敏；另外，可用经皮神经电刺激或神经封闭的方法治疗。手术切除神经瘤并保护好残肢端是治疗残肢痛的效果最确实的方法。因瘢痕粘连和骨刺引起的疼痛应当选择手术治疗或及时修整假肢。

（五）其他

1. 牵涉痛 牵涉痛既可见于正常人，也可见于截肢者。若截肢者患有腰椎间盘突出症、髋关节炎或盆腔充血等病症，就可引起小腿和足部疼痛。

2. 残肢水肿 早期水肿多由于静脉回流或淋巴液回流障碍所致，一般通过修整假肢以使之与残肢端匹配而得到有效缓解。因心力衰、肾衰竭、化疗等引起的水肿属另一类原因，应行相应处理。

3. 残肢挛缩 残肢挛缩并不少见，应当在截肢后立即进行受累和不受累关节的完全被动运动，4 次/d，即使患肢疼痛也要进行。一旦挛缩形成，治疗极为困难，效果也不理想。

4. 骨质过度生长 骨质过度生长可能是因为骨膜处骨刺形成，也可能是因为未成熟骨的真正骨生长而皮肤未相应生长所致。处理方法：若为骨刺，则首先可以行假肢修整以减少刺激，也可选用吸着性假肢代替插入性假肢，必要时可以采用手术治疗去除骨刺，术后用软骨或骨髓填补，以防再次局部复发；若为真性骨质过度生长，可以借助牵拉扩张皮肤的方法予以治疗。

5. 脊柱侧弯 下肢长度不等时易产生脊柱侧弯。防治方法：注意双下肢长度是否相等；注意躯干运动范围的训练，对处于生长发育期的儿童患者尤为重要。

（刘　毅）

第十章 烧伤康复护理

烧伤康复护理技术的介入能有效地促进患者心理、躯体的全面康复，巩固康复效果、建立并提高患者的自我健康管理能力，为患者的全面康复奠定良好基础。同时，康复护理对预防和减轻烧伤患者的伤残起着重要作用。下面介绍烧伤康复护理专科操作技术内容。

第一节 烧伤康复期护理评估

一、评估的目的

评估的目的是了解患者目前存在的临床及康复专科护理问题，并根据评估结果制定全面的康复护理方案。

二、评估的对象

评估的对象为病情基本稳定的烧伤康复期的患者。

三、评估前后的注意事项

（1）评定项目既要全面，又要有针对性，根据患者的病情选择适当的评定方法。

（2）评定前要向患者及家属说明评定的目的和方法，以取得积极的配合。

（3）护理人员要对评定的内容熟悉，在评定时才能尽量缩短时间，以免引起患者的不适。

（4）护理人员在进行评估前应充分了解患者病史，以免在评定过程中出现继发性损伤。

（5）为保证评定的准确性，对同一患者的评定应由一人始终进行。

（6）当患者提出疼痛、疲劳等不适时，要注意改变体位，休息或改日再进行。

（7）检查肌力时先测健侧后测患侧，先抗重力后抗阻力，两侧对比。

（8）抗阻力必须使用同一强度，阻力应施加在被测关节的远端。

（9）查关节活动须充分暴露检查部位，以便检查。

（10）先测关节的主动活动度数，再测被动活动度数。

（11）在感觉评定时为防止视觉干扰，患者应闭目，检查过程中切忌带有暗示性的提问。

（12）相关专科检查的评定结果如肌力、关节活动度、日常生活能力评分等数据一定要参考康复治疗师的评价报告，避免结果的偏差。

四、评估的目标

（1）评估过程顺利，无继发性损伤。

（2）评估全面，获取准确的护理资料。

五、评估方法

（一）查看

充分暴露损伤部位（注意保护患者隐私）；查看患者精神状态、营养状况、烧伤部位、面积、深度、残余创面、水疱及渗出、全身皮肤的清洁度、瘢痕情况、五官形态及肢体形态（含畸形、缺失、肿胀、萎缩）、体位、有无留置各种管道；在检查的同时闻创面、皮肤等有无异味散发。

（二）检查

充分暴露被检查部位（注意保护患者隐私）；查患者瘢痕厚度及柔软度；全身各关节活动度（含颈、肩、肘、腕、手、躯干、髋、膝、踝、趾）；四肢肌力及耐力（含肩部、上臂、前臂、握力、捏力、髋部、大腿、小腿等肌群）；平衡（含坐位及站位平衡）；感觉（含过敏及减退）；小口畸形及眼睑外翻情况；ADL 完成情况：包括穿脱上衣、穿脱裤子、穿脱鞋袜、扣扣拉链、用勺进食、持筷进食、使用刀叉、倒水服药、床上活动、体位转移、室内整理、开关使用、坐站平衡、行走能力、上下楼梯、社交活动、洗脸刷牙、整洁修饰、入浴洗澡、如厕处理。

（三）询问

询问患者的一般情况：性别、年龄、睡眠、饮食、食欲、进食方式、嗜好、大小便、既往史、遗传史、过敏史、疾病史、文化程度、婚姻状况、职业情况等；心理社会情况，如患者目前的心理状态、住院顾虑、住院费用支付情况、陪护照顾情况、家庭支持情况；患者及家属对烧伤疾病知识的了解程度；患者或家属对预后的期望等情况；有无瘢痕疼痛、瘙痒。

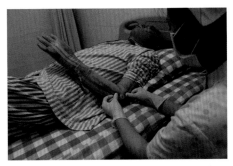

图 10-1-1 护士在进行关节活动评估

第二节　烧伤护理技术

一、烧伤早期的康复护理实施

（一）心理康复护理

烧伤是一种致残率很高的意外创伤。患者在毫无心理准备情况下受伤，瞬间失去了正常人的生活与身体外观形象，特别是颜面部烧伤，创面基本愈合，瘢痕开始增生阶段，严重形态的改变让患者产生悲观、焦虑、烦躁情绪加重，有些患者甚至产生厌世情绪，精神心理上极度消沉。心理护理须贯穿整个住院过程中，甚至家庭和社区生活。

了解患者及家属的心理状况，鼓励他们树立信心，积极配合各项治疗和护理。为患者提供良好的住院环境，充分了解患者性格、文化程度、以往的经历及心理活动状态。积极向患者讲解烧伤的相关知识，使患者充分了解自己的病情，积极配合治疗。由于外形的改变，往往会产生自卑心理，对外界的关注眼神也特别敏感。因此，医护人员应充分尊重他们的人格，维护他们的自尊心。及时了解反映患者的需求，嘱咐父母、配偶、子女定期来院看望患者，减少患者的孤独和牵挂。

残疾人和慢性病患者有其特殊的、复杂的心理特点，甚至会出现精神、心理障碍和行为异常。康复护理人员应理解同情患者，时刻掌握烧伤患者的心理动态，及时、耐心地做好心理护理工作。

（二）体位护理

休克期患者绝对卧床休息，平卧位时头偏向一侧或颈后仰位，保持呼吸道通畅；感染期患者取舒适卧位，必要时睡悬浮床或翻身床，注意抬高患肢，将肢体置于功能位。

（三）心肺等并发症康复护理

大面积烧伤患者，由于患者长时间卧床，维持肺通气功能的肌群肌力减弱，肺回缩能力下降，最终导致患者心肺功能下降。因此，尽早为烧伤患者进行呼吸功能训练，能有效缓解上述情况。具体方法如下：

1. 缩唇呼吸训练　有吹蜡烛、吹气球、吹口哨、吹纸条等内容。①方法（以吹蜡烛为例）：患者闭嘴经鼻深吸气，呼气时将口收拢为吹口哨状，使气体缓慢地通过缩窄的口形呼出，其吸气与呼气时间之比为 1∶2，呼出的气流以能使距口唇 15~20 cm 的蜡烛火苗倒向对侧，但目标不是吹灭火苗。②作用：增加呼气时的阻力，这种阻力可向内传至支气管，使支气管内保持一定压力，防止支气管及小支气管因为增高的胸内压被压瘪，增加肺泡内气体排出，减少肺内残余气量，从而可以吸入更多的新鲜空气，缓解缺氧症状。

2. 腹式呼吸训练　是以腹式呼吸为主推动膈肌上下移动的一种呼吸方式。①方法：在床上取仰卧位，用薄枕头，双膝下垫小枕，双腿微屈使腹肌放松，采用深而慢的呼吸；闭嘴后经鼻缓慢吸气至胸腹部缓慢隆起，双手放在腹部，使腹部对抗手的压力，该动作既可吸引患者注意力，同时又可诱导呼吸时腹部的运动方向；呼气过程中速度宜慢且均匀，呼气时借助腹肌的收缩向上推动膈，此时手再稍施加压力，进一步增加腹压使膈向上推移；在呼吸训练期间要注意以腹肌运动为主，保持胸廓最小活动幅度或不动状态。若不符合要求，应及时纠正；呼吸频率保持在每分钟 7~8 次，可减少能量消耗，吸气与呼气的时间比为 1:2，每日锻炼两次，每次 5~10 min。经过一段时间训练后，使患者逐渐适应这种呼吸方式。②作用：通过对膈肌和腹肌的收缩训练增加了膈活动范围及通气量，减少功能残气量，减少生理死腔。

3. 咳嗽训练　有效咳嗽是促使痰液排出并预防肺部感染的一项有效措施。方法：患者取坐位，操作者立于患者一侧，用位于患者前面的手掌置于其剑突下方的上腹部。嘱患者深吸气，要求达到足够的吸气容量，吸气后短暂闭气，使气体在肺内最大分布，关闭声门，进一步增强气道中的压力。操作者令患者咳嗽的同时给予手法帮助，即操作者的手向内、向上压迫患者的上腹部，将膈往上推。在这种协调作用下，可将沉积于肺部的痰有效咳出。

禁忌证：患者临床病情不稳定、肺部感染未得到有效控制，有呼吸衰竭等情况不能进行呼吸训练。

二、烧伤创面修复期康复护理实施

（一）创面护理

烧伤创面处理原则是预防或减少创面感染的机会，创造适宜创面良好生长环境，促进创面早日愈合。护理原则有以下几点：

（1）注意保暖，室温宜保持在 28~30 ℃。

（2）预防和控制感染：包括清洁伤口，加强营养支持，纠正低蛋白血症；更换敷料 时戴无菌手套，专物专用，预防交叉感染。

（3）保护伤口及其周围组织：使用减压垫减除伤口及其周围组织的压力；保持伤口局部的密闭性，预防分泌物、排泄物污染等。

（4）为伤口愈合提供一个湿性的环境。

（5）控制流出的液体和气体。

（6）使患者感到舒适：不管采用何种方法，伤口护理都不应给患者带来或加重疼痛，应采取减少疼痛的方法，尽可能使患者感到舒适。

（二）烧伤创面切痂植皮术护理

（1）按烧伤科一般护理常规护理。

（2）对患者和家属进行术前宣教，讲解手术、麻醉的相关知识和术后注意事项。

（3）按医嘱执行手术前的各项检查及准备工作。

（4）术后监测患者的生命体征、神志，检查手术切口和引流管位置，手术部位有无感染情况，并做好记录。

（5）严密观察植皮区、供皮区渗血、渗液情况，如渗血范围不断扩大，应立即报告医生处理。供皮区一般采用包扎或半暴露疗法。敷料如有渗血、臭味、剧烈疼痛等应及时检查。

（6）胸部及四肢切痂者，注意包扎的松紧度，避免包扎过紧影响患者呼吸。植皮区避免受压，应固定制动。不可在术侧肢体测量血压及扎止血带，以免影响植皮效果。

（7）保持肢体功能位，预防及正确处理肢端血运障碍。

（8）正确轴线翻身，保持皮肤完整性，预防及正确处理压疮。

（9）未手术部位尽早建立压力治疗，指导患者行床上自我功能锻炼。

（10）并发症的预防和护理。

1）出血：观察切口渗血及引流液的颜色、量，若引流液为鲜红色且引流量增加，应及时通知医生处理。

2）切口感染：观察体温变化，保持敷料干燥，遵医嘱应用抗生素。

3）肺不张、肺炎：鼓励患者深呼吸、有效咳嗽，协助患者翻身、拍背，必要时予雾化吸入。

4）下肢深静脉血栓形成：术后早期鼓励和协助患者进行主动和被动功能锻炼。

三、烧伤康复期护理实施

（一）烧伤体位摆放的护理技术

见体位摆放章节。

（二）头皮烧伤后的清洁护理技术

1. 清洁目的　促进残余创面的修复、预防感染、减轻头皮瘙痒，使患者清洁舒适、利于穿戴压力用品等。

2. 清洁对象　头皮烧伤后遗留创面、毛囊炎、瘙痒等患者。

3. 清洁注意事项

（1）理发器要锋利，并处于清洁消毒好的状态，避免感染创面。

（2）剃除头发时应动作轻柔，技术熟练，避免误伤头皮。

（3）清理头皮皮痂时不要强行撕扯，以免引起出血形成新的创面。

（4）做好防护措施，避免将头发茬误入患者眼睛。

（5）剃除头发时尽量让患者保持坐位，特殊情况也可在卧位下进行。

4. 操作方法

（1）双手戴橡胶手套。

（2）一般情况下取坐位，协助患者取得舒适体位，充分暴露头部，并帮患者系上专用防水剃头围裙。

（3）护士用理发器为患者剃除头发，将毛发由根部剃除（图10-2-1）。

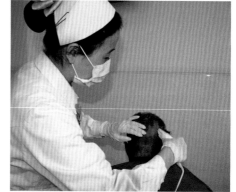

图 10-2-1　用理发器为患者剃除头发

（4）如果头部有创面和疖痈请避开患处，用无菌剪刀轻轻剪除毛发，并用一次性镊子和棉签清理脓痂；头皮有创面及疖痈者协助医生进行换药处理。

（5）头皮干燥者可涂润肤油保湿；脱下围裙并整理患者衣领。

（6）使用压力头套和面罩者协助患者穿戴整齐。

（三）眼部烧伤结膜囊冲洗护理技术

1. 冲洗目的　预防眼部感染，保持眼部清洁、舒适。

2. 适应证　眼部烧伤后眼睑外翻、分泌物增多等患者。

3. 禁忌证　眼球穿孔伤或眼球裂伤者、躁动不安不能配合的患者。

4. 注意事项

（1）一般冲洗液不可直射角膜，冲洗时，水流力度要适宜，冲洗距离一般以 3～5 cm 为宜，太近易污染注射针头嘴或碰伤眼球，过远冲洗力度太大，致使溶液飞溅，可先把水冲在眼睑的皮肤上，然后慢慢地移向结膜囊，以减少对眼结膜的刺激。

（2）注射器的针头一定要拧紧，以免脱出，造成意外损伤。

（3）冲洗液温度要适宜，冬季要加温（32～37 ℃），冲洗液温度太高或太低都会刺激患者眼睛。

（4）患者分泌物较多时可增加冲洗液量。

（5）冲洗时要注意患者的主观感受，一旦出现不良反应，及时处理。

（6）眼部暴露不满意者可用手分开上、下眼睑后冲洗，必要时翻转眼睑。

（7）眼球穿孔伤或眼球裂伤者严禁洗眼，以免造成眼球内容物进一步脱出，或把细菌及异物带入眼球内。

（8）若要使用眼药水等冲洗，要遵医嘱执行。

（9）当眼部不适时，及时告知医护人员处理，避免使用手直接揉眼。

（10）当患者眼睑外翻不能闭合时，睡眠时使用油纱覆盖。

5. 冲洗方法　协助患者去枕平卧，头偏向一侧；抽取安瓿内 0.9% 氯化钠 10 mL；将针头套进针帽，从注射器针头根部掰断针头；单手戴一次性薄膜手套；用戴手套的手拿纱布或毛巾置于眼角下方；如不能睁眼配合患者需要用拇指、示指分开眼睑；注射器与眼裂内眦成 30°～45° 角，轻推注射器，水流匀速，冲 3～4 mL 液量（图 10-2-2）；冲洗过程中交代患者转动眼球，观察患者

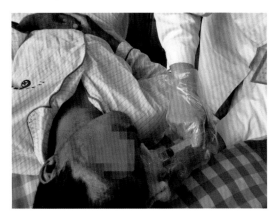

图 10-2-2　眼部冲洗

反应；使用半湿棉签轻拭眼睑边缘，分泌物多可使用多支棉签；剩余的盐水再次清洁眼部；使用半湿棉签清理眼部周围分泌物，如残留水滴过多，使用干棉签擦干；根据患者病情，协助患者滴眼药水。眼睑外翻患者睡前可用眼膏涂于眼睑。对于双眼不能闭拢的患者，夜间睡眠时可用无菌凡士林油纱覆盖双眼，保护眼结膜。

（四）口部及鼻部烧伤后的清洁护理技术

1. 清洁的目的　促进口部及鼻部残余创面的修复、保持颜面部清洁干净。

2. 适应证　所有口鼻部烧伤伴有皮屑或残余创面的患者。

3. 禁忌证 躁动不能配合的患者。

4. 注意事项

（1）注意棉签不宜太湿，用棉签由鼻孔内向外轻轻环形转动时动作轻柔，避免损伤鼻部黏膜。

（2）进行鼻部护理时注意不要将棉签插入鼻腔过深，以免损伤鼻腔深部组织。

（3）进行口部护理时，应评估患者的吞咽功能，防止棉签过湿造成患者误吸。

（4）清理痂皮时不要强行撕扯以免引起出血形成新的创面。

（5）棉花与棉秆应紧密缠绕，防止棉花脱落至鼻腔或者口腔造成误吸。

（6）患者鼻部三角区有疖痈应避免挤压。

5. 清洁方法

（1）鼻部烧伤护理法。协助患者取得舒适体位；用棉签蘸取适量生理盐水，注意棉签不宜太湿，用棉签由鼻孔内向外轻轻环形转动清洗至鼻部外缘，反复清洗至鼻腔内外部均干净（图10-2-3）；鼻部有创面或脓痂时，请用无菌镊子和棉签将脓痂清除；鼻毛过长者用无菌剪刀轻轻剪除；用纱布将鼻孔周围水迹擦拭干净；最后按需滴入滴鼻液保持鼻腔湿润，使患者舒适。

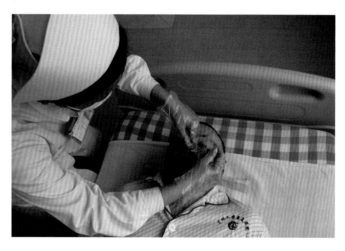

图10-2-3 鼻部烧伤护理

（2）口周烧伤护理法。口唇部有创面或皮痂的患者，用湿盐水棉签轻轻清洗创面及皮痂处，能松动的皮痂用无菌镊子和剪刀清除（图10-2-4），创面愈合后涂温和无刺激的润唇膏；能刷牙的患者在晨起、餐后、睡前用软毛牙刷刷牙；如果牙刷过硬，使用前将牙刷放在开水中浸泡变软后再使用；不能完成刷牙的患者，应使用漱口液或盐水漱口，保持口腔卫生，预防感染。患者饮水困难时可使用管径稍粗的吸管让患者饮水漱口。对于双手能独立完成持杯的患者要鼓励自行完成饮水漱口，以提高患者生活的自理能力。

（五）耳部烧伤后的皮肤清洁护理技术

1. 清洁的目的 促进耳部残余创面的修复，预防感染，使容貌整洁干净。

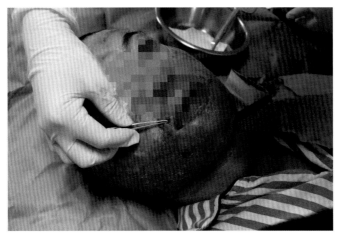

图 10-2-4　口周烧伤护理

2. 适应证　所有耳部烧伤伴有残余创面或分泌物多的患者。

3. 禁忌证　外耳道严重感染的患者。

4. 注意事项

（1）注意棉签不宜太湿，用棉签由耳郭轻轻环形转动，动作轻柔，避免损伤耳部皮肤。

（2）进行耳部护理时注意不要将棉签插入外耳道过深，防止鼓膜损伤。

（3）棉花与棉秆应紧密缠绕，防止棉花脱落至外耳道造成不良后果。

（4）清理皮痂时不要强行撕扯，以免引起出血形成新的创面。

（5）患者外耳道出血或有渗液流出，禁止堵塞外耳道。

（6）患者外耳道有明显残余创面时，禁止用挖耳勺给患者掏耵聍。

（7）涂抹药物或清洗、消毒外耳道时不要让消毒液和盐水流入外耳道，避免感染。

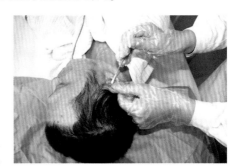

图 10-2-5　外耳道清理

5. 清洁方法　防止渗液流入耳内，可在外耳道口轻轻塞放棉球吸附渗液；用盐水棉签清洗外耳道，清除血痂和分泌物，再用干棉签拭干外耳道（图 10-2-5）。

（六）烧伤瘢痕皮肤清洁的护理技术

1. 清洁的目的　促进残余创面的修复、预防感染、减轻瘙痒、使患者清洁舒适、利于压力用品的穿戴等。

2. 适应证　深Ⅱ度以上烧伤后病情稳定且瘢痕皮肤存在痂皮、皮屑或残余创面等的患者。

3. 禁忌证　烧伤后急性期患者。

4. 注意事项

（1）患者浸浴时水温不宜过高，水温保持在 38~42 ℃；时间不宜过长，一般 15~30 min 为宜。

（2）对于有较多残余创面的患者，浸浴时可采用 1∶5 000 浓度的高锰酸钾或 1∶（300~500）浓度的威力碘加入水中，可促进创面的修复。

（3）清理皮屑时不要强行撕扯以免引起出血形成新的创面。

（4）创面周围的皮屑要做好评估，避免将创面上的新生上皮剪除，影响创面愈合。

（5）涂油时避免在瘢痕皮肤表面摩擦的时间过长或用力过大，以免产生新的水疱。

（6）润肤油以中性温和配方为主，避免刺激皮肤，涂抹时要避开创面部位。

5. 清洁方法　协助患者浸浴或淋浴，使用温和的沐浴露清洗，护士戴手套涂抹沐浴露，轻轻清洗患者伤处，清水彻底冲洗身体，协助患者穿清洁干燥的患者衣裤。协助患者卧于病床上，暴露皮屑较多的部位，用剪刀剪除凸于体表的死皮（图 10-2-6），在瘢痕部位涂抹润肤油（图 10-2-7），避开残余创面，残余创面予换药处理后协助患者穿戴压力用品。

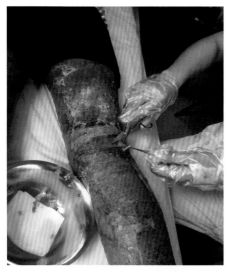
图 10-2-6　剪刀剪除凸于体表的死皮

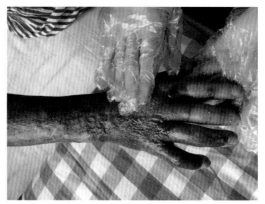
图 10-2-7　瘢痕部位涂抹润肤油

（七）促进烧伤后背侧残余创面愈合的护理技术

1. 护理目的　避免背部创面受压，促进残余创面的修复、预防感染、使患者清洁舒适。

2. 适应证　烧伤后腰背部存在残余创面且渗液较多的患者。

3. 禁忌证　病情不稳定，严重肺部感染等患者。

4. 注意事项

（1）接触患者的各类体位枕头应备齐全，为优质纯棉制品，且应经过消毒处理；如枕头被渗液污染应及时更换。

（2）摆放体位前应将床栏拉起，避免肢体直接接触金属栏杆，防止压伤皮肤。

（3）体位摆放应尽可能左右交替侧卧，避免侧卧不充分导致创面受压，每 2 h 要翻身 1 次。

（4）背部枕头应尽量避免接触创面。

（5）用电吹风为患者烘干创面时应保持一定距离，避免过热烫伤皮肤或者加重创面损伤。

（6）除了暴露腰背部创面外，其他部位应盖好被子，防止着凉。

（7）患者侧卧时经评估患者四肢，如果能活动应指导患者适当活动手足，避免完全静卧不动，导致关节挛缩僵硬。

（8）接触患者肢体时应戴无菌手套，避免感染。

5. 护理方法　避免创面部位受压。大面积烧伤后残余创面一般在身体背侧，如背部、臀部、下肢内侧、后侧等部位较难愈合，最好的办法是让患者尽早脱离床面，让患者坐起或站立，以解除背部的压力，才能更好地促进创面的愈合。如患者尚不能坐起的，则尽量避免患者平卧位，协助患者侧卧超过 90°，双下肢呈迈步状；用软枕将屈曲的上侧下肢垫高，保持舒适；用软枕支撑患者前胸部，双上肢可自由放置；充分暴露患者背部的创面（图 10-2-8）；根据天气情况，用被子盖好患者的身体，除背部创面外；渗液较多者使用电吹风在距创面约 30 cm 的位置用低中档的热风吹干；也可使用烤灯在距创面约 60 cm 位置照射 30 min；协助患者每 1.5~2 h 更换侧卧位。

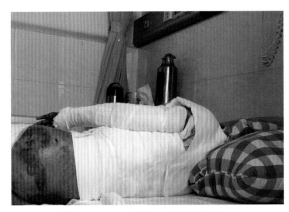

图 10-2-8　暴露患者背部的创面

（八）压力用品穿佩戴护理技术

1. 压力疗法的定义　通过对人体体表施加适当的压力，以预防或抑制皮肤瘢痕增生，防治肢体肿胀的一种技术操作方法。

2. 压力疗法的目的　控制瘢痕增生、控制水肿、促进肢体塑形、预防深静脉血栓、下肢静脉曲张。

3. 应用范围法　烧伤、骨折、截肢、长期卧床、长期久坐或久站的人群。

4. 禁忌证

（1）治疗部位有感染性创面。

（2）脉管炎急性发作。

（3）下肢深静脉血栓。

5. 穿戴后的不良反应及处理

（1）皮肤损伤：可在压力用品下加一层纱垫，四肢可用尼龙袜做衬，出现水疱后，抽出其中液体，局部消毒，在破损严重或创面感染时方可解除压力。

（2）过敏：可加一层棉纱布进行预防，过敏严重者可考虑其他方法加压。

（3）瘙痒加重：患者使用开始 1~2 周易出现，一般无须特殊处理，瘙痒可在压力作用下减轻。

（4）肢端水肿：如近端压力较大，远端亦应加压治疗，如缠绕压力手套或压力袜子。

（5）发育障碍：见于儿童，使用压力垫和支架保护易损坏部位，如鼻部、耳部、手部等。有专家建议儿童头部压力不应过大，且以每天缠绕不超过 12 h，以免下颌骨发育不良而造成"鸟面"。

6. 穿戴注意事项

（1）未愈合的伤口，皮肤破损有渗出者，在使用压力用品之前，应用敷料覆盖。

（2）为避免搔抓后引起皮肤破损，穿戴压力用品之前可涂油和止痒霜剂等；对于多数人而言，适当的压力可明显减轻瘢痕区瘙痒。

（3）穿戴压力用品期间极个别的可能有水疱发生，特别是新愈合的伤口或胯关节区域，可通过放置衬垫进行预防；如果出现了水疱，用干燥无菌纱布覆盖；每日应持续穿戴（伤口感染时暂停使用）。

（4）在洗澡和涂润肤油时，可除去压力用品，但应在 30 min 内穿回。

（5）每个患者配给 2~3 套压力用品，每日替换、清洗。

7. 保养注意事项

（1）应每日清洗以保证足够的压力。

（2）清洗前最好浸泡 1 h。

（3）应采用中性肥皂液于温水中洗涤，轻轻挤去水分，忌过分拧绞或机洗。

（4）如必须用洗衣机洗涤时应将压力用品装于麻织品袋内，避免损坏弹力纤维。

（5）应置于室温下自然风干，切勿用熨斗熨干或直接暴晒于日光下。

（6）晾干时应平放而不要挂起。

（7）定期复诊，当压力衣变松时，及时进行收紧处理或重新制作新的压力衣。

8. 穿戴方法

（1）弹力绑带：协助患者处于舒适的卧位或坐位，充分暴露要使用绷带缠绕的肢体和部位；有残余创面或伤口，应先进行换药处理后用 1~2 层薄纱布包扎，以免绷带直接接触伤口和创面造成感染或渗液污染绷带；一手握紧卷状绷带，使开口端朝上；一手紧握绷带的始端置于要缠绕的肢体位置，持绷带的手法正确；第一圈为双层环绕，固定绷带的始端，避免脱落。环形包扎法：第二层环形压过第一层的 1/2~2/3，力度均匀。8 字包扎法：8 字排列整齐，密度适宜，第二层压过第一层的 1/2~2/3（图 10-2-9）。绑带缠绕法：多适用于四肢，应遵循从远端向近端缠绕原则。

（2）压力衣：协助患者处于舒适的卧位或坐位。先穿戴压力手套：穿戴手指时提起两端缝线，逐一穿戴，压至指璞，缝线对位好，避免拉扯，穿戴平整，提起拉链拉好。再穿戴压力上衣：拉住缝线将每只袖子穿好，压至腋窝顶部，提起拉链拉好，缝线对位正确，勿歪斜，避免拉扯，穿戴平整。穿戴压力裤：穿戴足趾时提起两端缝线，逐一穿戴，压至趾璞，拉至足跟，缝线对位好，避免拉扯，穿戴平整，提起拉链拉好。穿戴压力裤：拉住缝线将每只裤腿穿好，压至腰部，提起拉链拉好，缝线对位正确，勿歪斜，避免拉扯，穿戴平整。最后戴头套：全头套先套至枕后，双手拉住头套前侧将面部罩住，空出患者耳、鼻孔、嘴，穿戴时动作轻柔，避免引起患者不适（图 10-2-10）。

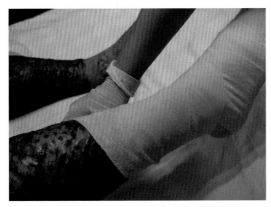

图 10-2-9　弹力绑带包扎

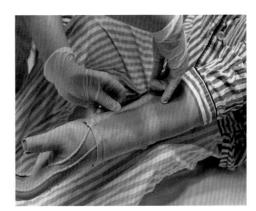

图 10-2-10　穿戴压力衣

（九）烧伤瘢痕皮肤瘙痒护理技术

1. 护理的目的　减轻瘢痕瘙痒，使患者身心放松，调节情绪，增加对康复的信心。

2. 适应证　瘢痕皮肤瘙痒的患者。

3. 护理注意事项

（1）告知患者不要抓挠瘙痒皮肤。特别是要修剪指甲防止抓破皮肤。

（2）告知患者尽可能穿优质纯棉面料的衣服，特别是贴身衣服。

（3）避免在太阳下停留过久，室温保持在 20 ℃或以下。

4. 护理方法

（1）降低室温：适当降低室温，保持在 21～22 ℃左右。

（2）涂抹润肤油或止痒膏：指导患者外涂止痒膏或润肤油，轻轻将膏剂环形按摩渗透入皮肤，达到缓解皮肤干燥不适和止痒的目的。

（3）加压：若患者未穿戴压力用品，护士应指导患者进行穿戴。

（4）转移注意力：指导患者做一些转移注意力的事情，如读书看报、与人聊天、玩游戏、看电视、玩微信或进行手工作业、功能锻炼以转移注意力缓解瘢痕瘙痒。

（5）拍打：四指并拢，利用腕力轻轻拍打瘙痒的皮肤患处，拍打力度均匀，应避开有创面的地方。

（6）冰敷：使用干毛巾或纱布包裹冰袋后冰敷患处（避免冻伤）。

（十）烧伤后日常生活活动能力（ADL）训练护理技术

1. ADL 训练目的　提高患者的生活自理能力，改善患者灵活协调性，使其能将生活依赖减少到最低水平，重拾其对生活的信心。

2. 适应范围　烧伤后稳定期四肢肌力达 3+级以上、全身各关节活动中度或轻度受限、单纯烧伤不含骨折、截肢（指）、神经损伤等并发症，ADL 不能自理的患者。

3. 禁忌证　疾病的急性期患者，烧伤后伴有意识障碍的患者。

4. 训练注意事项

（1）动作训练由简到繁，由粗到精。

（2）先恢复患者的运动功能，使肌肉力量和关节活动均达到一定水平方可进行 ADL 训练。

（3）所有的训练动作，应配合实际生活场地来学习和指导。

（4）要有周密的训练计划，并根据患者功能恢复的情况及时做出调整。

（5）无论是康复治疗师、康复护士和家属所采用的训练方案应该保持一致，避免太大的差异，让患者无从适应。

5. 训练方法

（1）衣：

1）穿衣：一侧上肢功能受限的患者穿衣服：患者取坐位或站位，将衣袖套进患手并拉至肩关节以上；健手拉衣领至健侧，健手随即穿入另一衣袖。双侧上肢功能受限患者：患者取坐位或站位，先将衣袖套进功能差手并拉至肘关节以上，将另一边衣服从背后拉到对侧，随即穿入衣袖，再将双侧衣袖穿到肩部，双手整理衣服（图 10-2-11）。

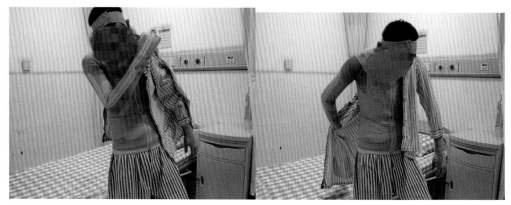

图 10-2-11　穿衣

2）脱衣：患者取坐位或站位，对于一侧受限的肢体先脱健侧肢体，然后脱患侧肢体。双侧受限，双手抓住衣角上方，双肩关节充分后伸，将衣领脱至肩关节以下，双上肢同时抖动，将衣服脱下（图 10-2-12）。

3）穿裤子：患者坐于床上，先将双足伸至裤腿内，将裤腰穿至踝关节以上，患者平卧于床上，双髋、膝关节屈曲，最大限度贴近腹部，双踝背伸，双手抓住裤腰将裤子穿上。

4）脱裤子：不能站立的患者，取床上平卧位，将双侧裤腰脱至臀部以下，双髋、膝关节屈曲，最大限度贴近腹部，将裤腰脱至膝关节以下，抖动双下肢将裤子脱下；能站立的患者取站位，双手将裤腰拉至臀部以下，取坐位，再将裤子脱出。

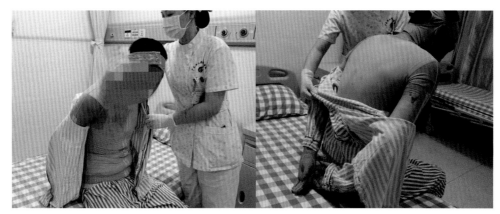

图 10-2-12　脱衣

5）扣扣子：先将扣眼对齐扣子，固定好衣服，将扣子插入扣眼，然后从扣眼另一侧拉出。

6）穿脱鞋：坐位，将脚穿进鞋内，然后将一侧下肢放在另一侧大腿上，提鞋帮穿上鞋子，如不能完成以上动作者，可借助辅助器提鞋帮。

7）穿袜子：选择宽松棉袜，坐位，套入脚即可。

（2）食：如不能完成抓握、侧捏者，可选用万能袖套，根据患者功能插入加长或加粗手柄的勺子或叉子进食；如能完成抓握、侧捏，不能完成前臂旋后者，根据患者功能使用加粗加长勺柄的勺子或叉子，先可尝试手掌朝下，拇指与其余指夹住勺子进食，再过渡到手掌朝上正常进食（图 10-2-13、图 10-2-14）。

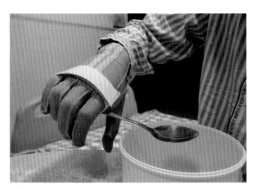

图 10-2-13　戴万能袖套进食

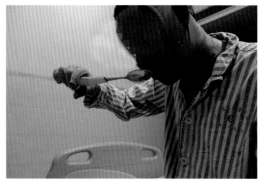

图 10-2-14　使用加长加粗勺子进食

（3）住：

1）床上坐起练习：患者利用杠杆原理，臀部为支点，先将下肢抬高，快速放下同时躯干抬起（图 10-2-15）。或先将身体平移至功能较好的一侧，侧身，双小腿移至床沿，以同侧肘为支点支起上半身，另一侧手协助撑起身体。

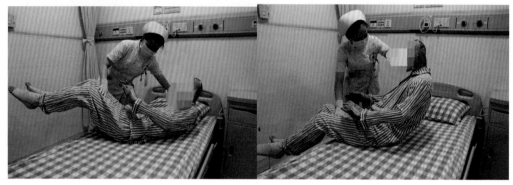

图 10-2-15　床上坐起练习

2）坐站转移：患者坐在床边，双足着地，臀部尽量移至床沿，双下肢与肩同宽，双膝尽量屈曲至 90°以上，躯干前后摆动，利用惯性站起。

（4）行：

1）行走：要求患者穿防滑舒适的鞋子，不能穿拖鞋，双上肢自由摆动，双下肢屈髋屈膝往前迈步，姿势动作尽量往正常靠拢。

2）上下楼梯。上楼梯：一手扶住栏杆，先迈功能较好的一侧肢体，再迈功能较差的一侧肢体。下楼梯：一手扶住栏杆，先迈功能较差的一侧肢体，再迈功能较好的一侧肢体（图 10-2-16、图 10-2-17）。

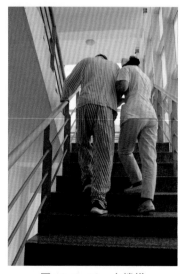
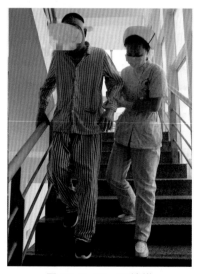

图 10-2-16　上楼梯　　　　　　　　图 10-2-17　下楼梯

（5）个人卫生：

1）刷牙：如不能完成前臂旋后者，根据患者功能使用加粗加长手柄的牙刷，先可尝试手掌朝下，拇指与其余指夹住牙刷刷牙，左右手交替刷（图10-2-18）。

2）洗脸：选择小方巾，单手或双手挤压即可挤出大部分水，抓住毛巾擦拭脸部。

3）刮须和梳头：均可将刮须刀、梳子的手柄部分加粗加长便于抓握。

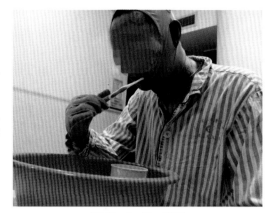

图10-2-18　刷牙

4）洗澡：备好洗澡椅，取坐位，脱下衣物，坐稳；调节好水温，用温和的沐浴露清洗身体上的污垢，勿用力搓，以免产生水疱及创面，背部使用长毛巾，双手抓住两端拉锯式轻擦。

5）如厕处理：选择坐位马桶，便后擦拭肛门，可指导患者将纸缠绕在手掌上进行擦拭，或者双手夹紧纸团从会阴前方低头、翘臀擦拭肛门。

（十一）烧伤后康复病房延伸训练护理技术

1. 康复病房延伸训练的定义　是指康复护士遵循治疗师的康复延伸计划，利用患者非治疗时间在病房内进行的康复训练指导。

2. 康复病房延伸的目的　增强患者的康复效果，改善患者的功能障碍，不断提高患者的生活自理能力。

3. 应用范围　烧伤后病情处于稳定期，无相关并发症的患者，如深静脉血栓、骨折不稳定等。

4. 禁忌证　疾病的急性期患者，烧伤后伴有意识障碍的患者。

5. 康复病房延伸注意事项

（1）指导患者训练力量由小到大，强度由弱到强，时间由短到长，次数由少到多。

（2）要根据总的康复目标和康复计划来开展病房内康复治疗的延伸服务。

（3）护士须经过培训考核后才能进行相关操作指导。

（4）要注重患者的主动参与，不建议进行被动训练指导。

（5）应在康复医生和康复治疗师的指导下进行，对病房训练中所发现的问题要及时与医生、治疗师沟通解决。

（6）应充分体现功能康复为主的总原则，上肢围绕手的使用，以完成日常生活为目标，下肢围绕站立、行走为目标进行功能训练指导。

（7）所有的训练动作，应配合实际生活场地来学习和指导。

（8）要有周密的训练计划，并根据患者动作恢复的情况及时做出调整。

（9）无论是康复治疗师、康复护士和家属所采用的训练方案应该保持一致，避免太大的差异，让患者无从适应。

（10）在进行功能锻炼过程中如出现瘢痕皮肤裂开并形成新的创面，应及时行创面换药。如果创面因锻炼进一步扩大，则要嘱咐患者适当减少锻炼的强度和次数。

6. 训练方法

（1）卧床阶段的康复延伸指导。大面积烧伤后大部分患者往往处于长期卧床状态，全身关节活动受限、肌力耐力下降，心肺功能不稳定，瘢痕增生挛缩，残余创面等，日常活动重度受限，待患者病情稳定后急需进行各项康复的介入，而康复护士是接触患者最多、最频繁的医护人员，此时的早期康复对患者的功能恢复能起到决定性的作用，因此，康复早期介入对患者的康复十分重要。

此阶段要向患者和家属讲解在克服病痛的同时，要主动参与及配合康复治疗及功能训练。此阶段对患者的康复原则是肌肉收缩动与静相结合、临床治疗与康复指导要互为交融、体位摆放与肢体活动要两者兼顾、替代护理与促进护理要同时介入，充分取得患者和家属的配合是康复延伸指导实施的关键。

主要措施：①休息时将患者体位按烧伤体位要求进行摆放；②评估患者呼吸功能，对训练对象按照延伸计划进行呼吸训练指导；③对患者全身关节活动、四肢肌力耐力及床上活动进行评估；④指导患者进行床上翻身（图10-2-19）、上下左右移动、躯干等长收缩运动（图10-2-20）、桥式运动（图10-2-21）等练习；⑤指导患者根据病情进行四肢主动活动（图10-2-22），如，双手握小球、双手摸嘴、踝泵运动等，逐步维持与提高各关节活动范围；⑥指导肌力在三级以下的患者进行肌肉静力收缩，肌力在三级以上的患者选择合适的沙袋进行肌力练习，提高四肢肌力等；⑦有眼睑外翻的患者可指导患者进行睁眼、闭眼练习；⑧对小口畸形患者可指导张口、大声说话、发"a""o""e"音等（图10-2-23）。上述锻炼强度、次数和频率均要遵循主管治疗师意见，避免屏气等。

（2）卧位至坐位到站立的康复延伸指导。患者烧伤后长期卧床，应充分评估是否存在体位性低血压，深静脉血栓、骨折及下肢骨质疏松等，如有骨质疏松、骨折或深静脉血栓的患者，在病情许可的情况下，才能进行各项延伸指导。

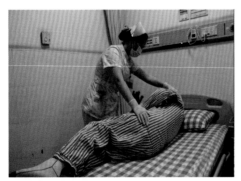
图10-2-19　床上翻身

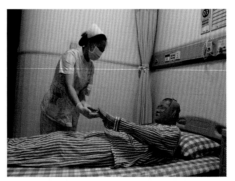
图10-2-20　躯干等长收缩运动

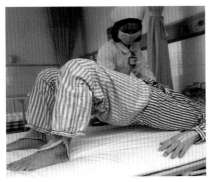

图 10-2-21　桥式运动

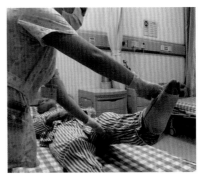

图 10-2-22　四肢主动活动

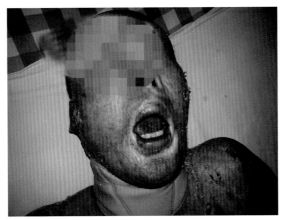

图 10-2-23　发音练习

单纯体位性低血压患者，在体位性低血压症状得到缓解后，护士须协助患者进行床边坐位练习。具体方法是：实施前双下肢先进行压力用品的穿戴，再指导或协助患者缓慢移动身体到床边，双小腿搭在床沿，一人从肩颈处辅助患者坐起，一人压住双侧大腿，协助患者坐起，再逐渐调整坐姿，及时询问患者有无不适症状，如有不适及时卧床休息，在坐位平衡不好的情况下，要注意监护，确保患者安全（图 10-2-24）。

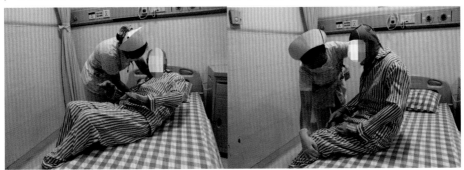

图 10-2-24　扶持下床上坐起

从坐位到站立练习，如病情允许情况下，应充分评估患者的双踝关节活动，需达到0°位以上，双下肢肌力达四级以上。具体方法是：实施前双下肢先进行压力用品的穿戴，让患者尽可能坐在床沿，双下肢与肩同宽，双膝关节尽可能屈曲，患者两侧分别站一名陪护，陪护放一只脚掌在患者脚掌前面，避免起来过程中力量不足下肢打滑；陪护各扶着患者的两侧上臂，协助患者站起（图10-2-25）。在站立过程中患者往往会出现下肢瘢痕皮肤充血，双下肢感到肿胀、疼痛、麻木等不适，部分患者甚至出现水疱和创面渗血，这是因为患者长期卧床及烧伤导致肢体站立下垂时静脉血液和淋巴液回流不畅，毛细血管过度充盈、扩张并刺激神经末梢所致。因此压力治疗是必备项目，同时在站立过程中可根据患者情况进行原地踏步或左右晃动等，以上症状均可得到部分缓解。

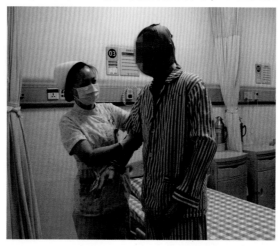

图 10-2-25　站立练习

卧床烧伤患者在过渡到坐位练习、站立练习和迈步练习时，往往并没有绝对的时间界限，只要在患者心肺功能和肢体活动能力许可、没有严重并发症、安全防护措施到位的情况下，均可尽早让患者脱离床面，在助行架、拐杖或轮椅辅助下到康复治疗区完成治疗或户外活动（图10-2-26）。

（3）全身各关节的康复延伸指导：

1）预防颈部瘢痕挛缩：往往颈部前侧烧伤最为常见，可采取体位摆放的方法对颈部瘢痕进行牵伸；也可利用病床的特点，打开床尾，进行颈部牵伸（图10-2-27）；站立或坐位时可自行做颈部上下左右各方向的自我锻炼，也可使用颈部矫形器进行牵伸。

2）预防肩、肘部瘢痕挛缩：可利用墙面，以手指逐步向上摸墙，到最高点，利用身体重心往前施加一定力度，牵拉肩关节（图10-2-28），或自

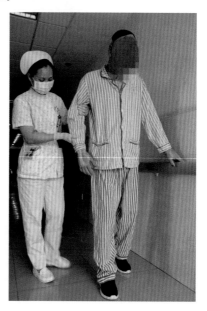

图 10-2-26　步行练习

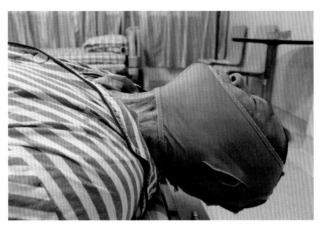

图 10-2-27　颈部瘢痕牵伸

我主动锻炼；同样利用墙面，利用身体重心施加力度，对屈肘大于 90°肘关节进行牵拉（图 10-2-29）；也可根据患者肩、肘关节功能情况，指导患者进行物品转移练习（图 10-2-30），摸耳朵、嘴、头发等自我功能锻炼，同时对肩、肘关节进行练习。

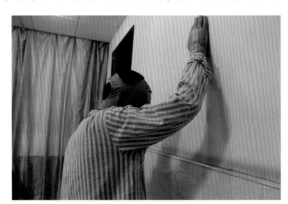

图 10-2-28　牵拉肩关节

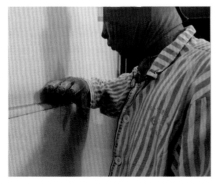

图 10-2-29　肘关节牵伸

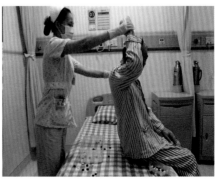

图 10-2-30　物品转移练习

3）预防腕部瘢痕挛缩：可指导患者利用床面或台面等，对腕掌屈或背伸进行下压（图10-2-31）；也可指导患者行对掌或健手辅助等进行自我功能练习。

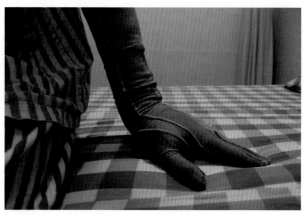

图 10-2-31　腕掌屈或背伸

4）预防手部瘢痕挛缩：可指导患者进行握拳、对掌、分指等练习（图10-2-32~图10-2-35）；鼓励患者自己洗漱、进食、穿衣，每日的生活锻炼是最有效的主动活动方式；鼓励患者手工艺技能活动：根据患者兴趣和功能恢复情况制作手工艺作品，以锻炼患手的灵活度，其内容可以从简易到复杂。早期可根据患者兴趣安排，鼓励其独立完成，如有困难可予以适当帮助，例如进行书法、下棋、绘画、雕刻、编织等（图10-2-36、图10-2-37）。

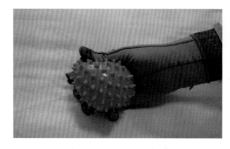

图 10-2-32　握小球

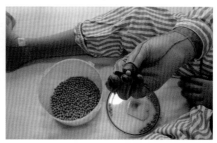

图 10-2-33　对掌练习

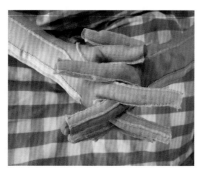

图 10-2-34　分指

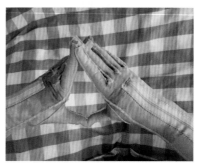

图 10-2-35　虎口撑开

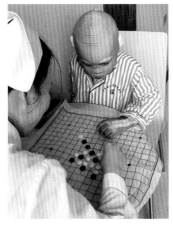
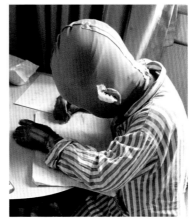

图 10-2-36 下棋　　　　　　　　　　图 10-2-37 写字

5）预防躯干瘢痕挛缩：前侧瘢痕可在腰下垫枕头或巴氏球（bobath 球），后侧烧伤可进行前屈下腰等练习（图 10-2-38、图 10-2-39）。

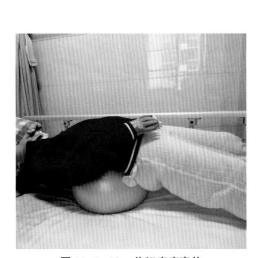
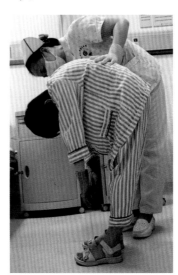

图 10-2-38 前躯瘢痕牵伸　　　　　　图 10-2-39 后躯瘢痕牵伸

6）预防会阴部瘢痕挛缩：首先休息时双下肢进行外展位的体位摆放很重要；锻炼时可指导患者进行弓箭步或盘腿坐位进行牵伸（图 10-2-40、图 10-2-41）。

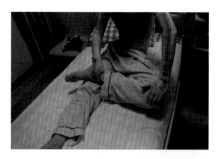

图 10-2-40　盘腿坐位部瘢痕牵伸

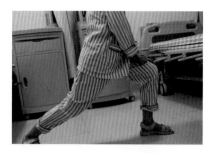

图 10-2-41　弓箭步瘢痕牵伸

7）预防髋、膝、踝部瘢痕挛缩：如髋部前侧瘢痕牵拉，可指导患者进行俯卧位，利用枕头等进行髋后伸牵拉；如膝部后侧瘢痕挛缩，可指导进行膝关节伸直练习，如严重的情况可佩戴矫形器；大部分患者存在髋、膝、踝关节屈曲活动受限，可指导患者进行下蹲、站斜板等练习（图 10-2-42~图 10-2-45）。

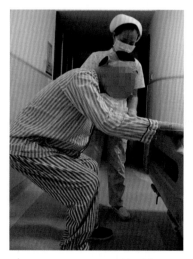

图 10-2-42　扶持下蹲

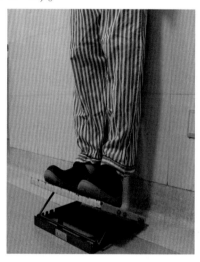

图 10-2-43　站斜板

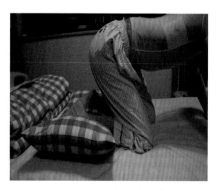

图 10-2-44　膝部瘢痕牵伸

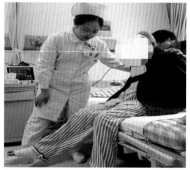

图 10-2-45　主动伸膝

（曹小霞）

第十一章 各阶段烧伤康复概论

根据烧伤的病理生理特点与临床表现，从烧伤创面愈合现象出发可以将烧伤过程分为急性期、创面修复期、恢复期（康复期）。这种人为的分期一是为了方便对烧伤的理解，二是为了能较清楚描述病程过程中所表现的侧重面。而在烧伤发病和治疗的过程中，这三个时期往往有交叉与重叠。

烧伤康复从烧伤的第一天就开展，采取"全程介入，分段治疗"模式进行，随着烧伤进程的发展，尽管不同时期的康复治疗目标不同，但三个时期烧伤康复的评估及应用的康复措施是相同的。

第一节 急性期康复治疗

一、目的和意义

烧伤后要尽早康复介入，根据患者烧伤程度、年龄和并发症等的不同，制定不同的康复目标。急性期康复治疗对患者心理安慰，水肿减轻，烧伤并发症的出现，肢体功能的改善都有非常重要的作用。而对于危重期烧伤患者生命体征不稳定，此时期康复治疗的主要目标是预防性的。

二、康复问题

（一）烧伤急性期心理应激对康复的影响

在烧伤急性期，患者的心理改变尤为显著，同时烧伤急性期，烧伤本身导致机体的一系列病理生理变化对患者心理的影响，各种治疗方案，创面处理措施和各种治疗性的操作，甚至病房的环境等都会影响到创面最终愈合的时间和愈合质量，影响到恢复期康复治疗的依从性和效果。

（二）烧伤导致的疼痛

烧伤后疼痛是指由于烧伤造成皮肤、黏膜甚至深部组织的结构与完整性受损，皮肤的神经末梢损伤、暴露或受到刺激，以及在烧伤病程中各种诊疗性操作等原因，给患者带来的各种不愉快感觉与体验。

（三）呼吸系统功能障碍

大面积烧伤常合并吸入性损伤，吸入性损伤会导致患者呼吸道黏膜的损伤，轻者表现上呼吸道如口腔黏膜、喉头的水肿，重者可引起下呼吸道黏膜的水肿、脱落。呼吸道黏膜的水肿、脱落可导致呼吸道的梗阻而影响通气，肺泡上皮损伤后可引起肺泡的塌陷，影响通气/血流比值而影响气体的交换。吸入性损伤一旦导致呼吸功能障碍，一定会影响烧伤创面的修复，包括烧伤手术时机、手术效果等，最终延长创面愈合的时间和影响创面愈合的质量。

（四）烧伤后各种并发症对康复造成的影响

烧伤后常见的急性期并发症如应激性高血糖、全身炎症反应综合征、脓毒症、ARDS、急慢性心功能不全、MODS 等，均可影响创面愈合过程的各个环节，影响深度创面的手术治疗，影响肢体的活动，最终影响创面的愈合。

（五）不正确的体位摆放造成对肢体功能的影响

不正确的体位摆放会加重瘢痕对肢体功能的影响（详细内容见体位摆放章节）。

三、康复治疗措施

（1）主动、被动活动。

（2）体位摆放，夹板使用。

（3）心理治疗。

（4）镇静、镇痛治疗。

（5）呼吸功能训练。

（6）水疗。

（7）其他物理因子治疗。

另外，在患者重症急性期存在可能危及生命的情况，生命体征不甚稳定。康复治疗应选择对患者扰动最小的手段，康复治疗过程中康复治疗师应严密观察患者生命体征（心率、血压、呼吸）的变化，治疗持续时间、活动幅度、训练强度应非常个体化，以不引起生命体征明显变化为前提。

第二节　创面修复期康复治疗

创面修复期在伤后不久即开始，其后紧邻康复期，时间跨度较大，对烧伤患者的预后至关重要。本节将重点阐述烧伤患者创面修复期的康复治疗。

烧伤创面修复期临床主要是通过手术及非手术方式促进创面修复，康复治疗的主要措施如下。

一、心理康复

有一部分患者在伤情稳定一个月或几个月之后，还可能会出现一些创伤后应激障碍症状。焦虑抑郁情绪对疾病的康复治疗无疑具有反向作用。Ⅱ度以上烧伤患者所发生的心理障碍已成为阻碍提高烧伤疗效和生存质量的关键。主要治疗措施如下。

（一）心理治疗

躯体的创伤能够在有限的时间内平复，但是如果不进行有效的心理干预，遗留下来的不良情绪却可能会伴随烧伤患者的一生，甚至转变成心理障碍。心理治疗包括个体、家庭及医院干预。

（二）药物治疗

研究发现，对患有焦虑和抑郁的烧伤患者给予抗焦虑和抗抑郁药物治疗可明显改善患者的焦虑症状和抑郁症状，稳定患者的情绪，从而提高患者的心理承受能力。常用的药物有抗焦虑药（如多塞平、阿普唑仑等）、抗抑郁药（如帕罗西汀、盐酸氟西汀等）。

二、疼痛治疗

这种疼痛通常表现为烧伤部位的感觉异常（刺痛、发冷、麻木等），严重影响患者的生活质量。一旦患者有镇痛需求，或疼痛评分在 3 分以上时，均应积极实施有效的疼痛控制方案，以减轻、控制患者的疼痛。在管理过程中应监测疼痛控制效果，必要时增加用药剂量或联合用药，或改用、联用其他疼痛控制措施，以达到最佳的疼痛控制效果。创面修复期的烧伤疼痛治疗包括非药物治疗（如现代敷料的应用、音乐治疗、模拟视频治疗等）和药物治疗（如阿片类、非甾体消炎药等）。

三、体位疗法

根据深度烧伤愈合后瘢痕挛缩的好发部位，从早期即应注意可能出现畸形的几个部位的体位摆放，使体位保持在功能体位和对抗挛缩位，以预防瘢痕挛缩导致的畸形或功能障碍。另外，植皮术后包扎时也应注意功能部位固定。不同部位烧伤的体位要求可参照急性期患者的体位摆放要求（详细内容见体位摆放章节）。

四、功能部位深度烧伤创面的美容修复

对烧伤康复影响最大的就是深度烧伤创面，而瘢痕增生又是深度创面愈合过程中的一个环节，为阻止或减轻这种病理过程的转化，手术是最有效的手段。对部分皮源不受限制的深度烧伤，创面处理早期即前移实施以往传统方法在后期进行的整形修复手术，可获得理想的外貌与功能修复。将美容整形外科技术用于烧伤创面处理，及早封闭创面，是防止瘢痕增生、取得最佳康复效果的最重要手段。

（1）大张皮片分区移植是保证功能部位深Ⅱ度和Ⅲ度烧伤创面美容修复的基础。

（2）皮瓣或肌皮瓣是确保功能部位小面积Ⅲ度烧伤创面美容修复的良好方法。对位于功能部位的小面积Ⅲ度烧伤创面，应根据创面的具体部位与大小，选择局部皮瓣或轴型皮瓣修复。

（3）围手术期的综合治疗是实现功能部位深度烧伤美容修复的重要因素。

要实现功能部位深度烧伤创面的美容修复，必须严格遵守无菌技术、无创技术、无死腔技术和无创面技术等整形美容外科学原则，尽可能减少导致病理性瘢痕与色素沉着的因素。术后拆线应及时，拆线后应尽早实施综合性康复治疗。

五、运动疗法

运动疗法是利用力学的因素（如躯体运动、牵引、按摩、借助器械的运动等）改善患者功能的一种治疗方法。

病情稳定即可开始进行早期主动与被动锻炼。烧伤肢体活动可与换药结合，在换药前去除绷带和外层敷料后进行主动活动。对于因敷料包扎不能进行主动和被动活动的患者，可1日数次做静力性肌肉收缩运动，裸露肌腱和关节部位应制动，植皮手术1周内暂停活动，1周后恢复。

六、呼吸训练

详细内容见心肺康复相关章节。

七、减轻水肿

烧伤或者植皮的肢体通常会出现水肿，可导致关节僵硬。水肿的改善能够有助于后续康复治疗方案的实施。在早期，使用弹力带可以减少手指水肿，弹力衣、抬高肢体和淋巴回流按摩等均有助于减轻肢体水肿。

八、瘢痕管理

伤口愈合会伴随瘢痕逐渐形成，瘢痕管理是也该时期康复治疗的关键（详细内容见瘢痕管理章节）。

第三节　恢复期康复治疗

一、烧伤恢复期功能问题及原因

烧伤后由于组织器官的损害、长期制动带来的不利影响、并发症的出现、心理状态的改变等，常会带来一系列的烧伤恢复期的康复问题。如不及时处理问题或处理不得当，将会造成新的或更严重的功能障碍。

（一）烧伤打击后出现一些内脏器官功能障碍的恢复需要一个较长时间

有部分研究者通过大量病例观察到，有一些急性期出现过内脏器官损害并发症的严重烧伤患者，内脏器官功能恢复需要一个相对较长时间，比如，烧伤后的肝功能损害和慢性心功能不全等。

（二）残余创面

对于烧伤患者来说，只要有创面存在就认为自己的烧伤治疗未彻底，成为困扰患者的一大因素，即使一个很小的创面也会引起患者的担心。创面存在直接影响到烧伤患者康复治疗能否顺利开展。

（三）烧伤后心理障碍

烧伤患者后期的注意力多集中于瘢痕对个人容貌的影响及烧伤对肢体功能、生活能力和工作、社交能力的影响。由于存在不同程度的躯体和精神创伤，患者自尊心、自信心都会受到一定的损害，常会对生活丧失信心，有很强的依赖心理，无法坚持日常生活和工作。同时，因烧伤治疗较大的花费会使部分患者担心家庭的经济困难，有时会表现为焦虑和自责。

（四）深度烧伤后瘢痕影响外观

深度烧伤愈合后出现瘢痕增生，增生瘢痕组织从生长到成熟这一阶段要延续到伤后数月甚至几年，并遗留终身的印迹。瘢痕将严重影响患者外观，继而引起患者不同程度的心理问题。

（五）色素异常

无论何种原因的烧伤，只要留下色素异常均需要康复期的处理。如果色素异常程度轻或位置隐蔽，对患者心理的及美观上的影响较轻。如色素异常程度重或处在身体暴露部位将会成为困扰患者的一个问题。

（六）瘢痕挛缩引起的功能障碍

深Ⅱ度以上烧伤的创面必须通过肉芽组织或手术植皮的形式修复。肉芽组织存在丰富的成纤维细胞和细胞外基质成分，胶原纤维增生，排列紊乱，产生大量瘢痕，导致皮肤延展性下降。同时，瘢痕下的肌肉粘连会使肌肉活动力量下降，肌肉收缩及肌腱滑行受限，进一步导致肢体功能受限。此外，当全层皮肤损伤时，创伤愈合过程中的伤口收缩，进一步导致瘢痕周围皮肤张力增高，关节活动受限。

严重烧伤的患者由于创面需要植皮，植皮部位及其远、近端关节不可避免地要进行制动，而长期维持舒适体位或制动时间过长，均会出现关节内外纤维组织的挛缩或瘢痕粘连，进一步加重肢体活动障碍。制动或关节肌肉反复损伤后出现的异位骨化，也会导致关节活动受限。

儿童患者关节及关节周围烧伤瘢痕可导致骺板部分或全部提早闭合、骨生长障碍或畸形生长，造成关节活动障碍。

（七）瘢痕瘙痒

大多数瘢痕尤其增生性瘢痕会出现瘙痒，患者表现为瘢痕持续瘙痒难忍，有时夜间加重，将持续数月或更长时间，随着瘢痕的成熟变软、重塑完成，瘙痒减轻或消失。

（八）肌肉萎缩和肌力下降

深度烧伤出现周围神经损伤，导致所支配的肌肉失去神经营养作用，引起神经源性肌萎缩。长期的制动，肌肉缺少锻炼或锻炼不够时也会造成肌力的改变。烧伤后的瘢痕造成肌肉组织的粘连等因素会导致肌力的下降，这种烧伤患者的肌萎缩多为失用性肌萎缩。烧伤导致的失用性肌萎缩恢复期康复的效果好于神经源性肌萎缩。

（九）体温调节障碍

当大面积烧伤皮肤汗腺的丧失达70%以上时，将影响出汗，导致散热不良的体温调节功能障碍，在高温环境不易忍受，经过数月或更长时间，通过残存皮肤汗腺代偿及体温中枢的调节作用，患者会逐渐适应。

（十）日常生活活动和职业能力障碍

较大面积或深度烧伤可严重影响患者肢体功能，出现关节活动障碍、肌力下降，并伴有心肺功能下降和心理障碍，导致患者的日常生活活动能力和职业能力障碍。

二、烧伤恢复期康复治疗的目的

恢复期康复的目的有别于急性期，其目的如下：

（1）使身体的内环境逐步达到正常或趋于正常，或到一个新的平衡。神经与内脏的功能逐步恢复，或者部分丧失的功能得到代偿。

（2）逐渐解除心理压力，消除自卑、恢复自信，使患者的心理、情绪得到较好的调整。

（3）使肌力、耐力和协调性得到恢复或者恢复到一定水平。

（4）肢体的功能、关节活动度能恢复正常或有一定的改善。

（5）瘢痕增生的进程得到有效地阻止、促进瘢痕的成熟、胶原纤维的重构。

（6）通过有效的康复可使患者整形手术次数减少或间隔延长。

（7）恢复期职业康复与社会康复的有效介入，为成年烧伤患者重新的面对人生创造条件，有利于患者重新就业、回归社会。

总之，现代康复医学要求除了最重要的功能康复以外，还应包括恢复容貌、心理康复、体能康复、职业康复和社会康复等。只有当烧伤患者真正达到功能恢复、容貌改善，体魄健康，逐渐解除心理压力，消除自卑，恢复自信，完全融入社会，这才是最终的满意的康复。

三、烧伤恢复期康复治疗的原则

烧伤恢复期的康复是早期康复的延伸，到恢复期才进行康复往往失去最佳康复时机。烧伤恢复期的康复是一个系统的工程，除康复机构参与外、个体、家庭、社会、单位、政府的作用都不能忽视。烧伤恢复期的康复的手段是多元的，康复效果是渐进的，烧伤恢复期的时程较长，有时几个月、甚至数年，部分患者将留下终身的瘢痕或残疾。

（一）恢复期时间

恢复期时间较长，康复治疗的方法也要随瘢痕演变情况、肢体功能情况做适当的调整。

（二）恢复期康复治疗

综合治疗优于单一的康复手段。

（三）注意烧伤患者的心理康复

烧伤是一种强烈的应激性刺激原，患者易产生自卑、情绪低落等变化，严重者甚至有自杀倾向，烧伤患者并发心理疾病已成为阻碍提高烧伤治疗质量和患者生存质量的关键。治疗包括支持性心理治疗、认知治疗、行为治疗、家庭治疗、催眠治疗等。

（四）被动锻炼和主动锻炼相结合，强调患者的主动参与

在功能锻炼过程及瘢痕成熟过程中，常伴有不同程度的疼痛，导致患者主动功能锻炼时强度和幅度常不能达到预期目的，故锻炼时须辅助以被动锻炼，但必须使患者接

受，主动参与康复进程对康复治疗效果将起决定性作用。

（五）处理好残余创面与治疗的关系问题

深度烧伤后常残留一些创面迁延不愈，历时数月，影响患者功能锻炼，有时甚至错过了锻炼的最好时机造成严重的瘢痕挛缩畸形。因而，恢复期的康复治疗，要贯彻功能优先的原则，不因小的残余创面终止功能锻炼，必要时行手术治疗使残余创面愈合，同时结合使用不粘敷料及止痛药物提高创面存在情况下患者坚持康复治疗的依从性。

（六）利用循证医学的方法检验康复治疗效果

应用循证医学的方法进行效果论证，要客观评估康复效果是治疗的效果还是疾病转归的自然结果。

（七）手术时机选择的合理性

综合性非手术治疗能在一定程度上预防或减轻瘢痕增生，降低挛缩所致的畸形率，却不能取代手术疗法，后期需要整形手术，手术时机和手术方式需要根据烧伤的病情阶段，功能的改善情况综合考虑。如经过综合康复治疗措施治疗1~2月功能无明显改善，应考虑手术介入的可能。

（八）个人努力、家庭支持、社会团体政府的帮扶相结合

治疗过程中家属及社会多方面予以患者支持，使患者树立乐观的心态和战胜疾病的信心，能提高患者康复效果。社会团体政府的经济帮助有利于减轻患者家庭经济压力，使康复治疗得以进行。

（九）重视职业康复和社会康复的作用

有效的职业和社会康复能提高患者工作的技能，有利于患者回归家庭和工作岗位，提高自身生存质量，成年烧伤患者经过综合康复治疗的重视成为一名有益于社会的劳动者，这是烧伤康复治疗的最终目标。

四、烧伤恢复期的康复治疗措施

烧伤恢复期住院患者应用康复治疗措施和急性期及创面修复期基本上一致的，也是应用心理、生物、物理及职业社会康复等手段进行康复治疗。此期间重点主要是抗瘢痕及功能恢复，让患者尽早回归家庭和工作岗位。

病情较轻的烧伤患者在门诊或住院治愈后，没有出现后遗问题，不需要康复可直接回到家庭或社会。对于有康复需要，离医院较近的患者可以选择在门诊进行康复。患者在门诊康复要向患者和家属交代康复的必要性与长期性及注意事项。康复门诊也可以建立在社区方便患者治疗。门诊康复是住院康复的延伸，能巩固住院康复治疗的效果。

（易先锋　夏斯曼　魏爱周　刘欣健）

第十二章　烧伤康复重点问题管理方案

第一节　水肿管理

烧伤后皮肤组织在内的多种组织被破坏，释放大量炎性介质，导致烧伤局部及全身组织水肿。水肿也就是肿胀，被定义为细胞、组织或体腔内液体的异常积聚。通常烧伤后的水肿是组织间隙液体增多。水肿在烧伤后 8~12 h 内发生，约 36 h 达到高峰。

组织水肿导致微血管及微循环不同程度障碍，使创面得不到充足氧气和血液供应，影响伤口的愈合，此外长期肿胀会导致关节活动受限，影响软组织活动、瘢痕形成，且出现功能障碍，延迟患者康复进程。水肿的管理应从入院时开始，如果不能在 48~72 h 内减轻水肿，则会导致畸形，烧伤康复团队在烧伤后应早期介入，预防水肿，有效管理水肿。

一、水肿形成机制

（一）烧伤后微循环

毛细血管和组织间隙流体力学等物理因素的改变可能导致水肿形成。血浆和组织间压力发生变化，烧伤后毛细血管通透性增高，导致大量维持血浆胶体渗透压的物质渗透到组织间隙，导致血浆胶体渗透压值下降。同时随着烧伤面积增大，血浆蛋白流失过多，也使血浆胶体渗透压值下降，当组织胶体渗透压逐渐接近血浆胶体渗透压时，维持液体流向作用消失，导致非烧伤部位也会出现水肿，水肿在烧伤组织内或其周围最为明显；然而水肿的形成也可以在未烧伤的组织中发现，包括未烧伤的软组织、肌肉、肠和肺。一些报告指出，在大面积烧伤的细胞外水肿中，多达 50% 是在未烧伤的组织中发现的。

（二）烧伤后组织顺应性的改变

烧伤后组织顺应性的改变也是水肿发生的原因之一，胶原、透明质酸和其他蛋白多糖等亲水性大分子物质导致组织顺应性改变，亲水作用加剧，促进水肿形成。

（三）生物化学因素

生物化学因素也可能会导致水肿形成。烧伤后大量的氧自由基形成，毛细血管通透性增加，促使水肿形成；此外组胺浓度增加，烧伤后其他炎症介质的释放和全身炎症反应能促进缓激肽释放入血液，扩张血管导致水肿形成；其他的介质如炎性细胞因子、补体成分等也可能导致烧伤后水肿。

二、水肿形成与吸收平衡机制

水肿形成和吸收的速率不但取决于局部毛细血管和间质，也取决于血管空间的一般状态。Carvajal 等人报道，10%的Ⅱ度烧伤，烧伤水肿形成的峰值发生在大约伤后3 h后，而40%的烧伤，水肿峰值在 12 h 伤后才出现。烧伤越严重，水肿通常越轻。原因是在严重烧伤后发生血管内容量耗竭，烧伤组织的血容量和血流量减少，从而导致水肿减轻。

Ⅱ度烧伤的早期，组织液回收速率迅速增高，形成水肿；中期水肿形成和水肿吸收的速率基本保持动态平衡；末期水肿吸收大于水肿形成。淋巴系统是唯一一个能够清除间质内多余水分和废弃物的组织液回流系统，深Ⅱ度和Ⅲ度烧伤会造成浅淋巴系统和深淋巴系统受损。Ⅱ度烧伤浅表血管灌注情况较好，Ⅲ度烧伤的患者淋巴系统受到破坏，水肿形成和吸收的平衡机制受到破坏，导致水肿形成和吸收的时间较Ⅱ度烧伤滞后。

三、评估水肿的方法

由于烧伤后水肿的生理病理机制仍待考究，导致水肿程度的定量评估较为困难。定量评估对于研究水肿形成和吸收，以及评估治疗方案是否有效有着重要意义。以下介绍几种水肿评估方法。

（一）淋巴液流量测量

淋巴液流速和淋巴液蛋白含量是监测微血管滤过率和蛋白渗透性的常用指标。因为淋巴通道非常接近毛细血管，所以淋巴液流速可以通过毛细血管的流动或运输的程度来进行监测。许多研究者使用各种淋巴制剂来研究烧伤水肿。淋巴液中大分子微粒，即蛋白质或各种分子量大小的右旋糖酐的浓度，也被用来测定微循环的渗透率。淋巴液来源于组织液，烧伤后释放多种血管活性物质，在局部淋巴中浓度较高，这也可以作为未来研究烧伤后水肿病因的方向。淋巴液流量测量是目前较为准确的监测Ⅱ度烧伤或未烧伤组织的有效方法。随着烧伤加深，毛细血管或微血管闭塞，烧伤组织的灌注减少，较少的液体进入间质和局部淋巴管。此外，还会发生淋巴损伤，降低淋巴网络的效率。在深度烧伤中测量的淋巴液流速可能低估了实际的损伤程度和深度烧伤中实际形成的水肿。

（二）组织活检

皮肤和软组织活检，即通过湿重和干重来测量水肿，是定量烧伤水肿的常用技术手段。由于可能会出现抽样误差，因此必须非常谨慎地使用这种技术。在深度烧伤的动物研究中，将浅表肌肉，也就是皮肤下面的肌层，纳入活检样本非常重要，因为大部分水肿是在这一层和真皮之间。但这项技术属于侵入性技术，在临床研究中应用较少。

（三）放射性同位素

渗透性变化可以通过使用放射性大分子，例如^{125}I 白蛋白来进行量化。组织间隙的渗透性反映了毛细血管的渗透性。

（四）光子扫描

Demling 等人报道了一种非侵入性技术，双色吸收测定法，用于定量肢体烧伤水肿。该技术通过光子透射测量来确定组织成分的质量，已成为一种公认的骨骼矿物质含量测定方法，用于评估骨骼状态。辐射光束的衰减取决于入射光子的能量和入射光子的衰减特性。光子扫描测量水肿的原理是利用不同的组织成分（即骨矿物质、脂质、蛋白质和水）衰减特性的差异。这种方法无创，临床研究应用较为广泛。由于该技术只能确定相对变化量，不能确定绝对含水量，因此需要一条基准线进行比较，但多数烧伤患者由于已经存在水肿，基线不能准确确定。光子扫描较常用于研究水肿随时间变化的情况。

（五）体积扫描法

体积扫描法是一种用于测量身体体积或身体部位（如肢体）变化的技术。一些研究者使用体积扫描法来测量肢体烧伤水肿。虽然这种方法对测量总容积的变化很敏感，但不能将血容量的变化与组织水肿区分开来。

（六）补液量

一些临床研究使用复苏期间的总液体需要量和体重增加来衡量水肿。这个方法不是很准确。然而，目前还没有一种实用可靠的方法可以用于患者。

四、减少水肿策略

（一）加压

加压即在水肿的软组织处施加 35 ± 5 mmHg 的压力，压力衣作为一个外部的压力，可以弥补水肿组织缺少弹性，提高循环效率，促进静脉血和淋巴液流动，减少水肿。

（二）抬高

抬高是指利用重力，进行远端肢体水肿引流，但抬高不是减轻水肿的有效手段，只能作为替代手法联合其他疗法共同使用。在急性期，水肿可能会导致组织氧扩散减少，对已经受损的细胞造成进一步的缺血性损伤，增加感染的风险。减轻水肿的方法是将四肢抬高到高于心脏的高度。使用夹板等一些器具来抬高手臂和手，也可以采用将一些泡沫条、辅料产品、模具等放置于手指之间来减少手指间液体聚集，预防水肿的形成。

（三）按摩

按摩一般是指从远端到近端的逆行动作，采用中等强度。但有研究表明该项技术因为可能对一些脆弱的淋巴系统来说过于激进而受到质疑。

（四）运动

运动能够使肌腱滑动和肌肉收缩，可以起到类似于泵的作用，有助于减少外周水肿。主动运动和其他一些措施联合使用可以使减轻水肿的效果最大化。当然这也视情况而定，在某些情况下，比如手术之后，愈合的某些阶段需要制动，这会不利于水肿的控制。在植皮术后，视植皮术的类型，植皮伤口愈合的情况，以及根据外科医生的建议，要暂时停止运动，一般网状植皮术后 3 d，皮片植皮 5 d 后，可以开始进行运动。如果患者具备一定能力，尽量鼓励患者进行主动运动或主动助力运动。

（五）肌内效贴

Dr. Kenzo Kase 发明的软组织扎贴技术，能够改善循环，减轻水肿。这种弹性贴布作用于皮肤后能够增大组织间隙，促进淋巴液引流。传统的加压治疗是将液体从远端推向近端的静脉和淋巴系统，而肌内效贴的特殊之处在于该贴布具有类似于皮肤的弹性和纹理，使皮肤产生一种拉力，作用于软组织和筋膜，使得组织间隙增大。当它作用于肿胀部位时与水肿手套等其他装备相比，皮肤表面受控面积小，在进行功能性活动时皮肤感觉反馈灵敏。肌内效贴是一种弹性的贴布，可以拉伸自身长度 55%~60%，活动不受限制。目前用肌内效贴治疗水肿越来越受欢迎，并已广泛应用于国家卫生服务体系的临床实践，然而仍缺乏有效的研究证据证明它对治疗水肿有效。一些具有弹性的绷带也可以用来减少水肿，在患者坐立或行走时，可以使用弹性绷带缠绕四肢，以防止由于水肿和静脉瘀滞导致移植体脱落。

（六）冷疗

热损伤后冷水浸泡可显著减轻疼痛，尤其是浅表烧伤后剧烈疼痛，该方法是热损伤后标准的急救措施。据报道，冷疗还能减轻烧伤水肿，促进愈合。通常使用的温度是 15 ℃，大约浸泡 30 min。目前冷疗的机制还不明确，如果在烧伤后立即应用，可以中和正在进行的热损伤，并降低烧伤后升高的组织温度。寒冷还会通过反应性血管收缩减少外周血流量，从而减轻浅烧伤初期的水肿，但也可能会造成深度烧伤及缺血组织的进一步损害。对于冷疗治疗水肿，仍缺乏科学有效的数据来证实其有效性。

（七）肝素

肝素治疗创面愈合疗效较好。在 1959 年，有人使用淋巴模型提出用肝素可以减轻水肿。据报道，肝素还可以通过维持损伤组织中的淋巴管和毛细血管的通畅来增加多余液体的再吸收率，减少部分损伤向全层损伤的转化。有观点认为，肝素的抗炎和抗凝共同作用于消肿，维持烧伤后淋巴通畅，加快间质液体和蛋白的吸收。但也有人提出相反的看法即肝素不能减轻水肿。目前该方法治疗水肿仍待考究。

（八）高压氧

高压氧被一些研究者推荐用于减轻烧伤后水肿。其原理是烧伤区域的动脉扩张增加了毛细血管的血流量和血管压力，导致严重的水肿，而高压氧可使烧伤组织动脉血管收缩，从而减轻水肿，促使组织氧含量改善，减少Ⅱ度至Ⅲ度烧伤的危害。然而，没有任何研究证实这些说法。

早期介入预防水肿及治疗水肿能使得患者功能最大化，减少功能障碍。目前没有有效的治疗水肿的药物，建议多种治疗方法联合使用。

第二节　瘢痕管理

据文献报道，烧伤后病理性瘢痕的发生率较高，在 32%~72%。瘢痕会产生情感冲突与心理社会问题，但除了这些审美和情感问题外，瘢痕还会造成严重的功能活动受限。瘢痕管理是整个康复过程中最具挑战性也是最重要的部分，其首要目标是预防或减少瘢痕的瘙痒、厚度、红斑和提高柔韧性，最终目标是改善瘢痕的整体外观和提高烧伤患者生活质量。瘢痕管理分为手术和非手术治疗手段，手术治疗主要包括切除术、皮肤移植术、扩张术和磨削术等，非手术治疗因其简单、无创等优点，近年来发展迅速，广泛应用于临床。本章主要论述目前非手术治疗的瘢痕管理方法。

一、皮肤管理——防晒

烧伤后由于功能受损需要特殊的皮肤管理。"水合作用"可以预防皮肤干燥。一些不刺激皮肤的润肤油（霜）可以一天使用多次。此外，医护工作者应明确告知患者，烧伤后的第一年伤口不能被太阳光直射，因为晒伤的危险性很高，并且瘢痕经过阳光的照射会出现色素沉淀现象。这种颜色变化持续时间较长，使瘢痕更加严重。强烈建议使用防晒系数至少为 30 的防晒乳，以及使用防晒衣物。

二、压力治疗

在 1894 年，Rayer 等人首次提出压力疗法用于瘢痕治疗。该疗法是用弹性织物对瘢痕部位或术后部位持续压迫从而达到预防和治疗瘢痕的方法。压力疗法使瘢痕更加美观，同时减少对功能的影响及手术瘢痕修正的需要。目前压力治疗瘢痕的确切的作用机制尚不清楚，但有明确的证据表明，持续的压力降低了瘢痕内的血流量，从而降低了瘢痕活性。当瘢痕的代谢减少，局部缺血缺氧则会造成纤维细胞增殖和活性降低，从而减少胶原合成和瘢痕过度增生。研究表明，85% 的增生性瘢痕患者采用压力治疗后，取得较好的疗效和较高的患者满意度，压力疗法对于烧伤后瘢痕增生活跃期疗效好。

压力治疗要遵循"一早，二紧，三持久"原则。伤口愈合时间在 14~21 d 之间发生增生性瘢痕的机会较低，但如果伤口愈合时间超过 21 d，则有较高概率形成增生性瘢痕（儿童瘢痕成熟的时间通常大于 2 年）。因此需要尽早使用特殊材料定制的压力治疗衣，进行压力治疗，且治疗的周期需要持续若干个月，治疗时间为 24 h/d，但因其治疗周期较长，患者及其家庭负担较重而导致该治疗的依从性较差。10 mmHg 的压力足以减少瘢痕，而超过 40 mmHg 的压力可能对皮肤产生副作用，并可能导致神经刺激和疼痛。如果压力是由压力衣产生则需要将压力控制在 24~28 mmHg 为宜，这与毛细血管压力 25 mmHg 大致相同。终止加压的标准为瘢痕变软、颜色变白。压力治疗可能会导致皮肤破裂、影响骨的生长等不良反应。

三、硅酮凝胶

硅酮凝胶减少增生性瘢痕作用显著，其作用机制尚不明确，可能是预防创面干燥，多数学者认同"水合作用"假说，认为使用硅酮凝胶后，增加角质层水含量，抑制与成纤维细胞相关的胶原蛋白和糖氨基聚糖的生成。硅酮凝胶使用时间应为 24 h/d，通常在拆除缝合线后，每天使用两次。硅酮凝胶可以减少瘢痕面积和红疹，不仅可以预防瘢痕，而且能够改善已经存在的增生性瘢痕。这种瘢痕治疗的优点是适用年龄、部位广泛，操作简便，见效快。

四、瘢痕按摩

按摩是一种能够缓解瘢痕紧张、改善关节活动的治疗手段。按摩通过影响基质重塑和成纤维细胞凋亡来发挥作用，但其确切的作用机制仍待确定。按摩使得瘢痕变得更软，更有弹性，更柔韧。在急性期，只需要应用局部压力作用于瘢痕。如果皮肤不能忍受摩擦力的话，可以使用一些按摩霜或者润肤油进行手法操作；所使用的按摩霜或者润肤油应无刺激性，不含任何的致敏剂。同时，在进行手法操作时要避免损伤表皮。建议每天做两次按摩，治疗周期目前尚无定论。如果患者发现表皮破裂、感染、出血、伤口裂开、移植失败、难以忍受的不适或对润肤剂过敏，应立即停止瘢痕按摩。

也可以使用具有加热功能的电动按摩器，因为热能可以松解组织，增加弹性，在此基础上，蜡疗、水疗法和超声波治疗也用于瘢痕管理并取得较好疗效。按摩可以加速术后缝线吸收，减少肿胀、硬结，相对于其他治疗手段费用低，方便易操作，可以由专业治疗师执行也可以由家庭成员执行。不良反应是皮肤接触的摩擦可能会引起刺激性或接触性皮炎。

五、药物治疗

治疗瘢痕增生的药物种类较多，这些药物通过直接或者间接作用影响成纤维细胞的 DNA 合成、抑制成纤维细胞增殖，促进成纤维细胞凋亡等来减少瘢痕形成。给药途径主要为局部瘢痕内注射或者外涂。

（一）类固醇药物

应用类固醇可使胶原蛋白合成降低 60%，此外，类固醇可以显著减少糖胺聚糖和透明质酸的合成，这会导致细胞外基质的减少，从而减少瘢痕形成。可的松治疗在非手术治疗中有比较大的应用价值，其主要用于治疗增生性瘢痕和瘢痕疙瘩。体内注射通常每 4~6 周进行一次。它可以单独使用，也可以作为其他治疗方式的辅助手段。它常与压力治疗和（或）术后放射疗法结合使用。最常见的副作用是注射部位周围萎缩和色素减少，研究表明与其他疗法联合使用可以降低其不良反应的发生率。

（二）抗肿瘤药物

运用抗肿瘤药物是一种新型的局部瘢痕管理方法，主要使用的是抗肿瘤药物如博来霉素与 5-氟尿嘧啶（5-FU）。其主要作用机制为干扰瘢痕组织内血管内皮细胞和成纤维细胞等的核酸合成及其基因转录和翻译，阻止细胞分裂增殖。注射 5-FU 可能会出现疼痛、溃疡、色素沉着等副作用。

（三）钙离子通道阻滞剂

维拉帕米是一种常用的钙离子通道阻滞剂，其体内注射是一种治疗增生性瘢痕和瘢痕疙瘩的新方法。其主要作用机制是调节细胞内钙浓度，影响细胞周期中 mRNA 的合成，从而抑制成纤维细胞合成。

（四）维生素类

维生素可以改善皮肤状态，其抗氧化特性可以防止皮肤免受紫外线的损害。维生素 E 是一种脂溶性皮肤抗氧剂，减少氧自由基，改变胶原蛋白和葡萄糖胺聚糖的生成。外用维生素 A 已被用作一种表面活性剂。多篇系统性综述表明，虽然维生素已经广泛应用于临床，但其有效性仍缺乏循证医学证据。

六、物理因子治疗

(一) 激光

激光的选择性光热裂解和部分消融特性作用于增生性瘢痕组织，为减少瘢痕和缓解挛缩提供了一种新的治疗手段。一般是在烧伤后的 6~12 个月开始激光治疗。虽然激光治疗瘢痕的确切生物学机制仍在研究中，但其临床疗效已在多项临床研究中得到证实。临床常用激光为染料激光，但对于其治疗周期仍存在争议，多数学者认为治疗 6 次以上可以达到较好治疗效果，二氧化碳（CO_2）激光和 Nd：YAG 激光治疗增生性瘢痕、瘢痕疙瘩和轻度至中度痤疮瘢痕疗效较好。但 Nd：YAG 激光相较于染料激光，其去色素效果较差。总体来说，激光的并发症较少。

(二) 放射治疗

放射治疗（放疗）主要通过抑制成纤维细胞分裂和胶原蛋白合成来减少瘢痕形成。研究表明：单一的放疗治疗效果低于综合治疗，且放疗后治疗瘢痕疙瘩的复发率较高，但术后再使用放疗则能有效降低复发率。目前对于放射治疗应用于瘢痕治疗管控较严，因为它潜在的副作用和风险较大，可能会出现放射性皮炎、溃疡和组织萎缩。许多文献报道放疗可以用于瘢痕治疗，对于瘢痕疙瘩切除后的治疗效果更佳。放疗的不良反应为皮肤发红、脱发，皮肤血管扩张等。

七、组织扩增

萎缩和凹陷的瘢痕在填充后可能会得到改善。市面上有各种各样的填充物，胶原蛋白和成纤维细胞胶原蛋白是比较受欢迎的。活细胞移植被认为是一种长期的组织扩增解决方案。脂质转移已成为瘢痕治疗的热点，因为脂肪细胞转移似乎不仅可以改善组织体积和轮廓，还可以改善皮肤质量。

目前瘢痕形成机制尚未完全明确，治疗手段众多，除上述治疗手段外还有一些新兴疗法如基因治疗、干细胞治疗等，仍需进一步科学研究证实其治疗的有效性和安全性。目前单一治疗手段对于复杂的病理性瘢痕治疗效果仍不能令人满意，通常需要多种治疗方案联合使用。随着研究进一步的深入，瘢痕机制的明确，医学技术的改进和发展，未来将会有更多新策略用于瘢痕管理，满足患者需要。

第三节　心理问题

烧伤后的心理问题有烧伤后的急性应激障碍和创伤后应激障碍。

随着烧伤医学的进步，烧伤救治成功率越来越高，使得烧伤康复的关注点逐渐转移到患者心理康复。身心的康复才是全面的康复。烧伤给患者带来永久性伤害或功能丧失，使他们产生如自卑、焦虑、抑郁、愤怒、家庭关系欠佳，经济压力大、社会适应性低等情绪反应和社会心理适应问题。这些消极的心理反应可以从短期变为长期，从轻微变为严重。对于患者而言，不但烧伤本身会影响身体功能恢复，烧伤所带来的心理问题也同样会影响患者功能恢复并成为患者全面康复过程中的绊脚石。

一、急性应激障碍和创伤后应激障碍的定义和症状

急性应激障碍（acute stress disorder，ASD）和创伤后应激障碍（posttraumatic stress disorder，PTSD）是烧伤后常见的消极心理反应类型。ASD 是一种急性情绪反应，在遭受创伤后的 2~30 d 内出现。患者必然会出现害怕、无助或恐惧反应，可能会出现焦虑、注意障碍、情绪麻木、易怒、躁动和睡眠障碍等反应。上述反应可能与人格解体、现实感丧失、缺乏快感、短暂性失忆等分离症状相关。这些反应最少持续 2 d，并造成社交、工作等其他功能障碍。这些反应可能因事因人的不同而不同（如年龄、以前遭受过创伤）。如果这些反应在创伤后 30 d 仍然存在并将持续下去，则诊断为 PTSD，而不是 ASD。PTSD 分为两个阶段，在症状刚出现时为"急性期"，症状持续大于 3 个月则为"慢性期"。ASD 与 PTSD 的区别，一是反应持续的时间，二是 PTSD 不包含上述一系列的分离症状。

二、急性应激障碍和创伤后应激障碍在烧伤患者中的发病率

尽管医务工作者已经对烧伤带来的疼痛和焦虑进行了严格的管理治疗，但 ASD 和 PTSD 的发病率仍然居高不下。成人烧伤后 ASD 的发生率从 10%~23% 不等。烧伤儿童中 ASD 的发病率则为 8%~31%。成人烧伤后 PTSD 的发病率随着时间变化呈现较大差异性。烧伤 4~6 个月 PTSD 的发病率为 24%~40 %，烧伤后 12 个月为 15%~45 %，2 年后则为 25 %，此外，36%的患者在烧伤后 8 年仍然饱受 PTSD 的困扰。虽然文献证实，创伤性事件暴露程度越高，就越有可能出现急性应激症状，但是哪些特定的因素或事件是烧伤后 PTSD 发生的危险因素尚无共识。在统计学上也并未发现，创伤的严重性与 PTSD 的发生率成正相关，即总的烧伤面积并不是成年患者患 PTSD 的危险因素。与成年患者不同的是，烧伤面积已被证实是学龄前和学龄儿童急性和晚期创伤后应激发作的危险因素。

三、烧伤患者出现心理问题的影响因素

烧伤与其他疾病不同的是，烧伤患者虽然可以从疾病的急性期中慢慢恢复，但是肉眼可见的瘢痕是不会消失的，这导致烧伤患者较高的心理疾病发病率。烧伤后心理问题的出现是人—社会—环境等多种因素相互作用产生的。烧伤患者出现心理问题的常见影响因素为：

（一）生理改变及功能受限

生理功能的改变和活动受限是导致烧伤患者出现心理问题的重要因素。烧伤创面的瘢痕愈合使患者丧失了正常皮肤的保护屏障，皮肤调节功能受损，出现皮肤感觉障碍、烧伤部位敏感，色素沉着等症状；烧伤后带来的瘙痒和疼痛可加剧患者焦虑、抑郁、睡眠障碍和创伤后应激症状；烧伤后肉芽组织、瘢痕的增生可能会造成肌力下降，关节活动范围受限等功能障碍。此外，烧伤可伴随其他并发症，如骨关节改变、骨赘形成、异位骨化、神经病变等。

（二）烧伤部位

烧伤的位置与烧伤后患者各方面功能活动及社会适应密切相关。总体表面积超过 30% 的烧伤几乎都会累及患者的手和面部，并留下瘢痕。研究表明头部或颈部烧伤是成人发生 ASD 的危险因素，但目前还没有关于儿童和青少年的数据。关节部位的烧伤如掌指关节、腕关节等的部位会严重影响患者日常生活活动，导致丧失劳动能力，生活质量下降；一些特殊部位烧伤如会阴部烧伤造成的性功能障碍，烧伤截肢、面部毁容等均会导致患者出现心理问题。

（三）年龄及性别

烧伤可发生在任何年龄段的人群，从婴幼儿到老年人，烧伤后心理康复也因患者自身恢复力和受伤年龄而异。理论上，患者年龄越小，其遭受烧伤毁损后的心理社会影响时间越长。但相较于成人来说烧伤患儿能够获得家庭支持且伤前较少存在心理问题、没有精神疾病史等使得烧伤患儿更容易适应烧伤后的生活，但随着年龄的增长，烧伤带来的痛苦和漫长的治疗都会影响其人格、认知、情感发育、社交等，并长期影响其生理和心理健康。文献证实女性烧伤患者较男性烧伤患者更易出现心理问题。

（四）患者烧伤前特定的个性和人格特征

患者在烧伤前就已存在精神疾病、神经质的人格特质、情感障碍或者正在接受精神治疗，则再发生创伤后应激障碍的概率较高。研究表明，高焦虑倾向的神经质人格和具有攻击敌对心理的患者，在烧伤后的 6 个月内更易出现抑郁症状，而外倾型的烧伤患者则较少发生 PTSD 或抑郁。临床实验证实，伤前患精神性疾病或抑郁的患者住院和创面愈合时间更长，需更多次的手术治疗和康复训练。

（五）支持

支持主要来自家庭、朋友、医生、护士、治疗师和其他人。家庭、朋友、医生等人的支持和积极鼓励是患者进行烧伤康复、回归家庭、回归社会的强大动力。烧伤患者在康复阶段，不但需要心理支持，还需要社会经济支持，良好的经济社会条件则是患者全面康复的保障。良好的社会支持包括家庭或单位能够提供充足的医疗费及生活费，这些都是烧伤患者心理康复的重要促进因素。国外研究发现，拥有保险且报销比例高的患者可以获得更好的康复治疗效果。目前我国烧伤康复患者的费用支付来源主要有工伤保险、医疗保险和自费，未来需要畅通救助渠道，保障烧伤患者全面康复。

（六）烧伤康复的介入

烧伤康复需要医生、护士、治疗师共同参与，形成多学科交叉的团队治疗模式。心理治疗师、护士早期的宣教、早期心理干预能有效预防患者出现心理问题。烧伤后治疗师早期进行功能康复，良好的功能状态可以降低患者出现心理问题的概率，同时促使患者积极主动参与功能康复训练并促进功能恢复，两者相辅相成。但是目前我国康复人才稀缺，烧伤康复及心理康复专业人才更是少之又少，在我国多数烧伤中心尚未形成医生、护士、治疗师团队协作模式，缺少多学科的交流，无心理学背景的专家，导致烧伤患者不能及时有效地进行烧伤康复和心理康复，影响烧伤患者预后。

四、急性应激障碍和创伤后应激障碍评估工具

ASD 和 PTSD 的诊断标准略有不同，因此评估 ASD 和 PTSD 的工具虽有不同，但两

种工具之间有很大的重叠。Gibson 提出了两种评估 ASD 的有效方法。包括急性应激障碍访谈（acute stress disorder interview，ASDI）和急性应激障碍量表（acute stress disorder scale，ASDS）。ASDI 是一种临床访谈工具，该量表效度、信度已被证实，ASDS 是一种自我报告量表，与症状高度相关。

PTSD 也可以用类似的方法来测量，包括 PTSD 自测表（self-report PTSD checklist PCL-C）、儿童和青少年诊断性访谈（diagnostic interview for children and adolescents，DICA）、PTSD 诊断量表（CAPS-DX）、PTSD 诊断量表-平民版（PCL-C）等。

烧伤儿童则需要使用专用于儿童的评价量表。急性应激障碍症状检查表（acute stress disorder symptom checklist）是一种基于 DSM-IV 的 12 项评估工具，最初用于儿童烧伤重症监护病房，后也逐渐用于加速创伤后应激障碍的评估，此量表仅供住院使用。儿童应激反应检查表烧伤板块（child stress reaction checklist，CSRS），是一种有 36 项的观察者报告工具，用于测量儿童的急性压力和创伤后症状。

五、心理疾病常见的并发症

心理疾病常见的并发症包括焦虑、抑郁、睡眠障碍等。焦虑是各年龄段烧伤患者最常见的心理反应，尤其是儿童烧伤患者。抑郁在儿童烧伤后也很常见。一项研究表明，23% 的参与者符合 PTSD 的诊断标准，其中 55% 符合重度抑郁症的诊断标准。更令人担忧的是这些患者出现自杀意念、自我排斥、攻击性、易怒和退缩等症状。此外，儿童烧伤患者还会伴随愤怒、悲伤和内疚等心理反应。烧伤后还并发睡眠障碍，在儿童中还会存在注意力障碍、记忆障碍、学习障碍等。

六、治疗

如果不及时治疗，创伤后症状持续时间较长，影响功能和身心健康，降低生活质量。ASD 或 PTSD 患者的主要治疗目标包括减少 ASD 或 PTSD 症状的严重程度，预防或治疗创伤相关并发症，提高适应功能，恢复心理上的安全感和信任。

（一）早期干预

烧伤后的急性期，预防是干预的重点。这需要烧伤康复团队及患者家属的共同参与。烧伤早期，烧伤康复团队及患者家属应积极鼓励患者，同时烧伤康复团队加强对患者及其家属的教育，普及相关知识，增强患者及其家属对烧伤及烧伤康复的认识，能正确对待并适应疾病的发生，满足患者对烧伤康复的需求，并获得患者和家属的支持，使其积极主动地参与烧伤康复。

早期干预的另一个方面包括增加的疼痛评估次数和更积极地管理患者的疼痛。疼痛是烧伤康复期患者最常见的症状，给患者的心理及精神带来巨大压力，做好疼痛管理能有效缓解患者心理压力。

根据烧伤患者的年龄、认知、交流、文化水平等不同，选用不同的疼痛评估方法，目前主要包含三种评估方式：自我评估法、生理生化评估法、行为观察法。自我评估法临床多采用视觉模拟评分法（visual analogue scale，VAS）。VAS 为主观评估量表，简单易行，不适用于有视觉障碍、认知障碍等患者。神经肌肉电活动、抑制疼痛作用的内源性阿片类神经肽、白介素、5-羟色胺、肿瘤坏死因子等物质可以作为生理生化指标来间接评估患者疼痛，这些指标较为客观，但这些生物标记物的量受炎症反应等影响，不能准确反映疼痛程度。行为观察法多用于儿童疼痛评估，通过儿童表情、行为、语言、肌肉紧张程度等综合评估疼痛。研究表明，执行一套严格的疼痛方案，能使烧伤患儿ASD发生率降低25%，同时也发现吗啡、苯二氮䓬等镇痛药物的使用能够显著降低PTSD的发生率。烧伤早期应做好疼痛评估，根据评估结果制定相应镇痛措施及早期心理干预，有助于预防和降低ASD和PTSD的发生。

（二）干预手段

1. 认知行为疗法（cognitive behavior therapy，CBT）　目前，临床应用的心理干预疗法众多，包括精神分析疗法、森田疗法、行为认知疗法、催眠疗法、音乐疗法、人本主义疗法等。一篇Meta分析得出心理治疗能有效改善PTSD患者症状。认知行为疗法尤其是暴露疗法目前是治疗心理问题最有效的干预手段。CBT过程中，患者逐渐暴露在恐惧刺激下。暴露可以通过实体的事情再现，也可以通过想象来实现。在想象过程中，描述创伤性记忆（如讲故事、写作等），直到这些记忆变得不那么痛苦。这部分的治疗是基于习惯化的理论基础。在暴露过程中，患者要学会运用焦虑管理技术。这些技能可以帮助他们在生理和心理上应对暴露过程中的反应。这些焦虑管理技巧是需要在暴露疗法之前学习的，反复练习直到它们成为自动反应，并在整个暴露疗法过程中得到强化。焦虑管理技巧包括：呼吸训练、放松、自信训练、积极思考和自言自语，以及停止思考。认知行为疗法也可以通过认知重组来治疗扭曲的思想。

CBT已经被证实可以减少儿童、青少年和成人创伤后症状。在一项研究中，那些被诊断患有PTSD和情绪障碍、精神分裂症或精神分裂性精神障碍（schizoafect）的个体，在接受CBT治疗而非常规治疗后3个月和6个月的随访评估结果显示症状有显著改善，这也与其他临床实验结果相吻合。但是目前没有证据表明早期干预CBT比后期干预更有效，未来需要进一步研究。

2. 药物治疗　急性烧伤患者最初可能无法完全接受心理治疗。文献表明：急性烧伤患者往往过于关注身体受损，而无法进行心理咨询，无法集中精力进行干预，无法在言语上处理情感，或过于心烦意乱或焦虑不安，无法表达情感。此时精神药物治疗可能是改善症状唯一的选择。

越南战争后，PTSD被认为是战争的主要后遗症，成千上万的士兵需要治疗，也促使一些新的抗抑郁药的出现。这些药物可以有效改善PTSD症状。在一些研究中，三环类抗抑郁药，如咪嗪和单胺氧化酶抑制剂的有效率能达到67%～100%。20世纪90年代，选择性5-羟色胺再摄取抑制剂（selective serotonin reuptake inhibitor，SSRI）氟西汀作为一种治疗药物被引入用于治疗PTSD，疗效显著。此外，一些其他选择性5-羟色胺再摄取抑制剂，如舍曲林、西酞普兰也被发现可显著减轻ASD症状。

SSRI是治疗ASD和PTSD的首选药物。也有证据表明，苯二氮䓬类药物或多酚类药物也能减轻这些症状。然而，苯二氮䓬类药物的使用却显示出喜忧参半的结果。抗惊厥药作为二线治疗药物。利培酮是最近报道的一种对儿童较为有效的药物。利培酮和SSRI的联合使用能增强成人的疗效。创伤后立即给予肾上腺素能拮抗剂，如普萘洛尔，在短期和长期效果不一。到目前为止的研究表明，普萘洛尔对成人和儿童 ASD 和 PTSD 的治疗效果有限，其疗效参差不齐。

3. 其他干预方法　除了认知行为治疗和药物治疗外，还有一些其他的治疗方法尚未通过研究获得足够的验证（如催眠、瑜伽、针灸）。眼动脱敏再处理（EMDR）是另一种治疗方法。EMDR 结合了谈话疗法和治疗师指导的眼球运动。研究发现 EMDR 的结果好坏参半。治疗中眼动成分的益处还未被证实。

心理疏泄是一种持续约 3~4 h 的干预方法，一般在创伤发生的几天之内实施。目的是鼓励患者谈论他/她对事件的感受和反应。目前没有证据证明该疗法的有效性，相反在临床实践中，发现该疗法不利于患者恢复。

不管是急性期还是长期的恢复阶段，对于烧伤患者来说具有一个强大的支持后盾是很重要的。当朋友和家人看到他们所爱的人遭受痛苦时，他们可以提供情感上的支持。他们还可以利用他们学到的 CBT 技巧帮助烧伤患者（例如提醒他们实施呼吸训练和积极的自我对话）。

烧伤是一种复杂的创伤性损伤，康复的过程中需要多学科的参与。烧伤患者的心理康复和功能康复同等重要，并在一定程度上影响患者功能康复。在烧伤的急性期对疼痛和焦虑的控制可以有助于预防 ASD 和 PTSD 的发生。如果烧伤患者已经患有 ASD 或 PTSD，那么可以通过心理治疗和药物来改善症状。

未来的烧伤中心不但要配备专业的烧伤康复治疗师，还要有心理治疗师，以满足烧伤患者康复的需求，提高烧伤患者生活质量。目前我国烧伤心理康复方面的临床与科研工作开展均晚于国外发达国家，这需要相关人员进一步努力来推进我国烧伤心理康复事业的发展，为烧伤患者的全面康复做出贡献。

（夏斯曼　邹仕波　李　茜　孟庆楠）

附：烧伤康复及瘢痕患者图片集锦

（郑州大学第一附属医院烧伤与修复重建外科）

耳部瘢痕的康复治疗：

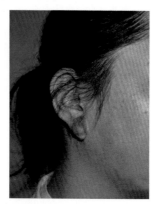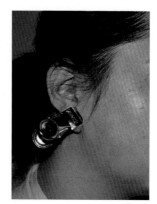

面部瘢痕的康复治疗：

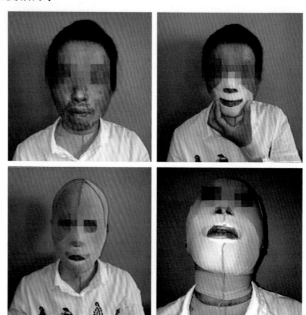

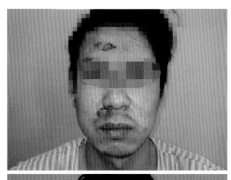

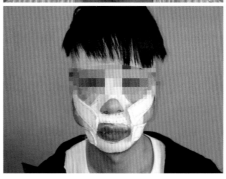

胸前瘢痕的康复治疗：

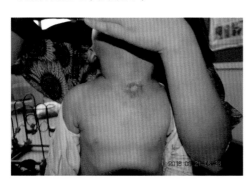

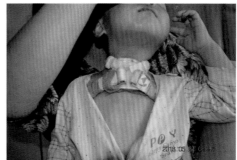

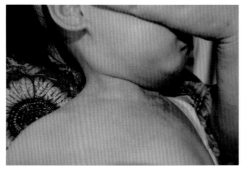

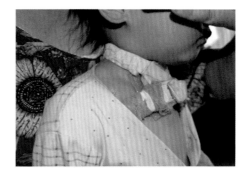

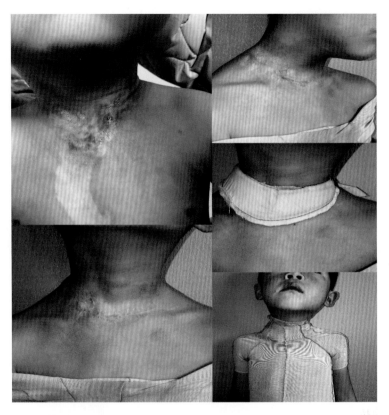

颌颈胸瘢痕的康复治疗：

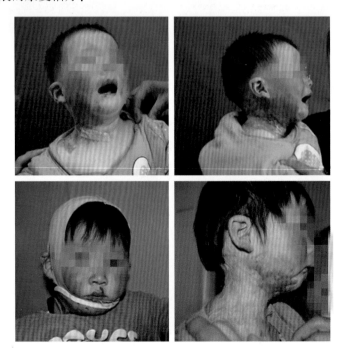

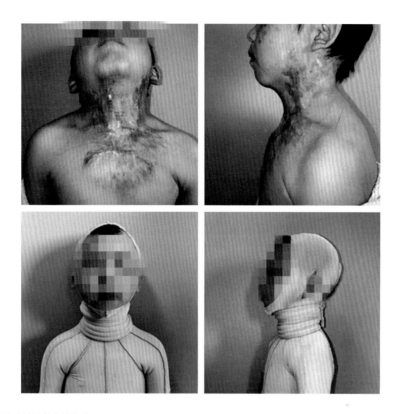

上肢瘢痕的康复治疗：

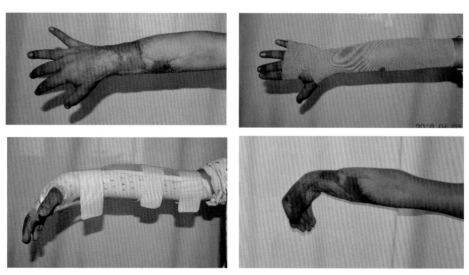

手部瘢痕的康复治疗：

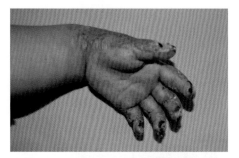
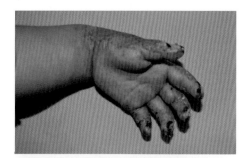
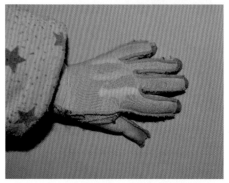
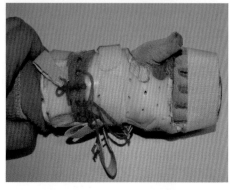
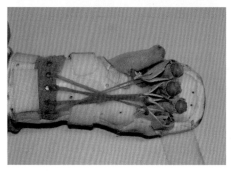
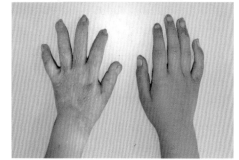
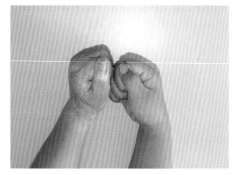

下肢瘢痕的康复治疗：

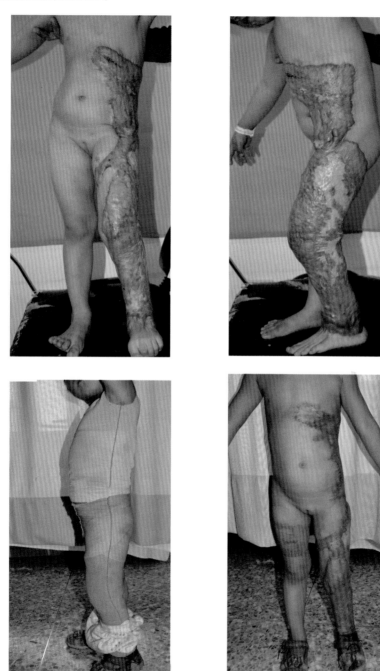

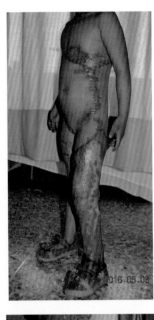
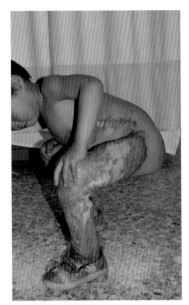
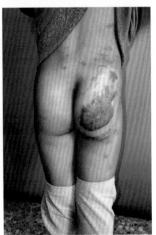
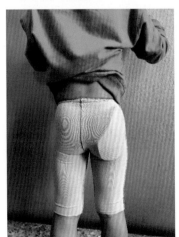

足部瘢痕的康复治疗：

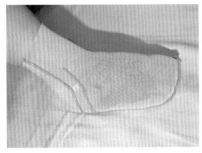
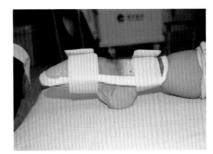

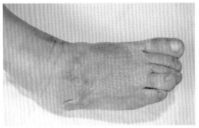

关节牵伸的治疗：

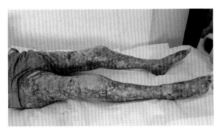
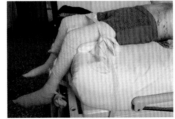

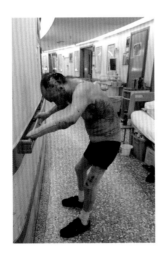
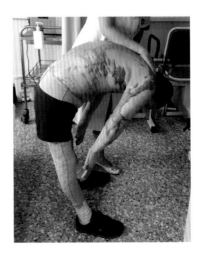

（邹仕波　高　娅　张树堂）

参考文献

［1］ 郭振荣. 我国烧伤康复的现状与展望 ［J］. 中华损伤与修复杂志 （电子版），2018，13 （3）：161-164.

［2］ 贾赤宇，邹晓防. 中国烧伤康复的发展现状 ［J］. 中华烧伤杂志，2015，31 （3）：161-163.

［3］ 陈建，李曾慧平，颜洪，等. 中国烧伤康复治疗现状 ［J］. 中华烧伤杂志，2013，29 （6）：576.

［4］ 胡大海，易南. 烧伤康复治疗技术现状与展望 ［J］. 中华烧伤杂志，2014，30 （6）：469-471.

［5］ 吴军，陈建. 中国烧伤康复治疗的现状与思考 ［J］. 中华烧伤杂志，2013，29 （6）：505-508.

［6］ 贾赤宇. 我国烧伤康复治疗的现状和发展思考 ［J］. 中华临床医师杂志 （电子版），2011，05 （8）：2174-2177.

［7］ Al-Mousawi A M, Mecott-Rivera G A, Jeschke M G, et al. Burn teams and burn centers: the importance of a comprehensive team approach to burn care. Clin Plast Surg, 2009, 36 （4）：547-54.

［8］ Serghiou M, Cowan A, Whitehead C. Rehabilitation after a burn injury. Clinical Plast Surg, 2009, 36 （4）：675-686.

［9］ 周琴，王青，李双双，等. 多专科综合干预在特重度烧伤患者整合治疗中的效果观察 ［J］. 中华烧伤杂志，2018，34 （10）：701-706.

［10］ 黎宁，王丽华. 早期多学科团队康复治疗模式在大面积烧伤患者中的应用及效果分析 ［J］. 中国护理管理，2018，18 （1）：125-129.

［11］ 陈丽映，罗显利，余惠，等. 医务社工专项模式与驻点模式对烧伤患儿家属的影响 ［J］. 齐鲁护理杂志，2016，22 （18）：71-72.

［12］ 刘兰，方浩，何兴艳. 1458 例烧伤原因的分析 ［J］. 疾病控制杂志，2001，5 （3）：217-219.

［13］ 王炜. 整形外科学 ［M］. 杭州：浙江科学技术出版社，1999.

［14］ Gurtner G C, Werner S, Barrandon Y, et al. Wound repair and regeneration. Nature, 2008, 453 （7193）：314-321.

［15］ 杨亮亮，邓辰亮，杨松林. 巨噬细胞在增生性瘢痕形成机制中的研究进展 ［J］. 中国美容整形外科杂志，2019，30 （3）：191-192.

［16］ 付思祺，范金财．白细胞介素在瘢痕形成中的作用［J］．中国美容整形外科杂志，2012，23（3）：167-169.

［17］ 袁瑞红，刘流，赵德萍，等．神经生长因子对瘢痕成纤维细胞生物学特征的影响［J］．中国组织工程研究与临床康复，2010，14（7）：1208-1212.

［18］ 吴子涵，李高峰．血管生成相关因子与瘢痕增生［J］．中国组织工程研究，2014（51）：8346-8352.

［19］ 陈璧．增生性瘢痕机制研究进展［J］．中华创伤杂志，2001，17（6）：325-326.

［20］ 史敏，李娜，陈雷，等．自噬、miRNA与增生性瘢痕的研究进展［J］．中国美容医学，2019，28（4）：160-163.

［21］ Umraw N，Chan Y，Gomez M，et al. Effective hand function assessment after burn injury. Burn Care Rehabili，2004，25（1）：134-139.

［22］ 何泽亮，唐勇，姚宗江，等．创面愈合及瘢痕形成中的结缔组织生长因子［J］．中国组织工程研究，2015，19（07）：1042-1046.

［22］ 赵万秋，赵玺龙，张雨龙，等．细胞因子对瘢痕形成与增生的作用机制［J］．西南国防医药，2009，19（3）：358-360.

［24］ 陆树良．瘢痕形成机制——真皮"模板缺损"学说［A］．中华烧伤杂志编辑委员会、中华医学会烧伤外科学会分会．第五届全国烧伤救治专题研讨会烧伤后脏器损害的临床救治论文汇编［C］．中华烧伤杂志编辑委员会、中华医学会烧伤外科学会分会：中华烧伤杂志编辑部，2007：1.

［25］ 李耀南，姜笃银．胎儿创面无瘢痕愈合及其机制［J］．中华烧伤杂志，2014，30（6）：499-502.

［26］ 杨青，马静，夏炜，等．皮肤创伤后无瘢痕愈合的研究进展［J］．中国美容整形外科杂志，2014，25（9）：569-571.

［27］ 张波，王正国，朱佩芳．皮肤无瘢痕愈合机制的研究进展［J］．中华烧伤杂志，2002，18（5）：318-320.

［28］ 赵明权，张刚．无瘢痕愈合的细胞外基质研究进展［J］．中国美容医学，2008，17（7）：1101-1103.

［29］ Umraw N，Chan Y，Gomez M，et al. Effective hand function assessment after burn injuries. Burn Care Rehabil，2004，25：134 -9.

［30］ Fung V，So K，Park E，Ho A，et al. The Utility of a Video Game System in Rehabilitation of Burn and Nonburn Patients? A Survey Among. Burn Care Res，2010，31：768-775.

［31］ M. Simons，S. King，D. Edgar. Occupational Therapy and Physiotherapy for the Patient with Burns：Principles and Management Guidelines. Burn Care & Rehabilitation，2014，24（5）：323-335.

［32］ Arno A I，Gauglitz G C，Barret J P，et al. Up-to -date approach to manage keloids and hypertrophic scars：A useful guide. Burns，2014，40（7）：1255-1266.

［33］ Stavrou D，Weissman O，Tessone A，et al. Health related quality of life in burn patients-a review of the literature. Burn，2014，40（5）：788-796.

［34］ Yu-Fang Hwang，Mei-Jin Chen-Sea，Chung-Lin Chen. Factors Related to Return to Work and Job Modification After a Hand Burn. Burn Care Res，2009，30：661-667.

［35］ 陶有平，吴继功，马华松，等. 支具治疗青少年特发性脊柱侧凸的研究进展 ［J］. 中国矫形外科杂志，2011，19（1）：44.

［36］ 孙超，邱勇. 青少年特发性脊柱侧凸支具治疗的研究进展 ［J］. 中国脊柱脊髓杂志，2010，20（2）：100.

［37］ 林志伟，王应球，喻锦成. 热塑矫形器及其材料在青少年特发性脊柱侧凸治疗中的应用 ［J］. 中国组织工程研究与临床康复，2010，14（1）：25.

［38］ 尤爱民，雷万军，崔永光，等. 支具在创伤后肘关节功能障碍治疗中的作用 ［J］. 中国康复医学杂志，2009，16（1）：24.

［39］ 聂文忠，叶铭，王成焘. 脊柱侧凸个性化支具的生物力学研究 ［J］. 生物医学工程学杂志，2009，18（3）：76.

［40］ 汪正宇，刘祖德，王成焘. 支具治疗青少年特发性脊柱侧凸有效性的研究进展 ［J］. 上海交通大学学报（医学版），2008，28（4）：114.

［41］ Horki P，Solis E T，Neuper C，et al. Combined motor imagery and SSVEP based BCI control of a 2 DoF artificial upper limb. Med Biol Eng Comput，2011，49（5）：567.

［42］ Wodlinger B，Durand DM. Peripheral nerve signal recording and processing for artificial limb control. Conf Proc IEEE Eng Med Biol Soc，2010：6206.

［43］ Horki P，Neuper C，Pfurtscheller G，et al. Asynchronous steady-state visual evoked potential based BCI control of a 2-DoF artificial upper limb. Biomed Tech（Berl），2010，55（6）：367.

［44］ Beaudreuil J，Bendaya S，Faucher M，et al. Clinical practice guidelines for rest orthosis，knee sleeves，and unloading knee braces in knee osteoarthritis. Joint Bone Spine，2009，76（6）：629.

［45］ Cooper BC，Kleinberg I. Relationship of temporomandibular disorders to muscle tension-type headaches and a neuromuscular orthosis approach to treatment. Cranio，2009，27（2）：101.

［46］ 罗永昭，孙为. 建国以来我国假肢的发展 ［J］. 中国矫形外科杂志，2009，17（17）：1325.

［47］ 王人成. 假肢技术的研究热点及发展趋势 ［J］. 中国康复医学杂志，2005，20（7）：483.

［48］ 黎鳌，盛志勇，王正国. 现代战伤外科学 ［M］. 北京：人民军医出版社，1998.

［49］ 胥少汀，葛宝丰，徐印坎. 实用骨科学 ［M］. 北京：人民军医出版社，2005.

［50］ 罗永昭，孙为. 现代实用假肢的进展和创新 ［J］. 中国矫形外科杂志，2011，19（2）：35.

［51］ 祝红娟，王淑君，刘丽芸，等. 烧伤截肢患者生命质量影响因素分析 ［J］. 中国

实用护理杂志，2017，33（29）：2246-2250.

［52］王振宇，毕树雄. 制动对骨关节影响的研究现状［J］. 医学综述，2012，18（07）：1066-1068.

［53］李艳，黄兆民. 制动对骨骼肌的影响及机制［J］. 中国康复理论与实践，2006，（12）：1024-1025.

［54］Chinese Burn Association. Chinese Association of Burn Surgeons，Guidelines for burn rehabilitation in China. Burns Trauma，2015，3：20.

［55］Edgar D，Brereton M. Rehabilitation after burn injury. BMJ，2004，329（7461）：343-5.

［56］Miller L K，Jerosch-Herold C，Shepstone L. Effectiveness of edema management techniques for subacute hand edema：A systematic review. Hand Ther，2017，30（4）：432-446.

［57］Ahrns K S. Trends in burn resuscitation：shifting the focus from fluids to adequate endpoint monitoring，edema control，and adjuvant Trends in burn resuscitation：shifting the focus from fluids to adequate endpoint monitoring，edema control，and adjuvant therapies. therapies. Crit Care Nurs Clin North Am，2004，16（1）：75-98.

［58］Sidgwick GP，McGeorge D，Bayat A. A comprehensive evidence-based review on the role of topicals and dressings in the management of skin scarring. Arch Dermatol Res，2015，307（6）：461-477.

［59］Wiseman J，Simons M，Kimble R，et al. Effectiveness of topical silicone gel and pressure garment therapy for burn scar prevention and management in children：study protocol for a randomised controlled trial. Trials，2017，18（1）：72.

［60］Sorkin M，Cholok D，Levi B. Scar Management of the Burned Hand. Hand Clin，2017，33（2）：305-315.

［61］Lee K C，Dretzke J，Grover L，et al. A systematic review of objective burn scar measurements. Burns Trauma，2016，4：14.

［62］Thuzar M. Jeremy S. The role of massage in scar management：A literature review. Dermatol Surg，2012，38：414-423.

［63］但洋，沈为民. 病理性瘢痕的非手术治疗［J］. 重庆医学，2009，38（1）：99-101.

［64］李战，陈翔，农晓琳. 病理性瘢痕非手术治疗研究进展［J］. 实用医学杂志，2014（20）：3208-3209.

［65］杨蓉娅，陈卫. 非手术瘢痕治疗中心［J］. 实用皮肤病学杂志，2014（4）：241-242.

［66］段俊俊，邵家松. 增生性瘢痕非手术治疗进展［J］. 医学美学美容（中旬刊），2013（3）：265，267.

［67］郑锦标. 增生性瘢痕和瘢痕疙瘩的非手术治疗［J］. 北方药学，2015（3）：123，124.

［68］郇京宁. 再议烧伤瘢痕治疗［J］. 中华烧伤杂志，2018，34（10）：672-676.

［69］ Gibson LE（2009）Acute stress disorder. Washington, DC：U. S. Department of Veterans Afairs. http：//www. ptsd. va. gov/professional/pages/acute-stress-disorder.

［70］徐庆连，宋均辉. 小儿烧伤后瘢痕增生特点与康复治疗方案［J］. 中华烧伤杂志，2018，34（8）：509-512.

［71］ Stoddard F J Jr, Sorrentino E A, Ceranoglu T A, et al. Preliminary evidence for the effects of morphine on posttraumatic stress disorder symptoms in one- to four-year-old with burns. Burn Care Res, 2009, 30（5）：836-843.

［72］ Robert R, Meyer W, Villareal C, et al. An approach to the timely treatment of Acute Stress Disorder. Burn Care Rehabil, 2009, 20（3）：250-258.

［73］薛兵建，谢中垚，王大方. 烧伤瘢痕患者心理康复的研究进展［J］. 中国美容整形外科杂志，2017，28（10）：633-635.

［74］罗筱媛，杨晓姗. 烧伤患者的社会心理康复策略［J］. 当代医学，2011，17（23）：124-125.

［75］贾勇刚. 三种行为观察量表在评估烧伤婴幼儿患者疼痛中的应用研究［D］. 暨南大学，2012.

［76］施斌，卢永军，顾宇彤，等. 限制吸气流速对吸气肌训练的临床价值［J］. 中国康复，2001（01）：10-11.

［77］王兴旗，蔡映云，钮善福，等. 慢性阻塞性肺疾病患者阈值压力负荷吸气肌锻炼的疗效观察［J］. 中华结核和呼吸杂志，1995（02）：119.

［78］黄跃生. 血管和心脏因素在烧伤休克发生中的作用机制及休克防治［J］. 中华烧伤杂志，2013，29（2）：109-112.

［79］燕铁斌. 内脏病康复学［M］. 北京：人民卫生出版社，2012.

［80］ Ghavami, Y.；Mobayen, M. R.；Vaghardoost, R. Electrical burn injury：a five-year survey of 682 patients. Trauma monthly, 2014, 19（4），e18748.

［81］ Alencar de Castro RJ, Leal PC, Sakata R K：Pain management in burn patients. Rev Bras Anestesiol, 2013, 63（1）：149-153.

［82］ Akin S, Ozcan M. Using a plastic sheet to prevent the risk of contamination of the burn wound during the shower. Burns, 2003, 29（3）：280-283.

［83］ Ozkal O, Yurdalan SU, Seyyah M, et al. The effect of burn severity on functional capacity in patients with burn injury. Back Musculoskelet Rehabil, 2019, 32（2）：215-221.

［84］ Foncerrada G, Capek K D, Wurzer P, et al. Functional Exercise Capacity in Children With Electrical Burns. Burn Care Res, 2017, 38（3）：e647-e652.

［85］ Flores O, Tyack Z, Stockton K, et al. Exercise training for improving outcomes post-burns：a systematic review and meta - analysis. Clin Rehabil, 2018, 32（6）：734-746.

［86］ Porter C, Hardee JP, Herndon DN, et al. The role of exercise in the rehabilitation of patients with severe burns. Exerc Sport Sci Rev, 2015, 43（1）：34-40.

［87］ Liodaki E, Senyaman, Stollwerck PL, et al. Stang F. Obese patients in a burn care unit: a major challenge. Burns, 2014, 40 (8): 1738-42.

[88] Kayambu G, Boots RJ, Paratz JD. Early rehabilitation in sepsis: a prospective randomised controlled trial investigating functional and physiological outcomes The i-PERFORM Trial (Protocol Article). BMC Anesthesiol, 2011, 31: 11: 21.

[89] Fung V, So K, Park E, et al. The utility of a video game system in rehabilitation of burn and nonburn patients: a survey among occupational therapy and physiotherapy practitioners. Burn Care Res, 2010, 31 (5): 768-75.

[90] Pham T N, Wong J N, Terken T, et al. Feasibility of a Kinect? -based rehabilitation strategy after burn injury. Burns, 2018, 44 (8): 2080-2086.

[91] Branski L K, Herndon D N, Barrow R E, et al. Randomized controlled trial to determine the efficacy of long-term growth hormone treatment in severely burned children. Phys Ther. Ann Surg, 2009, 250 (4): 514-23.

[92] Afifi A M, Mahboub T A, Ibrahim Fouad A, et al. Active range of motion outcomes after reconstruction of burned wrist and hand deformities, Burns, 2016, 42 (4): 783-9.

[93] Tu J H, Udkoff J A, Eichenfield L F. Treatment of Pediatric Treadmill Burn Contractures With Ablative Fractional Laser and Topical Triamcinolone Suspension. Dermatol Surg, 2018, 44 (12): 1656-1659.

[94] Mohammadi AA, Bakhshaeekia AR, Marzban S, et al. Early excision and skin grafting versus delayed skin grafting in deep hand burns (a randomised clinical controlled trial). Burns, 2011, 37 (1): 36-41.

[95] Byrne M, O'Donnell M, Fitzgerald L, Early? experience with fat? grafting? as an adjunct for secondary burn reconstruction in the hand: Technique, hand function assessment and aesthetic outcomes. Burns, 2016, 42 (2): 356-65.

[96] Schmitt Y S, Hoffman H G, Blough D K, et al. A randomized, controlled trial of immersive virtual reality analgesia, during physical therapy for pediatric burns. Burns, 2011, 37 (1): 61-8.

[97] Hoffman HG1, Meyer WJ 3rd, Ramirez M, et al. Feasibility of articulated arm mounted Oculus Rift Virtual Reality goggles for adjunctive pain control during occupational therapy in pediatric burn patients. Cyberpsychol Behav Soc Netw, 2014, 17 (6): 397-401.

[98] Williams T, Berenz T. Postburn Upper Extremity Occupational Therapy. Hand Clin, 2017, 33 (2): 293-304.

[99] Korp KI, Richard R, Hawkins D. Refining the idiom " functional range of motion" related to burn recovery. Burn Care Res, 2015, 36 (3): e136-45.

[100] Schouten H J, Nieuwenhuis M K, van Baar M E, et al. The prevalence and development of burn scar contractures: A prospective multicenter cohort study. Burns, 2019, 45 (4): 783-790.

[101] Wu Y T, Chen K H, Ban S L, et al. Evaluation of leap motion control for hand rehabil-

itation in burn patients: An experience in the dust explosion disaster in Formosa Fun Coast. Burns, 2019, 45 (1): 157-164.

[102] 黄东锋. 职业康复 [M]. 汕头: 汕头大学出版社, 2004.

[103] 何青. 职业康复概论 [M]. 北京: 华夏出版社, 1995.

[104] 王敏行, 陈静江. 身心障碍者职业重建、职业评量或就业转归——给实务工作者 [M]. 台湾: 高雄师范大学特殊教育中心, 2001.

[105] 卢讯文, 徐艳文, 伍尚琨, 等. 我国工伤职业康复的发展现状分析 [J]. 中国康复医学杂志, 2014, 29 (8): 760-762.

[106] 徐艳文, 欧阳亚涛, 罗筱媛, 等. 影响工伤职工再就业的一般资料变量分析 [J]. 中国康复医学杂志, 2007, 22 (11): 1004-1006.

[107] 李琳, 吴晓蕾, 许乐. 烧伤患者出院后伤残接受度及其影响因素 [J]. 解放军护理杂志, 2018, 35 (3): 1-6.

[108] Chan H, Li-Tsang C W, Chan C, et al. Validation of Lam assessment of employment readiness (C-LASER) for Chinese injured workers. Occupational Rehabilitation, 2006, 16 (4): 697-705.

[109] Fong K N, Chan C C, Au D K. Relationship of motor and cognitive abilities to functional performance in stroke rehabilitation. Brain Inj, 2001, 15: 443-453.

[110] Gretchen J. Carrougher, Sabina B. Brych, et al: An Intervention Bundle to Facilitate Return to Work for Burn-Injured Workers: Report From a Burn Model System Investigation. Burn Care & Research, 2016~ (38): 70-78.

[111] Mary Stergiou-Kita, Alisa Grigorovich. Guidelines for Vocational Evaluation Following Burns: Integrated Review of Relevant Process and Factors. Occup Rehabil, 2013, 8 (6): 5-7.

[112] 杨晓姗. 工伤的社会康复 [J]. 现代职业安全, 2011 (10): 114-116.

[113] 杨晓姗. 社会康复促进工伤职工回归社会 [J]. 劳动保护, 2011 (07): 31-33.

[114] 罗筱媛, 杨晓姗. 烧伤患者的社会心理康复策略 [J]. 当代医学, 2011, 17 (23): 124-125.

[115] 罗筱媛, 唐丹, 杨晓姗, 等. 工伤工人回归工作的个案管理模式研究 [J]. 中国康复理论与实践, 2011, 17 (8): 773-776.

[116] 罗筱媛, 许如玲, 卢讯文, 等. 工伤职工职业康复及重返社会的行动研究 [J]. 中国康复理论与实践, 2007, 13 (8): 780-782.

[117] 杨晓姗. 工伤个案管理 [J]. 现代职业安全, 2012 (08): 118-120.

[118] 张胜岚, 林岳卿, 易先锋, 等. 社会适应训练对烧伤患者自我效能的影响 [J]. 中国康复, 2017, 32 (03): 228-229.

[119] 路垚. 整合社会工作方法介入烧伤患者心理社交重建学理论 [J]. 2017 (04): 87-88.

[120] 吉拉德, 伊根. 高明的心理助人者: 第8版 [M]. 郑维廉, 译. 上海: 上海教

育出版社，2010.

[121] 戴维，迈尔斯.社会心理学：第8版［M］.侯玉波，译.北京：人民邮电出版社，2010.

[122] Marianne Corey，Gerald Corey.团体-过程与实践：第7版［M］.邓利宗，译.北京：高等教育出版社，2010.

[123] Irvin D. Yalom.团体心理治疗-理论与实践：第5版［M］.李敏，译.北京：中国轻工业出版社，2010.

[124] Karen E. Wolffe.身心障碍者生涯谘商——给实务工作者的教战手册［M］.王敏行，赖淑华，戴富娇，译.台北：心理出版社，2009.

[125] 陈金定.谘商技术［M］.台北：心理出版社，2008.

[126] 彼得森，冈萨雷斯.职业咨询心理学：工作在人们生活中的作用［M］.时勘，译.北京：中国轻工业出版社，2007.

[127] 中国"台湾行政院劳工委员会职业训练局".身心障碍者职业辅导评量工作手册［M］.台北："行政院劳工委员会职业训练局"，2006.

[128] 约翰.迈克里奥德.心理咨询导论：第3版［M］.潘洁，译.上海：上海社会科学院出版社，2006.

[129] 卓大宏.中国康复医学：第2版［M］.北京：华夏出版社，2003.

[130] 皮亚杰，英海尔德.儿童心理学［M］.吴福元，译.北京：商务印书馆，1980：46-47.

[131] 阿姆斯特朗.课堂中的多元智能——开展以学生为中心的教学［M］.张咏梅，译.北京：中国轻工业出版社，2003.

[132] 吴军，唐丹，李曾慧平.烧伤康复治疗学［M］.北京：人民卫生出版社，2015.

[133] 马凌，李艳芬，李卉梅.康复护理操作规范［M］.广东：广东科技出版社，2018.

[134] 丁言雯.护理学基础［M］.北京：人民卫生出版社，1999.

[135] 刘小芳.康复护理［M］.广州：广东科技出版社，2009.

[136] 王新德.神经病学［M］.北京：人民军医出版社，2001.

[137] 周士枋.实用康复医学［M］.南京：东南大学出版社，1998.

[138] Robert H，Demling. The Burn Edema Process：Current Concepts，Burn Care & Research，2005，26（3）：207-227.